Laetril im Kampf gegen Krebs

1. Auflage Januar 2010

Copyright © 1977, 2005 by American Media
Copyright © 2010 für die deutschsprachige Ausgabe bei
Kopp Verlag, Pfeiferstraße 52, D-72108 Rottenburg
Aus dem Amerikanischen von Ortrun und Hartmut Cramer

Alle Rechte vorbehalten

Lektorat: Silva Jelen, Herrenberg
Umschlaggestaltung: Angewandte Grafik/Peter Hofstätter
Satz und Layout: Agentur Pegasus, Zella-Mehlis
Druck und Bindung: CPI – Clausen & Bosse, Leck

ISBN: 978-3-942016-13-1

Mix
Produktgruppe aus vorbildlich bewirtschafteten
Wäldern und anderen kontrollierten Herkünften
www.fsc.org Zert.-Nr. GFA-COC-001223
© 1996 Forest Stewardship Council

Gerne senden wir Ihnen unser Verlagsverzeichnis
Kopp Verlag
Pfeiferstraße 52
D-72108 Rottenburg
E-Mail: info@kopp-verlag.de
Tel.: (0 74 72) 98 06-0
Fax: (0 74 72) 98 06-11

Unser Buchprogramm finden Sie auch im Internet unter:
www.kopp-verlag.de

John A. Richardson
Patricia Irving Griffin

Laetril im Kampf gegen Krebs

Die Erfahrungen der
Richardson Cancer Clinic
mit Vitamin B17

KOPP VERLAG

Widmung

Dieses Buch ist Dr. Ernst T. Krebs jun. gewidmet,
ebenso dem Andenken seines Vaters
Dr. Ernst T. Krebs sen.
und dem seines Bruders Dr. Byron Krebs,
den Pionieren der Entwicklung
und Anwendung von Laetril

*»Nur eine Wissenschaft, die den Glauben an sich
selbst verloren hat, greift zu Gewalt statt zur Vernunft,
um andere zu überzeugen.«*

Nicholas von Hoffmann
KNX Radio, 3. März 1977

Anmerkung von
Becky Richardson Elisher

Was Sie auf den folgenden Seiten lesen werden, mag Ihnen vielleicht wie Sciencefiction vorkommen, so dramatisch ist der Verlauf der beschriebenen Ereignisse und so eindeutig ist die Trennungslinie zwischen Gut und Böse gezogen. Wie im Roman wirkt die Hauptperson vielleicht wie ein Held von beinahe übermenschlichen Ausmaßen; aber an dieser Geschichte ist alles wahr. Der Held war ein Mensch, der all das, was hier beschrieben wird, tatsächlich geleistet hat. Ich weiß das, denn er war mein Vater.

Wie bei fast allen glücklichen kleinen Mädchen war mein Vater für mich ein wunderbarer Mensch. Das ist ja zunächst einmal nichts Ungewöhnliches für ein kleines Mädchen. Aber je älter ich wurde, desto stärker wuchs meine Bewunderung. Mein Vater war ein prinzipienfester, integrer Mann, dessen feste moralische Werte auf seiner tiefen Religiosität beruhten. Wenn er von einer Sache überzeugt war, dann konnte ihn nichts davon abhalten, das Richtige zu tun. Für uns Kinder war er ein wunderbares Vorbild.

Sieben Jahre lang habe ich an der Richardson-Klinik gearbeitet und weiß daher aus eigener Erfahrung, dass die in diesem Buch beschriebenen Menschen real und ihre Fallgeschichten nichts Ungewöhnliches sind. Man muss anerkennen, dass diese Klinik nicht nur bei der Arbeit mit Laetril ihrer Zeit voraus, sondern auch in anderen Bereichen der Ernährungsmedizin führend agierte. Dazu gehörte beispielsweise der Säure-/Basen-Faktor, der seit Jahren breiten Raum in der Berichterstattung über Ernährung einnimmt.

Vater wurde mit einem Herzfehler geboren, wodurch sein Herz später so stark vergrößert wurde, dass seine Aortenklappe operativ ersetzt werden musste. Als sich im März 1986 abzeichnete, dass eine Operation unumgänglich sein würde, versammelten wir sechs Kinder uns alle an seinem Krankenbett, um ihn unserer Liebe und Unterstützung zu versichern. Die Operation verlief erfolgreich, aber ein Blutgerinnsel, das in sein Gehirn gewandert war, verursachte einen schweren Schlaganfall; er verfiel in ein Wachkoma. Am 28. Dezember 1988 starb er friedlich zu Hause. Wir werden ihn immer vermissen.

Anmerkung von
G. Edward Griffin

John Richardson war mein Freund. Bei all den in diesem Buch beschriebenen Entwicklungen war ich in seiner Nähe. Ich habe ihm zwar bei der Formulierung dieses Textes geholfen, aber all das hier Wiedergegebene ist seine eigene Geschichte und alle Einzelheiten sind wahr.

1977 hat unser Verlag das Buch erstmals veröffentlicht. Seitdem sind mehrere Auflagen erschienen, darunter auch eine Taschenbuchversion bei *Bantam* und eine Ausgabe in japanischer Übersetzung. Als Dr. John Richardson 1988 starb, wurde allgemein erwartet, dass das Interesse an seinem Buch schwinden würde, es wurde deshalb nicht mehr aufgelegt. Aber selbst nach 20 Jahren blieb die Nachfrage hoch, kaum eine Woche verging, in der nicht jemand danach fragte. Also haben wir schließlich entschieden, diesen Klassiker erneut herauszubringen.

Wir hatten geplant, uns an alle Patienten zu wenden, deren Fallgeschichte hier vorgelegt wird und zu berichten, wie es ihnen in der Folgezeit ergangen war. Aber nach so vielen Jahren war unsere Adressenkartei praktisch nutzlos geworden. Ein weit größeres Problem bestand darin, dass viele Patienten bereits 70 Jahre und älter waren, als sie in der Klinik behandelt wurden. Also waren sie zum Zeitpunkt des Neuerscheinens 90, vielleicht sogar schon 100 Jahre alt. Daher bestand wenig Aussicht darauf, »Fortschrittsberichte« von ihnen zu bekommen.

Mithilfe der Internet-Suchmaschinen konnten wir uns aber an die Familien einiger Patienten wenden, und zu unserer Freude erfuhren wir, dass die meisten von ihnen ein normales und gesundes Leben geführt hatten. Nur wenige waren an Krebs gestorben, und das waren aber zumeist Patienten, die nach der Entlassung aus der Richardson-Klinik die vorgeschlagene Therapie nicht fortgesetzt hatten. Die entsprechenden Folgeberichte sind nicht in die Fallgeschichten aufgenommen worden, sondern finden sich im

Anhang dieses Buches. Dadurch bleibt das Buch selbst gegenüber der Erstausgabe unverändert und kann als historisches Dokument betrachtet werden.

Künftige Generationen werden mit Schaudern auf diese Zeit zurückblicken, als eine Ära tief verwurzelter wissenschaftlicher und politischer Irrtümer, die in diesem Buch dargelegt werden.

Inhaltsverzeichnis

Vorwort 13

Danksagung 15

Einführung 19
Von Patricia Irving Griffin, R. N. (Examinierte Krankenschwester), B. S. (Bachelor of Science)

TEIL I: DIE ERFAHRUNGEN DER RICHARDSON-KLINIK 25

Kapitel I
»Sie werden sterben« 27
Von Dr. John A. Richardson
Anfängliche Tätigkeit als praktischer Arzt; Erfahrungen mit orthodoxen Krebstherapien – Erste Bekanntschaft mit der Mangeltheorie bei Krebs – Treffen mit Dr. Ernst T. Krebs junior, dem Entwickler von Laetril – Erste Ergebnisse bei Krebspatienten – Entwicklung und Verfeinerung der »Stoffwechsel«-Therapie – Bedeutung der Erkenntnis, dass Tumoren Symptome einer Krankheit und nicht die Krankheit selbst sind – Überraschende Razzia und anschließende Verhaftung am 2. Juni 1972.

Kapitel II
Offensichtliche Absurditäten – und andere orthodoxe Klischees 43
Von Dr. John A. Richardson
Antworten auf die folgenden Anschuldigungen: Die Behandlung mit Laetril sei eine viel zu vereinfachte Herangehensweise; die FDA würde das Mittel gern prüfen, wenn es die geringsten Erfolgsaussichten hätte; seine Unschädlichkeit sei nicht bewiesen und alle positiven Ergebnisse seien auf die verzögerte Reaktion auf vorhergegangene orthodoxe Therapien oder auf Spontanremissionen zu-

rückzuführen. Eine Besprechung positiver Ergebnisse, über die indonesische und israelische Ärzte berichtet haben.

Kapitel III
Der Schwindel von der nachgewiesenen Krebsheilmethode; eine genauere Betrachtung der orthodoxen Therapie   61
Von G. Edward Griffin

Kurzer historischer Rückblick auf Gerichtsentscheide und Sanktionen gegen Ärzte, die Laetril anwenden – Analyse von Vermutungen, die die Gesetze und Verwaltungsbestimmungen gegen Laetril stützen – Eine genaue Betrachtung der medizinischen Erfolge durch Operation, Bestrahlung und Chemotherapie, die zeigt, dass keine dieser Maßnahmen als »nachgewiesene Heilmethode« gelten kann, wie die Amerikanische Krebsgesellschaft (American Cancer Society) *und andere Befürworter behaupten.*

Kapitel IV
Ein Verfassungsszenario   85
Von Dr. John A. Richardson

Die Geschichte der frühen Versuche vonseiten des Staates, mich zu zwingen, Laetril nicht mehr anzuwenden – Die gegen mich angewandten unethischen Taktiken – Die Entscheidung, mich selbst zu verteidigen – Die Logik hinter meiner Verteidigung auf der Grundlage der Verfassung.

Kapitel V
Die Prinzipien von Nürnberg   105
Von Dr. John A. Richardson

Eine Durchsicht der Dokumente, die belegen, dass es kein geltendes Bundesgesetz gegen die Verwendung von Laetril gibt – Eine Erklärung dafür, warum die Food and Drug Administration *(FDA) in Ermangelung eines solchen Gesetzes diejenigen, die es verwenden, weiter verfolgt – Eine Beurteilung des Krebs-Establishments und dessen persönlichen Interesses am Status Quo – Persönliche Schlussfolgerungen.*

Kapitel VI
Wie man die Fallgeschichten lesen sollte 119
Von Patricia Irving Griffin, R. N. (Examinierte Krankenschwester),
B. S. (Bachelor of Science)
Eine Erklärung der bei der Auswahl der Fallgeschichten angelegten Kriterien und verwendeten Methodik – Allgemeine Beobachtungen über die Probleme und Grenzen solcher Studien – Eine Beschreibung der Standard-Stoffwechsel-Therapie einschließlich der empfohlenen Diät.

BILDER 127

TEIL II: DIE FALLGESCHICHTEN 141
Von Patricia Irving Griffin, R. N. (Examinierte Krankenschwester)
(B. S.) Bachelor of Science

Brustkrebs 145

Lungenkrebs 155

Krebs des Verdauungstrakts und der großen Verdauungsdrüsen 165
Fallgeschichten über Krebserkrankungen des Magens, Dickdarms, Mastdarms, des Anus, der Leber und der Bauchspeicheldrüse

Krebs der weiblichen Geschlechtsorgane 189
Fallgeschichten über Gebärmutterkrebs, Gebärmutterhalskrebs, Krebs der Schamlippen, Scheide und positive Pap-Abstriche

Krebs der männlichen Geschlechtsorgane 203
Fallgeschichten über Prostatakrebs

Krebs des Harntraktes 215
Fallgeschichten über Blasenkrebs

Hautkrebs 225
Die Fallgeschichten beschreiben ausschließlich Fälle eines malignen Melanoms

Kopf- und Halskrebs 231
Fallgeschichten über Krebs von Nase, Zunge, Rachen, Stimmbändern und Rachenmandeln

Krebs des Zentralnervensystems 241
Fallgeschichten über Krebserkrankungen des Gehirns

Knochenkrebs 245

Krebs der endokrinen Drüsen 253
Fallgeschichte über Schilddrüsenkrebs

Krebs des Lymphsystems 255
Fallgeschichten über die Hodgkinsche Krankheit

Krebserkrankungen des Blutes und der blutbildenden Systeme 263
Die Leukämien

Endnoten 273

Anhang 283

Glossar 309

Hinweis des Verlages 323

Register 325

Vorwort

In keinem anderen Bereich der Medizin geht ein solcher Riss durch die Familien wie in der Frage der Krebsbehandlung. Onkel Joe, der sich in den letzten 30 Jahren nicht im Geringsten für Tante Harriet interessiert hat, mischt sich plötzlich ein, schimpft, tobt und droht dem Arzt sogar mit einem Gerichtsverfahren, falls sich Harriet für eine unorthodoxe Krebsbehandlung entscheiden sollte.

Innerhalb der Ärzteschaft selbst verdammen die Experten jeden Arzt, der von der Norm der *anerkannten* Behandlungsmethoden abweicht, wie erfolgreich er auch immer darin sein mag, seine Patienten wieder gesund zu machen. *Konformität, nicht Ergebnisse, lautet das Ziel.*

Bis heute ist das Schlimmste, was unsere Kritiker gegen Laetril vorbringen konnten, die Behauptung, es sei eine wunderbare Theorie, aber leider gäbe es keine Beweise, die sie bestätigten. Dann zitieren sie normalerweise eine lange Liste angeblicher wissenschaftlicher Experimente, die die Wirksamkeit von Laetril nicht haben bestätigen können. Wie mein guter Freund Ed Griffin in seinem ausgezeichneten Buch *World without Cancer – The Story of Vitamin B17* (im Deutschen erschienen unter dem Titel *Eine Welt ohne Krebs – Die Geschichte des Vitamin B17 und seiner Unterdrückung*) dargelegt hat, sind bei all diesen Experimenten viel zu geringe Dosen oder falsche Kriterien verwendet worden. Manchmal *haben* sie aber auch tatsächlich positive Ergebnisse gezeigt. Trotzdem wiederholen die Verfechter des Status Quo beharrlich ihre im Brustton der Überzeugung vorgetragene Litanei, es gäbe keine solchen Beweise.

Möge uns die Veröffentlichung dieses Buches zumindest die weitere Wiederholung dieser monotonen Behauptungen ersparen.

Dr. med. John A. Richardson
18. Februar 1977

DANKSAGUNG

Als praktizierender Arzt, der mit seinen zahlreichen Patienten beschäftigt ist (von den zahlreichen Gerichtsterminen ganz zu schweigen), hatte ich wenig Zeit und Geduld zum Schreiben. Also hätte dieses Buch ohne die Hilfe und Mitarbeit meiner zahlreichen Freunde nie verfasst werden können. Die treibende Kraft war unbestritten Pat Griffin, die buchstäblich viele hundert Stunden damit verbracht hat, die Berichte zu studieren, sich mit Patienten in Verbindung zu setzen, die Daten zu prüfen und die zusammenfassenden Fallberichte zu schreiben. Durch Ed Griffins Kapitel über die Schulmedizin erhält diese Untersuchung das Element der Gelehrsamkeit, das wir alle inzwischen von seiner Feder erwarten. Ihm verdanken wir auch das Verständnis des größeren Zusammenhangs. Meine Frau Julie war in bittersten Momenten eine unerschöpfliche Quelle von Unterstützung, Verständnis und Mut.

Ralph Bowman gebührt mein besonderer Dank nicht nur dafür, mich überhaupt auf das Thema Laetril gebracht zu haben, sondern vor allem dafür, dass er bei all den folgenden Don Quichotteschen Rangeleien mit herkömmlichen Irrtümern als getreuer Sancho Pansa fungierte, und dies auch noch mit beständiger, scheinbar unerschöpflicher Energie. Außerdem übernahm er noch das Management der Klinik, kümmerte sich um alle Details und konnte schließlich all die endlos scheinenden Probleme tatsächlich lösen. Darüber hinaus danke ich seiner wunderbaren Frau Dolly, die uns beide mit Gelassenheit ertragen hat.

Ich danke Mary Botelho, dem einzigen noch lebenden Mitglied meines ursprünglichen Mitarbeiterkreises, die uns bis zum Schluss verbunden geblieben ist und trotz eines angeborenen Augenleidens mehr als irgend jemand sonst im gesamten Büro gelesen hat.

Und schließlich geht mein Dank an die folgenden Personen: An die Krankenschwester Angela Gillmer, die die Sicherheit der anerkannten Lehrmeinung verlassen und sich unserer Sache gewidmet hat. Weiterhin an Janice Eby, meiner vertrauten und effizienten

Sekretärin sowie an Joie Toyotome, unserem qualifizierten Versicherungsmädel; an meinen Sohn Stephen, der geholfen hat, einige der Schläge der arroganten Bürokraten einzustecken, und an meine Tochter Becky, unsere außerordentlich effiziente Expertin. An Gail und Laura Bowman, Jannell Garret, Ingrid Davis, Trudy Prince und Joanna Ketner, die sich alle mit großer Hingabe geplagt haben. An Matt Bowman, der unsere Aufträge immer »sofort« erfüllt. An Bela Veress, die das Gebäude in Schuss hält, an John »L« Marthaler, dessen unerschütterlich auf die Grundlagen der Verfassung gerichtetes Herangehen an rechtliche Fragen uns mehr als einmal vor der launischen Willkür von Bürokraten geschützt hat. An Michelle Mahoney, die die Aufgabe übernommen hat, viele »verschollene« Patienten ausfindig zu machen, und an John und Astrid Chase, die uns immer dann geholfen haben, wenn wir ihre Hilfe am dringendsten brauchten. An Charlotte Anderson und Margie Gross, die zur Zeit des ersten »Treffers« meine Krankenschwestern waren.

Schließlich nenne ich noch die Mitglieder von *Project Nine* sowie Robert Welch, die als Erste eine einfühlsame Herangehensweise an eine Theorie von Krebs beim einzelnen Menschen und in einer ganzen Zivilisation formulierten.

Und ich danke allen meinen Patienten, deren persönlicher Kampf das wirkliche Drama dieses Buches ist. Ihnen bin ich auf ewig zu herzlichem Dank verpflichtet.

Ich danke der Gnade Gottes, die die Logistik für diese Expedition bereitstellte, und dies nicht etwa, weil wir es verdient hätten, sondern allein aus Gnade.

Dr. med. John A. Richardson
15. März 1977

Ich bedanke mich ganz besonders bei Carleen Potter, die nicht nur ihre Pflichten als Büroleiterin bei *American Media* vorbildlich erfüllt hat, sondern darüber hinaus unzählige Stunden damit verbracht hat, im Internet zu recherchieren und zahllose Telefonanrufe zu tätigen, um die Familien der Patienten ausfindig zu machen, deren Fallberichte in diesem Buch aufgeführt sind. Ohne ihre Hingabe und Liebe zum Detail wäre es nicht möglich gewesen, die wichtigen Verlaufsdaten zu erfassen, die in der Ausgabe dieses Buches von 2005 enthalten sind.

Patricia Irving Griffin, R. N. (Examinierte Krankenschwester), B. S. (Bachelor of Science)
21. Juni 2005

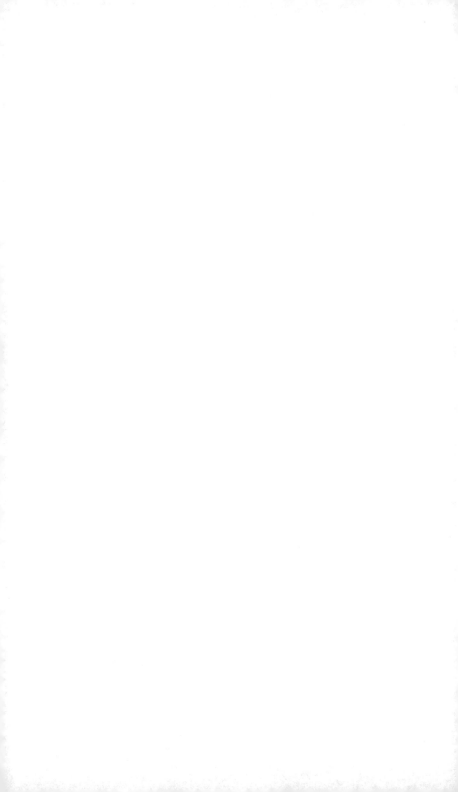

Einführung

Von Patricia Irving Griffin, R. N. (Examinierte Krankenschwester), B. S. (Bachelor of Science)

Auf meinen ersten Besuch der Richardson-Klinik war ich völlig unvorbereitet. Als Krankenschwester hatte ich lange auf Krebsstationen gearbeitet und wusste deshalb, was mich erwartete: der scheußliche Geruch verwesenden Fleisches und die fahlen Gesichter verzweifelter Patienten, die zu einem menschenunwürdigen Dasein verurteilt ihr unausweichliches Schicksal erwarteten.

Niemand ist gern da, wo der Tod regiert, und da die orthodoxe Medizin so wenig anderes ausrichten kann, als die Schmerzen mit gemütsverändernden Medikamenten zu lindern, gehen Ärzte und Schwestern Patienten im Endstadium einer Krebserkrankung so oft wie ethisch vertretbar aus dem Weg. Wo immer möglich, wird der Patient dem Hilfspersonal überlassen. Krebsstationen und Krebskliniken sehen sich alle ähnlich: unpersönlich, schlecht riechend und deprimierend.

Deshalb war ich völlig überrascht, als ich entdeckte, dass die Richardson-Klinik überhaupt nicht in dieses morbide Muster hineinpasste. Was mich zunächst überraschte, war, dass die Patienten, die auf ihre Behandlung warteten, sich angeregt unterhielten. Sie sprachen auch nicht über ihre Krankheit, sondern über ihre Kinder und Enkel, über den Ausflug aufs Land, den sie machen wollten, sobald sie sich stark genug dafür fühlten, und über ihre Rückkehr in den Beruf. Diese Menschen beschäftigten sich nicht mit dem Tod, sie planten das Leben!

Dann fiel mir das Verhalten der Mitarbeiter auf. Sie waren tatsächlich gern mit den Patienten zusammen und verbrachten mit jedem sehr viel Zeit. Die Erfahrung, dass es den Patienten seit der letzten Visite besser ging, erfüllte sie mit großer Freude. Die Witze, die sie mit den Patienten machten, waren nicht die üblichen gezwungen-herablassenden Versuche, angesichts der Tragödie nett zu sein, sondern vielmehr natürlicher Ausdruck von Menschen, die Freude an ihrer Arbeit hatten.

Und schließlich kam mir plötzlich zu Bewusstsein, dass es den Verwesungsgeruch, der beim Krebswachstum auftritt, hier überhaupt nicht gab.

Ein Mann mittleren Alters kam aus dem Klinikbereich ins Wartezimmer und erklärte den Patienten mit einem breiten Grinsen, heute wäre der letzte Behandlungstag für Frau Sowieso (jeder kannte den Namen), sie werde am Morgen nach Illinois zurückkehren und alle seien zu einer Abschiedsparty eingeladen.

Eine *Party* in einer Krebsklinik?!

Ich erinnerte mich an meine Zeit als Schwesternschülerin in der Abteilung für Knochen- und Gelenkerkrankung in der Universitätsklinik Michigan. Dort hatte ich solche Bilder bereits gesehen. Natürlich hatten die Patienten Probleme – einige sogar ganz erhebliche –, aber man ging davon aus, dass es fast allen von ihnen besser gehen würde oder dass sie wieder ein gesundes und glückliches Leben führen würden. Daher waren alle guter Stimmung, schmiedeten Pläne für die Zukunft und freuten sich auf den Tag, an dem sie entlassen wurden.

Wer wie ich in der orthodoxen Medizin ausgebildet ist, kann sich nur schlecht etwas vorstellen, was dem allgemeinen Konsens der Fachwelt entgegensteht – das fällt einem vielleicht noch schwerer als einem nicht medizinisch ausgebildeten Laien, der zumindest nicht all die alten Irrtümer vergessen muss, um neue Wahrheiten zu akzeptieren. Es war deshalb nur natürlich, dass ich zunächst mit großer Skepsis auf Berichte über die Laetril-Therapie reagierte.

Ich habe 1971 in einem Gesundheitsladen zum ersten Mal von Laetril gehört. Da mir das Konzept, Krebs als Mangelerkrankung zu betrachten, gefiel, war ich zuversichtlich, dass die großen medizinischen Forschungszentren dieses Heilmittel sofort aufgreifen – natürlich vorausgesetzt, es beruhte auf wissenschaftlicher Basis – und es dann der Menschheit *auf angemessene Weise* vorstellen würden; das heißt, nicht über Läden für gesunde Ernährung, sondern über die Ärzteschaft selbst.

Man fühlt sich wohl, wenn man Zutrauen zu seinem eigenen Beruf hat. Und ich kann mir gut die gemischten Gefühle einer Krankenschwester vorstellen, die vor Kurzem in die Richardson-Klinik gekommen war, nachdem ihr Arzt ihr offen erklärt hatte, ihre Aussichten auf Heilung seien sehr gering. Diese Patientin, die sogar einen Doktorgrad erworben hatte, begann so ganz nebenbei ein Gespräch mit einem ehemaligen Schulabbrecher, der zu einer Nachuntersuchung in die Klinik gekommen war. Dieser Patient war ein 53-jähriger italienischer Junggeselle, dem man acht Monate zuvor im Krankenhaus erklärt hatte, er habe höchstens noch zwei Monate zu leben. Doch seit Beginn der Therapie in der Richardson-Klinik hatte er seine frühere Lebensfreude wiedergefunden; er kam jetzt gerade von einem sehr erfolgreichen Tag auf der Rennbahn zurück.

Es war der erste Tag dieser Krankenschwester (und Patientin) in der Klinik und sie zweifelte, ob sie zur Behandlung dableiben sollte. Der Italiener, der ihre Zurückhaltung spürte, erklärte ihr schon bald die Trophoblastentheorie der Krebserkrankung, die Rolle der Bauchspeicheldrüsen-Enzyme und die Bedeutung der Ernährung. Auf ihren Einwand, sie könne sich nicht vorstellen jeden Tag »all die vielen Pillen« zu schlucken, erklärte dieser Schulabbrecher der promovierten Krankenschwester: »Was soll das heißen, Sie können nicht? Sie sind hierher gekommen, weil sie Hilfe suchen. Sie haben es bereits mit einer Operation versucht. Eine hübsche Frau wie Sie hat Haare im Gesicht, weil irgend so ein Doktor ihre Hormone durcheinander gebracht hat. Ich erkläre Ihnen, wie Sie all diese vielen Pillen einnehmen. Nehmen Sie jedes Mal ein paar in die Hand, stecken Sie sie in den Mund und trinken Sie etwas nach. *Natürlich* können Sie das. Und Sie werden Gott bald dafür danken, dass Sie es getan haben!«

Die bitterste Pille, die die meisten Fachleute schlucken müssen, ist nicht die Vitamintablette. Es ist vielmehr der Gedanke daran, dass sie sich geirrt haben, und dass sie und ihre Kollegen diejenigen, die Recht gehabt haben, scharf kritisiert haben. Wie demütigend! Da hat man jahrelang Medikamente gegen praktisch alle

Leiden des Menschen verordnet und die »blöden Ernährungsapostel« verspottet, die eine andere Ernährung als Heilmittel predigen, und nun sieht man sich als Fachmann plötzlich in die Ecke gedrängt. Dieser Experte hat die medikamentenfreie Medizin so oft niedergemacht, dass jetzt sein Ruf auf dem Spiel steht, und er hat ein persönliches Interesse, an seinem eigenen Irrtum festzuhalten.

Ich weiß das, denn ich habe es selbst durchgemacht. Es war nicht einfach, die medikamentenfreie Medizin als wissenschaftlich gültige Herangehensweise in der Gesundheitsvorsorge zu akzeptieren. Und es war vor allem nicht leicht, diese scheinbar so komplexe Krankheit als einen einfachen, sich verschiedenartig äußernden Mangel an einem einzigen Vitamin und Enzym zu betrachten. Aber niemand kann auf ewig die Wirklichkeit negieren. Die Erfahrungen, die ich seit 1972 mit Patienten gemacht habe, die mit Laetril behandelt wurden, lässt für Skepsis keinen Raum mehr. Was ich mit eigenen Augen gesehen habe, ist über jeden Zweifel erhaben. Laetril *ist* bei der Krebsbekämpfung beim Menschen wirksam. Dieses Buch wurde geschrieben, um die Beweise, die mich zu dieser Schlussfolgerung gebracht haben, mit anderen zu teilen.

Viel ist seit der Veröffentlichung der ersten Auflage dieses Buches vor beinahe 30 Jahren geschehen. Seit damals ist die wissenschaftliche Gültigkeit von Laetril immer wieder unter Beweis gestellt worden. Leider ist die orthodoxe Medizin aufgrund ihrer Wurzeln in der Pharmaindustrie noch immer nicht an diesem Heilmittel interessiert oder in manchen Fällen sogar feindlich dagegen eingestellt. Das ist keine Überraschung. Gegen jeden wichtigen medizinischen Durchbruch der Geschichte hat es ähnliche Widerstände seitens festgefahrener wissenschaftlicher Irrtümer gegeben. Es ist traurig, wenn man bedenkt, welch hoher menschlicher Preis dafür bezahlt wird, aber es ist gut zu wissen, dass Sie und Ihre Familie nicht mehr unbedingt auf dieser düsteren Liste auftauchen müssen. Die Informationen aus diesen Fallberichten zeigen die Richtung für einen Ausweg.

Ich fühle mich privilegiert, weil ich in einer der wichtigsten und aufregendsten Revolutionen der Geschichte eine kleine Rolle spielen kann. Doch Revolutionen sind nicht angenehm. Im Gewoge einer Schlacht werden auf beiden Seiten ehrenwerte Männer geopfert. Die Überlebenden tragen oft die Narben der Bitterkeit bis zu ihrem Tod. Ich hoffe inständig, dass diese Studie dazu führt, dass diese Revolution schneller zum Erfolg führen wird und das Wort Krebs zu den verstaubten Akten der Geschichte gelegt werden kann.

Patricia Irving Griffin
21. Juni 2005

Erster Teil

Die Erfahrungen der Richardson-Krebsklinik

Kapitel I

»Sie werden sterben«

Von Dr. John A. Richardson

Anfängliche Tätigkeit als praktischer Arzt – Erfahrungen mit orthodoxen Krebstherapien – Erste Bekanntschaft mit der Mangeltheorie bei Krebs – Treffen mit Dr. Ernst T. Krebs junior, dem Entwickler von Laetril – Erste Ergebnisse bei Krebspatienten – Entwicklung und Verfeinerung der »Stoffwechsel«-Therapie – Bedeutung der Erkenntnis, dass Tumoren Symptome einer Krankheit und nicht die Krankheit selbst sind – Überraschende Razzia und anschließende Verhaftung am 2. Juni 1972.

Frau Evans war beinahe hysterisch, als sie durch die Tür unserer Klinik gestürmt kam. »Sehen Sie nur, was die gemacht haben! Sehen Sie nur, was die mit meinem Auto gemacht haben! Sehen Sie sich das an!«

Zwei männliche Patienten folgten ihr zu ihrem Auto, das vor unserer Klinik geparkt war und berichteten von den Schäden. Während Frau Evans ihre erste Laetril-Injektion erhalten hatte, hatte jemand in großen Buchstaben in die Windschutzscheibe ihres Autos die Worte geritzt: »Sie werden sterben!«

Als ich von dem Vorfall hörte, war ich bestürzt, aber nicht überrascht. Seit über einem Monat hatte sich eine Frau auf der gegenüberliegenden Straßenseite deutlich sichtbar positioniert und die Kennzeichen aller Autos von Patienten aufgeschrieben, die unsere Klinik besuchten. Einige Patienten kamen deshalb nicht mehr wieder, vielleicht weil sie fürchteten, sie könnten Schwierigkeiten mit den Behörden bekommen. Als die Frau gefragt wurde, warum sie die Kennzeichen aufschrieb, antwortete sie ganz offen: Sie täte es für die Regierung. Zur Bekräftigung fügte sie noch hinzu, sie freue sich auf den Tag, an dem alle »Quacksalberkliniken wie diese hier geschlossen werden«.

Etwa einen Monat später, als man die Kennzeichen fotografierte anstatt sie aufzuschreiben, wurde uns klar, dass die Behörden des Bundesstaates Kalifornien versuchten, unsere Patienten abzuschrecken. Was durch die Gerichte nicht gelungen war, das versuchte man jetzt indirekt durch Verängstigung zu erreichen.

Aber damit sind wir bereits mitten in der Geschichte. Um zu verstehen, warum und wie ich zum »Feind Nummer eins der öffentlichen Gesundheit« der FDA – der amerikanischen Arzneimittelzulassungsbehörde *Food and Drug Administration* – wurde, müssen wir in das Jahr 1971 zurückgehen, als alles anfing.

Seit über 20 Jahren hatte ich in Berkeley im US-Bundesstaat Kalifornien eine gut gehende und befriedigende Praxis betrieben. Mein Fachgebiet waren zwar Erkrankungen von Hals, Nase und Ohren, aber ich betrachtete mich selbst vielmehr als einen Allgemeinmediziner für die ganze Familie und als solcher behandelte ich eine große Zahl von Krankheiten, darunter auch Frühstadien von Krebs, diese allerdings nur in geringem Ausmaß. Im Laufe der Jahre hatte ich alle anerkannten Formen der Krebsbehandlung verordnet: Operationen, Bestrahlung und Chemotherapie, wobei ich mich zumeist auf die Spezialisten auf diesen Gebieten berief. Nur selten hatten diese Therapien das Leben meiner Patienten verlängert, vielmehr schien es mir oft als verkürzten sie es sogar. Sie schienen für den Patienten kaum die Kosten wert, weder in Hinsicht auf die finanziellen Aufwendungen noch bezüglich der Leiden an den schmerzhaften Nebenwirkungen von Strahlenverbrennungen oder giftigen Medikamenten. Aber ich beruhigte mich damit, dass ich ja die »Behandlung der Wahl« der medizinischen Fachwelt verordnete und dass auch keiner meiner Kollegen bessere Ergebnisse erzielte. Ich tat also mit den zur Verfügung stehenden Mitteln das Bestmögliche für die Patienten – dachte ich zumindest.

Dann wandte sich eines Abends das Gespräch bei einem Abendessen mit Ralph Bowman – heute mein Klinik-Manager und medizinischer Assistent – einer Substanz namens Laetril zu. Ralph war auf Literatur zu diesem Thema gestoßen und beschrieb mir nun die theoretische Wirkung gegen Krebs. Ich war sofort fasziniert von der Logik, in der *Natur* einen Stoff zu finden, der Krebs unter Kontrolle hielt und entschloss mich, der Sache weiter nachzugehen.

Zum Glück wohnten die Mediziner, die Laetril entwickelt hatten, auf der anderen Seite der Bucht von San Francisco. Der Arzt Dr. Ernst T. Krebs senior hatte seit 1923 über diese Substanz gearbeitet. Seine Söhne Dr. Ernst T. Krebs junior und der Arzt Dr. Byron Krebs griffen die Forschungen ihres Vaters später auf und perfektionierten 1952 die Herstellung von Laetril. Ich suchte ihre Namen aus dem öffentlichen Telefonbuch heraus und rief sie an. Ich war angenehm überrascht, als ein sehr liebenswürdiger Ernst T. Krebs junior antwortete und sich willens zeigte, ausführlich mit mir über dieses Thema zu sprechen.

In den folgenden Wochen hatte ich praktisch alles gelesen, was ich über dieses Thema finden konnte und hatte im Büro von Dr. Krebs stundenlange Diskussionen geführt, und zwar sowohl über das theoretische Modell als auch über die praktische Anwendung dieser Substanz names Laetril. Es war, als wäre ich wieder Medizinstudent, denn ich frischte mein längst vergessenes Grundlagenwissen über Embryologie und Biochemie wieder auf. Je mehr ich lernte, desto mehr war ich davon überzeugt, dass Dr. Krebs wirklich die Antwort gefunden hatte.

Im Wesentlichen besagt die von Dr. Krebs vertretene Theorie, dass eine Krebserkrankung nicht durch irgendwelche von außen in den Körper eindringenden Kräfte verursacht wird, sondern vielmehr ausschließlich durch eine Funktionsstörung der normalen Mechanismen des Körpers selbst. Diese Funktionsstörungen sind das Ergebnis eines Mangels an einer chemischen Substanz, die sich in bestimmten Nahrungsmitteln findet, oder eines Mangels an bestimmten Enzymen, die in der Bauchspeicheldrüse gebildet werden. Der natürliche chemische Nahrungsfaktor ist bekannt als Nitrilosid oder Vitamin B17, die Bauchspeicheldrüsen-Enzyme als Trypsine.

Vitamin B17 ist, wie auch das Vitamin B12 (Cyanocobalamin), ein zyanidhaltiger Stoff, dessen Zyanid jedoch nur in Anwesenheit einer Enzymgruppe namens Beta-Glucosidase oder Glucuronidase freigesetzt wird. Aber es ist ein Wunder der Natur, dass sich diese Enzymgruppe in nennenswerter Menge nur im Krebsgewebe findet. Wenn es irgendwo anders vorkommt, dann stets in Begleitung größerer Mengen eines anderen Enzyms namens Rhodanase, das die Fähigkeit hat, das Zyanid umgehend in völlig harmlose Substanzen umzuwandeln. Tatsächlich sind einige dieser Nebenprodukte für den Menschen sogar nützlich und spielen bei der Bildung und Nutzung anderer Vitamine eine Rolle. Im Krebsgewebe findet sich dies schützende Enzym Rhodanase jedoch nicht. Somit sind Krebszellen von zwei Seiten bedroht: die Anwesenheit eines bestimmten Enzyms macht sie anfällig für Zyanide und das Fehlen eines anderen Enzyms (das man jedoch in allen anderen Körperzellen findet) führt dazu, dass nicht entgiftet werden kann.

Als Ergebnis dieser natürlichen Beschaffenheit sind Krebszellen aufgrund ihrer Enzymzusammensetzung nicht in der Lage, dem Zyanid aus dem Vitamin B17 etwas entgegenzusetzen und werden deshalb zerstört. Für normale gesunde Zellen bedeutet das Zyanid keine Gefahr, sie können es vielmehr in gesunde lebenswichtige Nährstoffe umwandeln. Dieser Mechanismus der Natur funktioniert aber nicht, wenn man nicht die Nahrungsmittel zu sich nimmt, die dieses notwendige Vitamin enthalten. Und genau das passiert beim modernen Menschen, dessen Ernährung sich mehr und mehr von der Natur entfernt.

Auch der Enzymfaktor ist von großer Bedeutung, und es ist davon auszugehen, dass beide Faktoren – der Enzymfaktor und der Nahrungsmittelfaktor – zusammenwirken. Im Wesentlichen geschieht Folgendes: Das Enzym Trypsinogen wird im Darm in Trypsin umgewandelt und dann dort zusammen mit Chymotrypsin für die Verdauung tierischen Eiweißes genutzt. Der Überschuss wandert in die Blutbahn und dient zur Verdauung oder Auflösung der Eiweißhülle, die die Krebszelle vor dem Angriff der körpereigenen weißen Blutkörperchen schützt. Anschließend greifen die weißen Blutkörperchen die Krebszellen an und zerstören sie, ganz so, als wären sie fremde Eindringlinge in den Körper. Aber noch einmal: Wenn die Bauchspeicheldrüse schwach oder durch die Verdauung von zu viel Zucker »erschöpft« ist, oder wenn die Nahrung zu viel Eiweiß enthält, dann gibt es nicht genügend Enzym, das seine von der Natur vorgesehene Aufgabe erfüllen kann.

Deshalb sollte man Krebs unserer Meinung nach eher als Mangelerkrankung ansehen. Es ist eine Krankheit, die entweder durch einen Mangel an Vitamin B17 oder an Bauchspeicheldrüsenenzymen entsteht – oder einer Kombination aus beiden.

Das Gesagte soll nicht als umfassende Erklärung der Theorie von Dr. Krebs dienen; vieles ist bei dieser Einführung in das Thema weggelassen oder vereinfacht dargestellt worden. Eine angemessene Abhandlung würde mehrere Bände umfassen und überschreitet damit den Rahmen dieses Buches. Ich rate aber jedem Leser, der sich für die wissenschaftlichen Aspekte der Wirkung von Laetril interessiert, das Buch *Eine Welt ohne Krebs – Die Geschichte des Vitamin B17 und seiner Unterdrückung* von G. Edward Griffin zu lesen.[1] Es ist ein Meisterwerk an Forschung sowie Klarheit und jeder, der sich für dieses Gebiet interessiert, sollte es im Regal stehen haben.

Wie bereits erwähnt, war ich bald aufgrund einer *Theorie* davon überzeugt, dass die aus Amygdalin, Laetril und Prunasin bestehenden Nitriloside zusammen mit dem Bauchspeicheldrüsenenzym Trypsin einen natürlichen Schutzwall gegen das Krebswachstum darstellten. Der nächste logische Schritt war nun, diese Theorie auch in der Praxis zu bestätigen.

Damals war mir das sogenannte »Anti-Quacksalber-Gesetz« in Kalifornien nur vage bekannt. Ich wusste, dass es Bestimmungen gab, wonach unwirksame Behandlungsmethoden irgendwie verboten waren, aber ich hätte mir niemals träumen lassen, wie großzügig die Bediensteten der öffentlichen Verwaltung auslegen konnten, was unwirksam war und was nicht. In meinen wildesten Fantasien hätte ich mir nicht ausmalen können, dass eine milliardenschwere

Pharmaindustrie so viel Einfluss auf die Regulierungsbehörden ausüben konnte, dass das Ganze einer echten Blockade der Entwicklung einer medikamentenfreien Medizin gleichkam.

Wie dem auch sei, ich war jedenfalls davon überzeugt, diese Gesetze beträfen mich nicht. Ich hatte meine Lizenz gemäß Paragraf 2146 des Geschäfts- und Berufskodexes von Kalifornien erhalten, in dem es heißt:

»Keine Bestimmung in diesem Abschnitt darf so ausgelegt werden, dass eine bestimmte medizinische oder chirurgische Schule oder eine Podologieschule oder irgendeine andere Behandlungsart diskriminiert wird. Auch darf sie keine Anwendung finden, um jedwede Form der Behandlung durch Gebete zu regulieren oder zu verbieten; die Religionsausübung darf in keiner Weise angetastet werden.«

Nach diesem Statut war ich offensichtlich berechtigt, jede Behandlungsmethode anzuwenden, unabhängig davon, von welcher medizinischen Schule sie gestützt wurde. Außerdem ist die Vorgehensweise in solchen Fragen klar vorgegeben. Wenn der Staat oder ein Ärzteverband von einer Behandlungsmethode erfährt, die er für illegal oder unethisch hält, dann ermittelt er oder zieht Erkundigungen ein, setzt sich mit dem betreffenden Arzt schriftlich oder persönlich in Verbindung, setzt ihn davon in Kenntnis, dass man sein Handeln fragwürdig findet und lädt ihn zu einem persönlichen Gespräch ein, bei dem er zu seinem Vorgehen Stellung nehmen kann. Kommt man dann vonseiten der Behörden zu dem Ergebnis, die fraglichen Behandlungsmethoden seien nicht angemessen, dann wendet man sich noch einmal schriftlich an den Arzt und stellt ihn vor die Wahl, sich entweder dieser Entscheidung zu beugen oder gegebenenfalls bei einer übergeordneten Behörde Widerspruch einzulegen. So läuft das Verfahren in einem Beruf ehrenwerter Männer. Deshalb konnte ich auch nicht damit rechnen, was mir bevorstand, als ich zum ersten Mal eine geringe Menge Amygdalin bestellte.

Die erste Patientin, die Amygdalin erhielt, war Mildred Seybold, die Schwester von Charlotte Anderson, die bei mir als Krankenschwester tätig war. Bei ihr hatte sich am linken Arm ein bösartiges Melanom entwickelt. Ihr Arzt hatte ihr gesagt, seiner Meinung nach habe sie noch etwa sechs Wochen zu leben. Um den Prozess etwas zu bremsen, hatte er vorgeschlagen, den Arm sofort zu amputieren, obwohl die Erfolgsaussichten auch dann relativ gering waren.

Wir verabreichten Amygdalin und die Gewebeveränderungen begannen sich fast augenblicklich zurückzubilden. Innerhalb von zwei Monaten waren Aussehen und Funktion des Arms wiederhergestellt, sodass wir eine orale Dauermedikation verordneten. Das war im Sommer 1971. Die Frau lebt heute noch und ist gesund – nur wenn sie die Dauermedikation von Amygdalin reduziert, bilden sich an der Stelle des ursprünglichen Krankheitsherds Haare und der Arm schwillt an. Diese Symptome verschwinden jedoch, sobald sie zu der empfohlenen Dosis an Vitamin B17 zurückkehrt. (Es war ein Zufallsergebnis, dass diese Frau, die auch Diabetikerin ist, unerwarteterweise auch noch in anderer Hinsicht von unserer Therapie profitierte. Als sie zu der empfohlenen vegetarischen Diät überging, stellte sie fest, dass sie kein Insulin mehr brauchte und ihren Blutzucker trotzdem unter Kontrolle halten konnte.)

Als Frau Seybold Monate später ihren alten Arzt erneut zu einer Routineuntersuchung aufsuchte, war er sprachlos darüber, dass er keinen Krebs mehr finden konnte. Trotzdem wollte er noch immer den Arm amputieren. Sie fragte ihn, ob er ihr auch dazu raten würde, wenn er sie nie vorher gesehen hätte. Seine Antwort lautete: Nein, aber da er zuvor den Krebs gesehen hätte, hielte er die Amputation für das einzig sichere und vernünftige Vorgehen. Selbstverständlich folgte sie seinem Rat nicht.

Jeder Arzt, der sich intensiv mit Krebspatienten beschäftigt, erkennt sehr bald, dass sich bestimmte Symptome gewissermaßen als eine Art vorklinisches Syndrom beschreiben lassen. Der Patient hat keinen erkennbaren Tumor oder keine krankhafte Gewebeveränderung, aber er klagt über ein Gefühl drohenden Unheils, über Unwohlsein, unerklärliche oder vage Schmerzen, Kopfschmerzen, veränderten Stuhlgang, Appetit- und Energieverlust und Depression. Aus der Erfahrung habe ich gelernt, dass prozentual viele

Patienten, die über die Kombination dieser Symptome klagten, wenig später einen klinisch feststellbaren Krebs entwickelten. Ich war deshalb neugierig zu erfahren, welche Wirkung Amygdalin in solchen Fällen entfaltete und verschrieb orales Vitamin B17 zusammen mit anderen Vitaminen. Ungeduldig wartete ich auf die Ergebnisse. Und die fielen dann genauso aus, wie ich es mir erhofft hatte. In fast allen Fällen verschwanden die Symptome fast augenblicklich und bis heute habe ich es nicht erlebt, dass sich bei einem meiner Patienten aus dem vorklinischen Syndrom eine Krebserkrankung entwickelte.

Durch diese ersten Ergebnisse ermuntert, bot ich auch meinen anderen Patienten Amygdalin an. Leider befanden sich die meisten nach der medizinischen Standard-Klassifikation »im Endstadium«. Wir hatten alles getan, was die Schulweisheit empfahl und so wie die Dinge standen, würden diese Patienten ohnehin sterben. Deshalb willigten sie auch ohne Zögern in eine Vitamintherapie ein. Denn sie hatten schließlich nichts mehr zu verlieren.

Trotzdem waren die ersten Dosen, die wir verabreichten, gemessen an den heutigen Standards extrem gering: im Allgemeinen spritzten wir höchstens drei Gramm pro Woche. Ich fürchtete insbesondere die möglichen Nebenwirkungen, weil die immer ein wesentlicher Faktor sind, wenn man zellschädigende Medikamente verabreicht. Ich war darauf eingestellt, dass es zu den üblichen Reaktionen wie Haarverlust, Erbrechen, Durchfall, Benommenheit und Ähnlichem kommen würde.

Zu meiner Freude zeigte sich in den Krankenblättern nichts Derartiges. Stattdessen berichteten die Patienten über nachlassende Schmerzen, zunehmenden Appetit, langsam wiederkehrende Energie und Stärke sowie eine ganz wesentlich verbesserte Gemütslage. Eine weitere unerwartete Wirkung war, dass sich bei Patienten mit Bluthochdruck der Blutdruck wieder normalisierte.

Obwohl diese ersten Ergebnisse ermutigend waren, starben die meisten Patienten schließlich doch an den irreparablen Schäden, die ihre inneren Organe schon vor Beginn unserer Behandlung erlitten hatten. Ich entschloss mich, die verabreichte Dosis zu erhöhen und die Wirkung der Diät genauer zu studieren. Wir steigerten die Dosis allmählich bis auf sechs Gramm Amygdalin, die wir mehrmals pro Woche intravenös verabreichten und setzten die betreffenden Patienten auf eine strikt vegetarische Diät – ohne jegliches tierisches Eiweiß.[2] Diese Diät stieß nicht gerade auf Begeisterung, aber die Ergebnisse bestätigten uns darin, dass wir auf dem richtigen Weg waren. Zum ersten Mal in meiner gesamten medizinischen Laufbahn erlebte ich damals, dass Krebspatienten »im Endstadium« ihr Krankenlager oder den Rollstuhl verließen und wieder in ein gesundes Leben voller Energie zurückkehrten.

Es ließ sich nicht vermeiden, dass sich schnell herumsprach, was wir taten. Bald tauchten in unserer Praxis viele Gesichter auf, die wir nie zuvor gesehen hatten – die hoffnungsvollen Gesichter von Männern und Frauen, die von der orthodoxen Medizin als hoffnungslos oder »im Endstadium« aufgegeben worden waren. Sie kamen zu uns mit der letzten Hoffnung auf ein Wunder, aber das konnten wir ihnen nicht bieten. Was wir ihnen jedoch bieten konnten, war, ihre Schmerzen zu lindern und ihre menschliche Würde wieder zu erlangen, das Leben etwas zu verlängern und die Lebensqualität für den letzten Rest ihres Lebens zu verbessern. Hätte ich dieses Ergebnis mit den orthodoxen Behandlungsmethoden, die ich in der Vergangenheit angewendet hatte, erzielt, so hätte ich dies als riesigen Erfolg betrachtet. Aber angesichts der Vision auf eine bessere Methode war ich nicht damit zufrieden.

Ich studierte und improvisierte weiter. Schrittweise erhöhten wir die Dosis auf neun Gramm, sechsmal pro Woche. Wir führten Tests durch, wie es um die Mineralstoffbalance der Patienten bestellt war und konzentrierten uns nun auf die Bedeutung *aller* Vitamine und Mineralstoffe, nicht nur die des Vitamins B17, als Komponenten der gesamten natürlichen Mechanismen. Unsere Untersuchungen über den Zustand eines Patienten richteten sich nicht mehr nur auf ein oder zwei funktionsgestörte Systeme, sondern vielmehr auf das Zusammenwirken und die Balance des gesamten Stoffwechsels. Aus diesem Grund bezeichneten wir diese holistische Herangehensweise als »Stoffwechsel-Therapie«.

Wir behandelten nunmehr nicht nur die Geschwulst oder den Knoten, sondern den ganzen Patienten. Die medizinische Fachwelt betrachtete den Krebs weiterhin als *Tumor*, wir hingegen erkannten ihn als systemischen *Zustand*. Eine Geschwulst oder ein Knoten ist nur das Symptom, nicht die Krankheit selbst. Kein Wunder, dass es uns Ärzten in all den Jahren nicht gelungen war, den Krebs unter Kontrolle zu bringen. Wir hatten nur das Symptom behandelt und die Krankheit selbst ignoriert.

Wenden wir uns nun kurz diesen Tumoren zu. Die meisten bestehen aus einer Mischung von Krebs- und krebsfreien Zellen. Viele Menschen sind überrascht, wenn sie erfahren, dass der größte Teil des Gewebes bei den meisten Tumoren kein Krebsgewebe ist. Den damit verbundenen Mechanismus verstehen wir heute noch nicht, es scheint aber so zu sein, dass der Tumor tatsächlich Teil der Verteidigungsmechanismen des Körpers *gegen* Krebs ist. Sind bei der Entstehung des Krebsgewebes die Vitamin- und Bauchspeicheldrüsenfaktoren nur in unzureichendem Maße vorhanden, dann versucht der Körper diesen Tumor zu isolieren, indem er ihn mit Millionen von krebsfreien oder gesunden Zellen umgibt. In gewisser Hinsicht ist der Tumor also in Wirklichkeit unser »Freund«, weil er uns davor zu schützen versucht, dass sich die Krebszellen auf andere Körperteile ausbreiten.

Anfang der 1950er-Jahre war die Tuberkulose allgemein unheilbar und die Erkrankung verlief in fast allen Fällen tödlich. Zur Behandlungsmethode der Wahl gehörte damals eine radikale Operation, um den Primärherd (»Ghon-Tuberkel«) zusammen mit der Lunge zu entfernen. Heute wird diese Radikaloperation nur noch selten angewandt und die meisten TB-Sanatorien sind mittlerweile in Ermangelung von Patienten geschlossen worden. Man betrachtet die TB-»Beule« nicht mehr als etwas, das um jeden Preis entfernt werden muss. Tatsächlich wissen wir heute, dass der Körper höchst effizient die aktiven Tuberkelbazillen einkapselt; dies wirkt als Schutzhülle gegen die weitere Ausbreitung. Wenn wir in die Geschwulst hineinschneiden oder sie mit Strahlen »bombardieren«, um sie zu verkleinern, dann kann es passieren, dass wir nur die natürliche Schutzhülle zerstören und die Krankheit tatsächlich weiter verbreiten.

Es geht darum, dass wir uns beim Krebs wie bei der Tuberkulose nicht in erster Linie darüber Sorgen machen sollten, ob es eine Geschwulst oder einen Knoten gibt, sondern darum, ob diese Verdichtung lebensbedrohend ist oder nicht. In den meisten Fällen ist dies nicht der Fall. Infolgedessen haben wir in unserer Klinik gelernt, den Tumor in erster Linie als »kosmetisches« Problem zu betrachten. Wenn er den Patienten psychologisch belastet, dann empfehlen wir im Allgemeinen eine Operation, aber erst *dann*, wenn wir sicher sind, dass die Anzahl der Krebszellen im gesamten Körper durch die Stoffwechsel-Therapie verringert worden ist. In den Fällen, wo der Tumor *tatsächlich* lebensbedrohend ist, weil er Druck auf lebenswichtige Organe wie das Gehirn oder den Darm ausübt, ist eine chirurgische Entfernung allerdings gerechtfertigt und wir müssen gezwungenermaßen das Risiko eingehen, dass wir eine Metastasierung in andere Körperteile verursachen. Das ist in dieser Situation aber das geringere Übel, gewissermaßen eine Notlösung, um Zeit für die Stoffwechsel-Therapie zu gewinnen.

Natürlich behaupten unsere Kritiker, dies sei Quacksalberei. Sie sehen den Tumor wachsen, sehen den Patienten sterben und schlussfolgern daraus, der Tumor *sei* die Krankheit. Das ist etwa so, als betrachte man einen Bürgersteig während eines Regenschauers und zöge daraus den Schluss, nasse Bürgersteige würden entweder zum Regen führen oder *seien* Regen. Es ist, als betrachte man die Inflation und die entsprechenden steigenden Preise und folgere daraus, steigende Preise riefen eine Inflation hervor oder *seien* Inflation.[3] Das ist genauso absurd, als wenn man in der Medizin einen Tumor betrachtet und daraus schließt, dies sei der gesamte Krebs. Und doch ist genau das der grundlegende Irrtum, der die Entwicklung der orthodoxen Medizin heute bremst und der sogar in dem kalifornischen Gesetz gegen Quacksalberei festgeschrieben ist. Dieses Gesetz legt fest, dass Krebs eine raumfordernde krankhafte Gewebeveränderung darstellt, und dass jede Therapie, die nicht gegen diese krankhafte Gewebeveränderung vorgeht, per

Definition »Quacksalberei« ist. Laut diesem Gesetz ist eine Therapie, die nicht zu einer Verkleinerung des Tumors führt (und das schnell), »wertlos«. Schlimmer noch: Nach diesem Gesetz macht sich jeder strafbar, der diese Ansichten nicht teilt.

Im Paragrafen 1075 des Geschäfts- und Berufskodexes von Kalifornien heißt es: »Im Sinne dieses Abschnitts sind ›Krebs‹ alle Arten bösartiger Neoplasmen, unabhängig vom Ausgangsgewebe.« Nach *Taber's Cyclopedic Medical Dictionary*, zwölfte Auflage, ist ein Neoplasma definiert als »neue und abnormale Gewebebildung, als Tumor oder Wachstum«. Auf Seite 57 des mit »Krebs, Krebs-Quacksalberei und Krebsgesetz« überschriebenen Berichts des kalifornischen Krebsbeirats an den Landtag Kaliforniens finden wir die folgenden *Kriterien für die Wirkung einer Therapie*:

»Bei der Einschätzung der tumorhemmenden Wirkung gelten nur objektive Verkleinerungen des Umfangs der messbaren Gewebeveränderungen ... als Beweis für die tumorhemmende Wirkung der untersuchten Verbindung. Subjektive Wirkungen wie Linderung der Schmerzen, gestiegener Appetit, Gewichtszunahme, stärkere Aktivitäten ... sind kein Beweis für eine krebshemmende Wirkung.«

So lange eine solche selbstüberschätzende Herangehensweise von der orthodoxen Medizin toleriert wird und so lange sie uns anderen per Gesetz aufgezwungen wird, werden weiterhin *tagtäglich* Zehntausende überflüssigerweise sterben. Die Abermillionen an Forschungsgeldern und alle Forschungsanstrengungen der Welt werden diesen Prozess nicht aufhalten können.

Welch ungeheuren Preis müssen wir bezahlen, wenn ein wissenschaftlicher Irrtum gesetzlich festgeschrieben wird!

Meine Arztpraxis veränderte sich sehr schnell und ich selbst wurde in gewisser Weise hilflos von den Folgen meiner eigenen Entdeckungen mitgerissen. Ich nahm mich natürlich auch weiterhin meiner alten Patienten an, aber die Berichte über meine Erfolge bei Krebspatienten – die die Patienten selbst verbreiteten – brachten mir viel mehr Patienten, als ich selbst behandeln konnte. Ich stellte mehr Mitarbeiter ein, schaffte das alte Röntgengerät ab, um mehr Platz für die Behandlung meiner Patienten zu gewinnen, und schon bald verwandelte sich meine kleine Praxis in einer Wohngegend in eine geschäftige Krebsklinik mit Patienten aus vielen Bundesstaaten.

Am 2. Juni 1972 um zehn Uhr morgens geschah dann das Unvermeidliche. Ohne jede Vorwarnung stoppten zwei Polizeiwagen und zwei weitere Zivilfahrzeuge der Behörden an strategischen Punkten im Umfeld unserer Klinik. Uniformierte Polizisten umstellten das Gebäude und neun Polizisten und eine Polizistin stürmten *mit gezogener Waffe* durch die Eingangstür, hielten der Empfangsdame einen Durchsuchungsbefehl vor die Nase und boxten sich ihren Weg durch die Klinik frei. Ich wurde gegen eine Wand geschubst und auf versteckte Waffen abgetastet. Die Krankenschwestern wurden auf ihrer Station eingesperrt und mit einer Ausnahme wurden alle Patienten aufgefordert, nach Hause zu gehen.

Der Inspektor der Gesundheitsbehörde von Kalifornien teilte mir mit, ich sei wegen Verstoßes gegen das kalifornische Gesetz »gegen Quacksalberei« verhaftet und der Durchsuchungsbefehl bezöge sich auf alles vorgefundene Laetril und die Laetril betreffende Literatur. Die Polizisten waren inzwischen überall: Sie durchsuchten Schränke, zogen Schubladen heraus, kontrollierten die Nebenräume und prüften sogar die Bücher in meiner Medizinbibliothek, um zu sehen, ob es dort ausgehöhlte Geheimfächer gab.

Ich weigerte mich, Fragen zu beantworten, bevor ich nicht meinen Anwalt angerufen hatte. Dieses *Recht* wurde mir verweigert! Ich bat dann, meine Frau anrufen zu dürfen. Auch das wurde nicht gestattet. (Als meine Frau später versuchte, mich telefonisch zu erreichen, wurde ihr erklärt, ich könne nicht mit ihr sprechen.) Da ich nichts anderes tun konnte, saß ich schweigend da und sah zu, wie sie sämtliche Schubladen und Regale der Klinik durchwühlten.

Sie fanden kein Laetril, obwohl einige Ampullen offen dastanden. Sie hatten das Medikament einfach nicht erkannt.

Kurz nach ihrer Ankunft beschlagnahmte der Inspektor meine Autoschlüssel und wies die Polizisten an, meine Aktentasche aus dem Kofferraum zu holen und als Beweismittel sicherzustellen. Unglaublich! Wenn er wusste, dass ich alle meine wichtigsten Papiere über Laetril in dieser Aktentasche aufbewahrte, dann musste er schon seit geraumer Zeit jeden meiner Schritte beobachtet haben. Die Vorstellung, aus den umliegenden Fenstern und aus geparkten Autos heraus beobachtet worden zu sein, sandte mir einen Schauder über den Rücken.

Zum Zeitpunkt der Razzia befand sich ein etwa sieben Jahre altes Mädchen namens Kerry Alderson in meinem Untersuchungszimmer Nummer drei. Sie hatte gerade eine Stoffwechsel-Therapie wegen eines fortgeschrittenen Osteosarkoms (Knochenkrebs) begonnen. Als sie zuerst in unsere Klinik kam, glaubte ich, sie hätte nur geringe Überlebenschancen, weil so spät mit der Therapie begonnen wurde – und teilte dies auch ihren Eltern mit. Aber wenn sie es wünschten, dann wollte ich alles für ihre kleine Tochter tun, was ich konnte – sie wünschten es.

Kerry hatte wunderbar auf die Therapie angesprochen, was zunehmenden Appetit, Gewichtszunahme, Schmerzfreiheit und ein Gefühl von Wohlergehen betraf; doch ihr Bein eiterte weiter und schwoll auch weiter an. Tatsächlich bot ihr Bein, als sie auf der Untersuchungsliege lag, einen wenig schönen Anblick. Der Inspektor warf nur einen kurzen Blick auf das Mädchen, wurde blass und ging schnell wieder weg.

Normalerweise hätte Kerry eine massive Injektion von Vitaminen, einschließlich Vitamin B17, erhalten. Da ich aber unter den gegebenen Umständen nicht sicher war, welche rechtlichen Schwierigkeiten mir drohten, wenn ich vor dem Vertreter der staatlichen Gesundheitsbehörde, der schon nach Beweismitteln gegen mich suchte, Amygdalin verabreichte, reinigte ich nur die betroffenen Stellen, legte einen neuen Verband an und schickte sie nach Hause. Es war aber offensichtlich, dass das kleine Mädchen – und seine Eltern – über die Anwesenheit von Polizisten sehr aufgeregt waren.

Das Kind starb drei Tage später und für mich gibt es keinen Zweifel daran, dass man diesen Tod hätte hinauszögern oder ganz verhindern können, wenn es diese Razzia nicht gegeben hätte.

Denn erstens unterbrach diese Razzia die einzige Therapie, die eine Chance bot, ihr Leben zu retten, und zweitens bedeutete diese Polizeiaktion für die kleine Patientin ein geistiges und emotionales Trauma, das notwendigerweise ihren Widerstand gegen die Krankheit erschütterte. Ich berichte an dieser Stelle über diesen Vorfall, weil ich mich auf den Tag freue, an dem arrogante und ungesetzlich handelnde Behörden zur Verantwortung gezogen werden, und zwar nicht nur für ihr gegen die Grundprinzipien der Verfassung verstoßendes Vorgehen, sondern wegen Mordes und womöglich sogar wegen Völkermords. Erst wenn der Tag gekommen ist, an dem sich staatliche Bedienstete der persönlichen Verantwortung für ihr offizielles Vorgehen nicht mehr entziehen können, kann der einzelne Bürger sicher sein, dass seine von der Verfassung garantierten Freiheiten gewahrt werden.

Nachdem ich Kerrys Bein notdürftig versorgt und sie nach Hause geschickt hatte, teilte mir der Inspektor mit, er werde mich ins Gefängnis bringen lassen. Zusammen mit meinen beiden Krankenschwestern verließ ich das Haus und ging – an einem Spalier von Fernsehkameraleuten vorbei – zum Polizeiauto.

Oh ja, die Kameraleute.

Sie waren praktisch von Anfang an dabei. Zusammen mit den Polizisten konnten sie sich in unserer Klinik frei bewegen, Aufnahmen machen und Interviews führen. Das ganze Unternehmen war offensichtlich darauf angelegt, mir so viel Schaden wie möglich zuzufügen. Der Inspektor hatte die Presse eingeladen, über die Razzia zu berichten. Denn wenn die Öffentlichkeit im Fernsehen sieht, wie jemand von der Polizei abgeführt wird, *dann muss derjenige ein Verbrecher sein!* Ob er schuldig ist oder nicht, der Mann in Handschellen hat etwas verbrochen, sonst hätten sie ihn ja nicht verhaftet! Das Ganze nennt man Verurteilung durch das Fernsehen und es handelt sich dabei um eine höchst wirksame Waffe im »Fügsamkeits-Arsenal« der US-Gesundheitsbehörde *Food and Drug Administration*. Wenn die Vertreter dieser Behörde gegen eine betreffende Person keinen Schuldspruch vor Gericht erwirken können, dann können sie zumindest ihren Ruf, ihr Geschäft oder ihre

Arztpraxis durch negative Berichterstattung ruinieren. Unter dem Strich ist das Ergebnis dasselbe.

Der Inspektor ermunterte mich, mit der Presse zu reden, aber ich lehnte dies ab. Wenn er mich nicht mit meinem Anwalt oder meiner Frau sprechen ließ, dann würde ich ihm gewiss nicht gestatten, mich von der Presse niedermachen zu lassen!

Ich wurde zum Gefängnis von Albany gebracht und wie ein gewöhnlicher Krimineller behandelt – meine Krankenschwestern übrigens auch. Ich wurde in einen Raum geführt und dort mir selbst überlassen.

Ich war im Gefängnis! Ich konnte es nicht fassen. Hatte ich wirklich ein Verbrechen begangen? Ja, nach den Bestimmungen des kalifornischen Gesetzes »gegen Quacksalberei« hatte ich ein Verbrechen begangen. Aber gab es denn kein *höheres* Gesetz, das durch seine Definition die kalifornischen Bestimmungen selbst zu einem Verbrechen machte? In der Tat, die Verfassung war solch ein Gesetz, und dann gab es ja noch den Geschäfts- und Berufskodex von Kalifornien, der ausdrücklich festlegte, dass der Staat kein Recht hat, sich in die Privatpraxis eines ordnungsgemäß bestallten Arztes einzumischen. Und dann gab es schließlich noch meinen Hippokratischen Eid – sowie meine moralische Pflicht, als Mensch alles zu tun, Schmerzen und Leiden zu lindern. All dies waren höhere Gesetze als die obskuren Bestimmungen, die Rechtsanwälte verfasst, Politiker verabschiedet und machtverrückte Bürokraten ausgelegt hatten. *Sie* waren die Verbrecher! *Sie* sollten hinter Gittern sitzen!

Vier Stunden nach meiner Verhaftung wurde ich endlich auf freien Fuß gesetzt. Ich wusste zwar nicht, was ich als Nächstes tun würde, aber eines wusste ich: Mein Kampf hatte gerade erst begonnen.

Kapitel II

Offensichtliche Absurditäten – und andere orthodoxe Klischees

Von Dr. John A. Richardson

Antworten auf die folgenden Anschuldigungen: Die Behandlung mit Laetril sei eine viel zu vereinfachte Herangehensweise; die FDA würde das Mittel gern prüfen, wenn es die geringsten Erfolgsaussichten hätte; seine Unschädlichkeit sei nicht bewiesen und alle positiven Ergebnisse seien auf die verzögerte Reaktion auf vorhergegangene orthodoxe Therapien oder auf Spontanremissionen zurückzuführen. Eine Besprechung positiver Ergebnisse, über die indonesische und israelische Ärzte berichtet haben.

Vor etwas über 70 Jahren schilderten Dr. Robert Reyburn und Dr. Roswell Park im *Journal of the American Medical Association* ihren Eindruck, dass bei einer weiteren Steigerung der Rate der Krebserkrankungen »mehr Menschen an Krebs sterben werden als an Schwindsucht [Tuberkulose], Pocken und Typhus zusammen«[4].

Aus heutiger Sicht scheint dies tatsächlich noch untertrieben. Hätten wir aber damals gelebt, dann hätten wir uns darauf verlassen müssen, dass uns die Experten sagten, was wir glauben sollten. Der größte Experte der damaligen Zeit war ein gewisser Fredrick L. Hoffman, der ein Buch mit dem Titel *The Mortality from Cancer throughout the World* (zu Deutsch: *Die weltweite Krebssterblichkeit*) verfasst hatte. Unter Herrn Hoffmans eindrucksvollen Referenzen finden wir, dass er Vorsitzender des Statistikkomitees der *American Cancer Society* war (die damals den Namen *American Society for the Control of Cancer* – etwa: Amerikanischer Verband für die Eindämmung von Krebs – trug). Weiterhin war Hoffman Mitglied des amerikanischen Krebsforschungsverbandes (*American Association for Cancer*

Research), assoziierter Fellow des amerikanischen Ärzteverbandes (*American Medical Association*), assoziiertes Mitglied der Amerikanischen Akademie der Medizin usw., usf. Deshalb gibt es keinen Zweifel daran, dass Hoffman nicht nur ein Experte, sondern auch ein anerkannter Sprecher für die orthodoxe Medizin war.

In seinem Buch hat Hoffman die Prognose zitiert, dass Krebs eines Tages mehr Opfer fordern würde als Tuberkulose, Pocken und Typhus zusammengenommen, und dann erklärt: »Diese Aussage ist ganz offensichtlich absurd.«[5]

Seither hat sich im Grunde wenig verändert. Die Sprecher der orthodoxen Medizin – und vor allem die der *American Cancer Society* – hängen sich noch immer den Mantel ihres eigenen Prestiges um, machen jede wissenschaftliche Meinung, die nicht ihrer These entspricht, lächerlich und verurteilen alles, was sie nicht verstehen, als absurd. Derzeit ist Laetril das Opfer dieser wissenschaftlichen Arroganz und Ignoranz.

Das orthodoxe Medizin-Establishment hat ein reiches Reservoir an vorgefertigten Klischees, mit dem gegen alle Beweise für die Wirksamkeit von Laetril vorgegangen wird. Für eine Person, die über den Hintergrund nichts weiß, mögen sie vollkommen plausibel sein. Deshalb halte ich es für erforderlich, dass wir uns einige dieser Klischees genauer ansehen.

Da wir Verfechter von Laetril den Krebs als Mangelzustand betrachten, sind für uns alle Arten von Krebs nur unterschiedliche Symptome bzw. Ausdrucksformen eines einzigen Krankheitsprozesses. Die Sprecher der orthodoxen Medizin antworten darauf, diese Annahme sei angesichts der vielen unterschiedlichen Krebsarten eine »offensichtliche Absurdität«. Anzunehmen, es könne nur eine einzige Behandlung für alle Arten geben, ist ihrer Ansicht nach »eine übermäßig simplistische Lösung für ein hochkomplexes Problem«.

Zugegebenermaßen gibt es viele Formen der Krankheit. In dem weit verbreiteten Buch *Clinical Oncology* (zu Deutsch: *Klinische Onkologie*) heißt es:

»Man hat über 270 Formen menschlicher Neoplasmen entdeckt

und histologisch beschrieben; außerdem kann es innerhalb einer einzigen Krebsart unendlich viele Varianten geben.«[6]

Deshalb wird argumentiert, eine einzige Behandlungsart für 270 Formen plus unendlicher Variationen von Krebs sei simplistisch. Zunächst einmal würde aber kein Klinikarzt je einen Patienten mit Laetril behandeln, ohne ihm gleichzeitig auch Bauchspeicheldrüsenenzympräparate, andere Vitamine und Mineralstoffe sowie eine an tierischem Eiweiß arme Diät zu verordnen. Die Verabreichung von Laetril geschieht also in Wirklichkeit nicht als Einzelmaßnahme. Doch zum Zweck der Vergleichsmöglichkeit fassen wir das alles unter einem einzigen Namen zusammen: Stoffwechsel-Therapie. Im Gegensatz dazu hat die orthodoxe Medizin drei Behandlungsarten zu bieten: Operation, Bestrahlung und Chemotherapie. Ist das denn wirklich so viel weniger simplistisch? Wenn ja, dann sollte es auf diesen Gebieten vielleicht 270 Behandlungsarten geben. Was aber wäre dann mit den »unendlichen« Variationen?

Die Erfahrung lehrt uns, dass die größten Erfolge in der Medizin nicht durch Komplexität, sondern durch Simplizität erzielt worden sind. Alle besiegten Krankheiten wurden durch eine Therapie mit einem Wirkstoff bekämpft, die auf einem einzigen *richtigen* Verständnis der Krankheit selbst beruhte. So lange wie die orthodoxe Medizin nicht nachweisen kann, was die Ursache von Krebs tatsächlich *ist*, so lange wären ihre Sprecher gut beraten, den Theorien anderer Mediziner mit etwas mehr Bescheidenheit zu begegnen, besonders wenn diese Theorien von der klinischen Erfahrung gestützt werden.

Ein weiteres bekanntes Klischee gegen Laetril besagt, die Entwickler dieses Mittels sollten, wenn es denn tatsächlich helfen würde, von der *Food and Drug Administration* die Genehmigung einholen, Laetril unter wissenschaftlich kontrollierten Bedingungen zu testen, damit die Ärzteschaft die Ergebnisse auswerten könnte. Diese Behauptung impliziert erstens, dass die Entwickler von Laetril nie versucht hätten, die Genehmigung der FDA einzuholen, und zweitens, dass sie nicht bereit seien, die Ergebnisse eines ernsthaften wissenschaftlich kontrollierten Experiments offen zu legen.

Hier sind die Fakten: Die *McNaughton Foundation* hat am 6. April 1970 bei der FDA den Antrag gestellt, Laetril einem Test zu unterziehen. Diese Genehmigung wurde am 27. April erteilt. Schon am nächsten Tag schrieb die FDA einen Brief, in dem es hieß, man benötige *innerhalb der nächsten zehn Tage* ausführliche zusätzliche Daten, andernfalls werde die Genehmigung widerrufen. Dieser Brief traf erst am 6. Mai bei der Stiftung ein; somit verblieben der *McNaughton Foundation* ganze zwei Tage, um buchstäblich viele hundert zusätzliche Seiten mit Daten zu erstellen. Die Genehmigung wurde am 12. Mai zurückgezogen.

Andrew McNaughton erledigte den Schreibkram trotzdem, weil er davon ausging, die Genehmigung würde nach der Fertigstellung der angeforderten Daten erneut erteilt. Am 15. Mai war die Aufstellung aller Daten komplett und alle angeforderten Unterlagen wurden nach Washington geschickt. Doch die FDA hat sich kategorisch geweigert, die Testgenehmigung zu erteilen.

Zur Begründung wird unter anderem angeführt, Laetril könnte giftig sein. Es hieß: »Es ist gefährlich, mit Studien am Menschen zu beginnen, wenn die (Natur der) Toxizität nicht bei Studien mit großen Tierarten untersucht worden ist.«[7]

Für jeden, der auch nur das Geringste von der Sache versteht, ist das eine unglaubliche Aussage. Amygdalin ist sehr bekannt und wird seit über 100 Jahren in der *United States Pharmacopeia* als ungiftige Substanz geführt. Die von McNaughton eingereichten Ergebnisse von Studien am Menschen waren ein weiterer Beweis für seine Sicherheit. Dass mit der Behauptung, Amygdalin könnte giftig sein, die Genehmigung für einen Test verweigert wird, ist nicht zu fassen, wenn man sich vor Augen hält, dass praktisch alle Medikamente, die derzeit von der FDA für die Krebsbehandlung zugelassen sind, *extrem giftig* sind.

Unabhängig von diesen Überlegungen ist der Papierkrieg, der heute für die Zulassung eines neuen Medikaments erforderlich ist, so riesig und so teuer, dass ihn sich nur die allergrößten Pharmaunternehmen leisten können. Diese Tatsache hat viele Beobachter zu dem Schluss gebracht, dieser Papierkrieg sei nur im Interesse der großen Firmen erfunden worden, um die Konkurrenz der kleinen Firmen auszuschalten, die sich weder diesen Papierkrieg leisten können noch die politische Lobbyarbeit, die nötig ist, um bevorzugt behandelt zu werden.

Im Jahr 1948 erhielt der Pharmahersteller *Parke, Davis & Co.* die Zulassung für ein neues Medikament, nachdem die Firma ein 73 Seiten starkes Dokument mit Informationen eingereicht hatte. 1968 musste dasselbe Unternehmen für den gleichen Zweck unglaubliche 72200 Seiten einreichen. Der Pharmahersteller musste tatsächlich 456 Bände mit Daten einreichen – das Material wog über eineinhalb *Tonnen* –, um die Zulassung für ein einfaches muskelentspannendes Medikament zu erhalten.[8] Allgemein geht man davon aus, dass heute ein neuer Antrag auf Zulassung von Penicillin, Insulin oder auch nur Aspirin angesichts des ganzen Gestrüpps von Bestimmungen und Papierkram keine Chance auf Genehmigung hätte.

Vor der Einführung der heutigen Medikamentenstandards der FDA kamen jedes Jahr durchschnittlich 41,5 »neue chemische Gebilde« auf den Markt. In den darauf folgenden Jahren sank diese Zahl auf durchschnittlich 16,1. Der Ökonom Sam Peltzman von der Universität Chicago schätzt, dass eine zweijährige Verzögerung bei der Einführung eines neuen Tuberkulosemedikaments – und mit dieser Verzögerung muss heute mindestens gerechnet werden – 45000 zusätzliche Opfer dieser Krankheit fordern würde.

Für Vitamin B17 gibt es keine Patente. Selbst wenn man fünf Millionen Dollar ausgeben könnte, um die Zulassungsanforderungen der FDA zu erfüllen, hätte man keine Chance, das Geld wieder hereinzuholen, denn jeder Pharma- oder Vitaminhersteller auf der ganzen Welt könnte es ungehindert herstellen. Es steht außer Frage, dass der gegenwärtige FDA-Papierkrieg unschuldige Menschen zum Tode verurteilt. Die Weigerung der US-Regierung, Laetril für den experimentellen Gebrauch zuzulassen, bedeutet nichts Geringeres als Völkermord.

Wie bereits erwähnt, behauptet niemand, der etwas von der Sache versteht, Amygdalin sei giftig. Und doch werden die Sprecher für die orthodoxe Medizin – scheinbar in dem Bemühen, der Öffentlichkeit Angst vor Laetril einzujagen – nicht müde, darauf hinzuweisen, dass sich Menschen vergiften könnten, wenn sie Nahrungsmittel zu sich nehmen, die einen hohen Gehalt an Vitamin B17 aufweisen. Immer wieder gibt es Berichte darüber, dass ein oder zwei Personen angeblich krank wurden, nachdem sie Aprikosenkerne gegessen hatten, aber keine dieser Geschichten ließ sich nachprüfen. Die letzte Salve aus diesem Arsenal ist ein Artikel im *Journal of the American Medical Association*,[9] in dem die mutmaßlichen Gefahren einer »chronischen Zyanid-Vergiftung« besprochen werden, die bei einigen Bauern in Nigeria aufgetreten war, »die sich von Maniok ernähren«. Maniok enthält ungewöhnlich viel Vitamin B17 und der erwähnte Artikel nutzt dies als Beweis für die Untauglichkeit von Amygdalin bei der Krebsbekämpfung.

Kaum jemand würde solch einen Artikel anzweifeln, der in einer angesehenen medizinischen Fachzeitschrift erscheint und kaum jemand würde sich die Mühe machen, der Sache nachzugehen. Wer dies aber doch täte, würde Folgendes feststellen: Zu den führenden weltweiten Experten im Bereich der chemischen Toxizität zählt Dr. O. L. Oke von der Universität Ife in Ile-Ife in Nigeria. Im Januar 1976 führte er eine wirklich umfassende Studie über die Wirkung von Maniokwurzeln auf die chemischen Prozesse des menschlichen Körpers durch. Er zeigte auf, dass unterschiedliche Tierarten zwar eine unterschiedliche Toleranz für Vitamin B17 aufweisen, dass eine tatsächlich giftige Wirkung bei allen jedoch sehr selten ist. Im Gegenteil, er betonte, dass die Tiere bei Versuchen mit hochgradig nitrilosidhaltigem Futter häufig kräftiger und gesünder wurden, als sie vor Beginn des Experiments gewesen waren. Er fuhr fort:

»Das Maß der Toxizität hängt von dem Grad der Hydrolyse der Glukosidase im Darm ab, mit der das giftige Aglykon freigesetzt wird, auch wenn es oral verabreicht wird. Somit ist es, oral eingenommen, weniger ›giftig‹ als fast alle anderen Vitamine ...

Die Maniokwurzel enthält nur sehr wenige Vitamine und auch sehr wenig Eiweiß, das außerdem nur eine geringe Qualität aufweist ... Dieser geringe Anteil sinkt noch weiter, wenn die Maniokwurzel zu Gari (Maniokgrieß) oder Lafun (Maniokmehl) verarbeitet wird. Somit sind Gari und Lafun hauptsächlich praktisch eiweißfreie Kohlehydrate; daher wäre die Feststellung keine Überraschung, dass der ausschließliche Verzehr dieser Nahrungsmittel zu einer Mangelerkrankung führt. Studien an Menschen und Tieren über die Beziehung zwischen Neuropathien und dem Zyanidgehalt der Nahrung haben gezeigt, dass der enge Zusammenhang zwischen beiden eher Ausdruck des allgemeinen Mangels in der Ernährung ist, und nicht der besonderen Wirkung des Zyanids zugeschrieben werden kann.«[10]

Das Thema Maniok eignet sich gut zur Einführung des nächsten orthodoxen Klischees, das ungefähr folgendermaßen lautet: »Es gibt keinen Beweis für die Wirksamkeit von Laetril. Glauben Sie, wir suchten nicht genauso wie alle anderen nach einem Mittel gegen Krebs? Glauben Sie mir, wenn es auch nur den geringsten Beweis für seine Wirksamkeit gäbe, dann würden wir dem nachgehen, so gering die Erfolgsaussichten auch sein mögen. Aber ein solcher Beweis ist nie vorgelegt worden.« Das jüngste Beispiel aus der Kakophonie unschuldig dreinblickender Experten stammt von Robert C. Everly, dem Sprecher der Amerikanischen Krebsgesellschaft, der sich wie folgt äußerte:

»Seit 20 Jahren fordern wir die Verfechter von Laetril auf, uns wissenschaftliche Beweise für dessen Wirksamkeit vorzulegen, aber nichts ist geschehen.«[11]

Als Bestätigung für dieses Thema wird normalerweise eine lange Liste »wissenschaftlicher Experimente« zitiert, die angeblich keinerlei Beweise für die krebshemmende Wirkung von Laetril erbracht haben.

Griffin hat bereits gezeigt, dass diese »Experimente« stümperhaft angelegt waren; das kann jeder nachlesen, der sich für dieses schmutzige Kapitel korrumpierter Wissenschaft interessiert.[12] Wir möchten aber noch einmal darauf hinweisen, dass zum einen in fast allen Fällen Mäuse die »Patienten« waren (und Mäuse haben nicht denselben Stoffwechsel wie Menschen), und dass zum anderen die Tumoren transplantiert worden waren (und die reagieren nicht genauso wie spontane Tumoren). Drittens war bei all den angeführten Experimenten die *Verkleinerung des Tumors* das Hauptkriterium bei der Auswertung der Ergebnisse, und viertens lässt sich nichts so einfach bewirken wie das Scheitern.

Wie ich bereits erwähnt habe, liegt der Laetril-Anwendung die Theorie zugrunde, dass der Tumor lediglich das Symptom ist, und dass sich in den meisten Tumoren nur eine relativ geringe Zahl von Krebszellen findet; demzufolge bleibt oft ein Tumor aus gutartigem Gewebe zurück, wenn der Krebs verschwunden ist – gewissermaßen ein Denkmal des Sieges der Natur über die Krankheit. Allein die Verkleinerung der Tumormasse zum Test für die Wirksamkeit eines Mittels zu machen, ist vom wissenschaftlichen Standpunkt her nicht zu rechtfertigen und ein weiterer Beweis für die entsetzliche Ignoranz der orthodoxen Forscher.

Es ist bekannt, dass die meisten Krebspatienten nicht an dem Tumor sterben, sondern an der sogenannten *Kachexie*. Mit diesem medizinischen Begriff beschreibt man den Gewichts- und Appetitverlust, den Kräfteverfall sowie das blutarme Aussehen und einen gesteigerten Grundstoffwechsel, der zu einem Mangelzustand und einem allgemeinen »Verkümmern« führt, das man bei Fällen im Endstadium beobachtet. Die New Yorker Akademie der Wissenschaften drückt dies Phänomen folgendermaßen aus:

»Die Kachexie ist bei Krebspatienten offensichtlich von erheblicher klinischer Bedeutung. Wie Warren berichtet, war die Kachexie die häufigste Todesursache bei Krebs, besonders bei Magen- und Brustkrebs sowie bei Dick- und Enddarmkrebs. Die Pathogenese dieser Kachexie ist gegenwärtig noch unbekannt.«[13]

Wenn es stimmt, dass Krebspatienten nicht an dem Tumor, sondern an einem Verkümmern des Körpers sterben, täten wir dann dem Patienten nicht einen Gefallen, wenn wir irgendwie seinen Appetit steigern, ihn wieder kräftigen und sein Körpergewicht erhöhen könnten? Das *ist tatsächlich* eines der vorrangigen

Ziele der Behandlung und in der medizinischen Fachliteratur widmet man dieser Frage viel Raum. So finden wir beispielsweise in dem Ärztehandbuch *Current Diagnosis and Treatment* (zu Deutsch: *Diagnose und Behandlung heute*) die folgende Feststellung:

»Ein wertvolles Anzeichen einer klinischen Verbesserung ist das allgemeine Wohlbefinden des Patienten … Bei der Bestimmung des allgemeinen Wohlbefindens zählen gesteigerter Appetit und Gewichtszunahme sowie ein höheres Leistungsvermögen.«[14]

Dessen eingedenk wollen wir uns dem Bericht über eines der am häufigsten zitierten »wissenschaftlichen Experimente« zuwenden, mit dem angeblich die Wertlosigkeit von Laetril bewiesen worden ist. Es handelt sich um den berühmten *California Report*, den die Krebskommission der *California Medical Association* veröffentlicht hat. In der Zusammenfassung heißt es dort unverblümt und kategorisch: »Es wurde kein befriedigender Beweis dafür präsentiert, dass Laetril einen signifikanten zellschädigenden Effekt auf die Krebszelle hat.« Dagegen hatte es auf Seite fünf dieses Buches aber geheißen:

»Alle Ärzte, deren Patienten untersucht worden waren, berichteten von einer Verbesserung hinsichtlich Wohlbefinden, Appetit, Gewichtszunahme und Abklingen der Schmerzen, *als ob diese Beobachtungen ein Beweis für eine eindeutige therapeutische Wirkung wären.*« [Hervorhebung durch den Autor – J. R.]

Wie sagt man so schön? »Lasst uns doch vernünftig darüber reden.« Wenn es bei der Medizin vorrangig darum geht, eine Lösung für die Kachexie bei Krebspatienten zu finden, warum äußert man sich dann so verächtlich darüber, dass wir, die wir Laetril anwenden, tatsächlich eine Lösung gefunden *haben*? Die Antwort: All diese sogenannten wissenschaftlichen Experimente werden von »Geschwulst- und Knotenärzten« durchgeführt, die noch nicht gelernt haben, über den Tumor hinaus die Krankheit selbst zu betrachten.

Doch kehren wir zum Thema Maniok zurück. In dem Gesundheitszentrum *Cisarua Health Resort* im indonesischen Bogor erhielten 175 Krebspatienten eine Diät mit einem hohen Maniokanteil, um die Wirkung auf ihre Erkrankung zu beobachten, falls es überhaupt eine Wirkung gab. Bei einigen Patienten kam es zu geringfügiger Benommenheit und Erbrechen, aber diese Phänomene wurden durch eine normale symptomatische Behandlung schnell unter Kontrolle gebracht. Dr. Simandjuntak, der bei dem Experiment mitgewirkt hatte, schrieb:

»Bislang hat keiner der ± 6000 Patienten, die bereits mit der SPP-Maniok-Knolle behandelt worden sind [darunter befanden sich 175 Patienten, die wegen einer Krebserkrankung behandelt wurden], je Anzeichen einer gefährlichen Vergiftung gezeigt. Beobachtet wurden lediglich kurze Schwächeanfälle, die durch das Trinken von gesüßtem Tee schnell behoben wurden.«[15]

Wirklich wichtig bei dieser Studie war jedoch nicht die mangelnde Toxizität, sondern vielmehr die Wirkung, die diese Behandlung auf die Erkrankung des Patienten hatte. Nach der Beschreibung der angewendeten administrativen und klinischen Verfahren fasste Dr. Simandjuntak seine Erkenntnisse folgendermaßen zusammen:

»Nachdem den Patienten SPP-Maniok verabreicht wurde, zeigte sich ein klinischer Fortschritt, so zum Beispiel:

1. Verbesserung von Essen/Schlaf
2. Weniger Schmerzen
3. Gefühl größerer Fitness
4. Gestiegenes Körpergewicht
5. Die Tumormasse wurde schwächer/kleiner (in einigen Fällen wurde ein völliges Verschwinden der Tumormasse beobachtet ...)

Von den 175 Karzinompatienten zeigte sich bei 67 Patienten oder ± 38 Prozent ein klinischer Fortschritt nach der Behandlung mit SPP-Maniok ...

Die Patientinnen, die an einem bösartigen Brusttumor litten und zur Behandlung ins Gesundheitszentrum *Cisarua Health Resort* in Bogor kamen, hatten zumeist schon eine Operation und Bestrahlung hinter sich ... *Der größte Behandlungserfolg bei der Behandlung mit SPP-Maniok zeigte sich bei den Patienten, die vorher noch nicht medizinisch behandelt worden waren.*«[16] [Hervorhebung durch den Autor – J. R.]

Im Sommer 1976 besuchte ein Ärzteteam aus Israel einige

Laetril-Kliniken in Mexiko und den Vereinigten Staaten. Bei ihrer Rückkehr schrieb der Chef des Teams, Dr. David Rubin, Chirurg am *Beilison Hospital* und Krebsforscher am *Hadassah Hospital* in Jerusalem, den fälligen Bericht an das israelische Gesundheitsministerium. Hier ein kurzer Auszug:

»Zusammenfassende Beobachtungen aus dem Bericht vom 1. September

1. Mit wenigen Ausnahmen befanden sich alle Patienten in einem fortgeschrittenen Stadium einer unheilbaren Krebserkrankung. Die meisten waren vor der Behandlung mit LAETRIL konservativ behandelt worden.

2. Der beeindruckendste sichtbare Aspekt war die Linderung der Schmerzen, die mit einem sinkenden oder ganz verschwindenden Bedarf an Schmerz- oder Schlafmitteln einherging. Es sei festgehalten, dass die Patienten in der Mehrzahl zuvor langfristig mit Narkotika behandelt worden waren und dass nach deren Absetzen keine der üblichen Entzugserscheinungen auftraten.

3. Nach wenigen Tagen der Behandlung mit LAETRIL kam es zu einer Verbesserung des Appetits, dem in vielen Fällen eine Gewichtszunahme folgte.

4. Ein besonderes Charakteristikum von Krebsstationen ist der Geruch zerfallender Krebsmasse. Wir beobachteten, dass dieser Geruch bei den meisten mit LAETRIL behandelten Patienten nicht auftritt.

5. LATRIL ist für normale Körperzellen nicht toxisch und kann in Tagesdosen von bis zu fünf Gramm pro Kilogramm Körpergewicht des Patienten injiziert werden …

Kurz: Wir sind zu folgendem Schluss gekommen:

a. Entgegen häufiger Behauptungen in der wissenschaftlichen und Laien-Literatur handelt es sich bei LAETRIL nicht um Quacksalberei.

b. LAETRIL ist selbst in sehr hohen Dosen nicht toxisch.

c. LAETRIL hat eine eindeutige palliative Wirkung. Wir können beim gegenwärtigen Stand unserer Untersuchungen nicht sagen, dass es Tumoren hemmt, aber unsere Beobachtungen legen dies nahe. Wir müssen kontrollierte Studien durchführen, um auszuschließen, dass vorangehende Therapien eine Wirkung auf die Tumoren hatten, die deren Wachstum aufhielten. Wir bezweifeln jedoch, dass die von uns beobachteten Rückbildungen auf eine ›verzögerte Wirkung‹ anderer Therapien zurückzuführen sind, denn nach unserer Erfahrung *gibt es diese verzögerte Wirkung, wenn überhaupt, nur höchst selten.*«[17] [Hervorhebung durch den Autor – J. R.]

Wir werden zu dem Thema »verzögerte Wirkung« der orthodoxen Behandlung noch mehr zu sagen haben, aber für den Moment konzentrieren wir uns auf das Hauptthema, nämlich die Behauptung, es gäbe keine Beweise, die die Aussagen über Laetril stützten. Ich hoffe, Ihnen ist mittlerweile klar geworden, dass es solche Beweise im Überfluss gibt. So sind beispielsweise die Regionen der Erde, in denen sich die Menschen ursprünglich mit nitrilosidreichen Nahrungsmitteln ernährt haben, genau die Gegenden, wo die Menschen für ihren guten Gesundheitszustand und ihre Langlebigkeit bekannt sind und nicht an Krebs leiden. In den Vereinigten Staaten gibt es eine bekannte Gruppe von Laetril-Verfechtern, die ihre tägliche Ernährung durchgängig mit Vitamin B17-Nahrungsergänzungsmitteln anreichern. Während ihre Mitbürger derzeit mit einer Rate von einem unter vieren an Krebs leiden, hat man nie gehört, dass einer von diesen Laetril-Verfechtern an diesem Leiden erkrankt ist. All dies hat Griffin in seinem Buch *Eine Welt ohne Krebs – Die Geschichte des Vitamin B17 und seiner Unterdrückung*[18] eindrucksvoll dargelegt; die Fakten sind auch in der wissenschaftlichen Literatur bekannt.

Wenn die Kritiker schließlich mit Beweisen für die Wirksamkeit von Laetril konfrontiert werden, dann kann man darauf warten, dass sie sich auf die nächste Verteidigungslinie zurückziehen und behaupten, die Beweise seien *ungültig*, weil es keine Kontrollgruppen gegeben habe, die bestätigten, dass die Ergebnisse nicht durch psychologische Faktoren hervorgerufen worden seien (der Placebo-Effekt), oder, wie in dem israelischen Bericht erwähnt, durch die verzögerte Reaktion auf eine vorherige schulmedizinische Behandlung.

Der Gedanke, wir hätten Doppelblindstudien durchführen müssen, ist entsetzlich. Denn wir, die wir Laetril angewendet haben, haben schließlich Menschen und keine Versuchskarnickel behandelt. Es wäre unverantwortlich gewesen, wenn ich der Hälfte meiner Patienten physiologische Kochsalzlösung gespritzt oder zu Zwecken einer Studie Bestrahlungen oder giftige Chemotherapie verschrieben hätte. Ich weiß von mir, dass ich nicht bei der ersten Patientengruppe die Stoffwechsel-Therapie anwenden würde, um ihr Leben zu verlängern, und die zweite, die »Kontrollgruppe«, zu Entstellungen, unsäglichem Leiden und fast sicherem Tod verurteilen würde. Nur diejenigen, die kein Vertrauen zu Laetril haben, könnten auf die Idee einer Kontrollgruppe kommen.

Bilden außerdem nicht alle Patienten, die heute auf unseren Krebsstationen sterben, eine ausreichende »Kontrollgruppe«? Ich bin gerne bereit, unsere bescheidenen Fallberichte mit einer entsprechenden Zahl orthodox behandelter Fälle vergleichen zu lassen, und ich bin davon überzeugt, dass dieser Vergleich für sich sprechen wird.

Was den Placebo-Effekt angeht, so lässt sich über die Möglichkeit, dass sich Patienten nur »psychologisch aufputschen« und auf eine Art Gesundbeten reagieren, nur sagen, dass wir natürlich nicht über hypnotische Kräfte verfügen. Allerdings weichen wir der Wahrheit nicht aus und erklären allen Patienten, dass in den Fällen, wo der Krebs bereits weit fortgeschritten ist oder wo eine vorherige Bestrahlungs- oder Chemotherapie große Schäden verursacht hat, die Chancen für eine Gesundung ziemlich gering sind.

Der Glaube an Laetril *kann* dazu beitragen, dass ein Patient sich gesünder fühlt und unserer Therapie aufgeschlossener gegenüber tritt – und beides ist bei einer Behandlung wichtig. Viele unserer Patienten glauben aber überhaupt nicht an Laetril und kommen nur zu uns, weil sie ihrem Ehepartner oder einem Verwandten einen Gefallen tun wollen. Wenn sie jedoch die vorgeschriebene Stoffwechselkur strikt einhalten, dann reagieren sie genauso wie die Patienten, die ein uneingeschränktes Vertrauen zu Laetril haben.

Man kann sich nur schwer vorstellen, wie der Placebo-Effekt

bei einem »Tier ohne Verstand« wirken würde. Betrachten wir deshalb kurz die Ergebnisse der Tiermediziner. Dr. George Browne junior, der Chef des Eureka-Veterinärkrankenhauses in der kalifornischen Stadt Eureka, hat in der Ausgabe der Zeitschrift *Pet Practice* (zu Deutsch: *Haustierpraxis*) vom Februar 1974 einen höchst aufschlussreichen Fallbericht veröffentlicht. Der beschriebene Patient war ein fünfeinhalb Jahre alter Hund, ein Pekinese mit einem histologisch bestätigten Schilddrüsen-Karzinom. Der Fall ist im Anhang dieses Buches ausführlich beschrieben, trotzdem seien hier die letzten beiden Abschnitte zitiert:

»Diese zweimal wöchentlich durchgeführte Behandlung wurde einen Monat lang fortgesetzt. Während dieser Zeit schrumpfte die Wucherung auf eine Größe, wie sie bei der ersten Untersuchung zu tasten gewesen war. Die intravenösen Injektionen wurden abgesetzt und man ging zu einer Unterhaltungsdosis von täglich 100 Milligramm Amygdalin über. Diese Dosis wird seit sieben Monaten beibehalten.

Eine sechseinhalb Monate nach Beginn der Amygdalin-Therapie vorgenommene Biopsie ergab keinen Hinweis auf Malignität.«[19]

In einem anderen Fall beschrieb Dr. Browne eine zehn Jahre alte Mischlingshündin, die 1972 operiert worden war, um einen Tumor im Gaumen oberhalb des rechten oberen Fangzahns zu entfernen. Der Pathologe identifizierte ihn als Plattenepithelkarzinom. Am 5. Januar 1973 wurde die Hündin zur Untersuchung und eventuellen Bestrahlungsbehandlung in die Tierklinik der *University of California* in Davis eingeliefert. Die Universitätsklinik stellte fest, dass der Krebs bereits so weit in den Knochen eingedrungen war, dass eine Behandlung praktisch unmöglich war. Dies wurde den Besitzern mitgeteilt und ihnen wurde geraten, den Hund so lange zu behalten, bis der Krebs ihm das Leben so schwer machte, dass eine Einschläferung geboten sei.

Dr. Browne beschrieb diesen Hintergrund und fuhr fort:

»Am 16. Januar stimmten die Hundebesitzer einer experimentellen Behandlung mit Amygdalin zu. Dem Hund wurden alle zwei Tage 1600 Milligramm Amygdalin intravenös injiziert, insgesamt waren es zwölf Behandlungen. Bei den beiden letzten Injektionen wurde zusätzlich eine geringe Menge Amygdalin direkt in die sichtbaren Abschnitte des Tumors eingebracht.

Am 10. Februar, als die Injektionen von Amygdalin abgesetzt wurden, begann man mit der oralen Gabe von 100 Milligramm täglich. Nach sieben Tagen ohne Entwicklung erkennbarer Nebenwirkungen wurde die Dosis auf 400 Milligramm täglich erhöht …

Am 24. November schien die Läsion völlig abgeheilt zu sein. Die Gabe von 400 Milligramm Amygdalin täglich wurde bis zum 16. Januar 1974 fortgesetzt. Danach wurde die Dosis auf 100 Milligramm täglich reduziert; diese Dosis wurde bis zum 3. Juni 1975 beibehalten …

Der Patient wurde weiter beobachtet und bis heute [April 1976] ist keine Entzündung mehr aufgetreten.«[20]

Es ist, um es vorsichtig zu formulieren, höchst unwahrscheinlich, dass Hunde auf Gesundbeten oder mit dem Placebo-Effekt reagieren. Wenden wir uns also der immer wieder beliebten Behauptung zu, die positiven Ergebnisse von Laetril seien in Wirklichkeit nur die verzögerte Reaktion auf Bestrahlung oder Chemotherapie. Das kann zunächst wirklich überzeugend klingen, denn tatsächlich haben die meisten unserer Patienten solch eine orthodoxe Behandlung erhalten, lange bevor sie in unsere Klinik gekommen sind. Tatsache ist aber – wie Dr. Simandjuntak entdeckt hat und wie alle Ärzte, die Laetril anwenden, bestätigt haben –, dass, je intensiver ein Patient zuvor mit Bestrahlung oder Chemotherapie behandelt worden ist, desto *weniger wahrscheinlich* er auf Laetril oder eine andere Behandlung ansprechen wird. Wie das folgende Kapitel schlüssig zeigt, ist der Tod die häufigste »verzögerte Reaktion« auf eine orthodoxe Therapie.

Würde man eine Liste aller Patienten, die sich angeblich im Endstadium der Erkrankung befanden und nur noch wenige Wochen zu leben hatten, erstellen und dann daraus die Zahl der Patienten ermitteln, die plötzlich mit einer Verzögerung positiv auf die Bestrahlung oder Chemotherapie reagiert haben und plötzlich wieder gesund geworden und zu Kräften gekommen sind, dann wären das für die gesamten Vereinigten Staaten höchstens 100 solcher Fälle pro Jahr. Aber aus meinen eigenen Unterlagen und denen von nur einem oder zwei anderen Ärzten, die Laetril anwenden, könnte man eine Liste von mehreren Tausend solcher Fälle pro Jahr erstellen. Wer allen Ernstes versucht, alle diese positiven Resultate auf einen Mechanismus zurückzuführen, der so extrem selten vorkommt, der muss wirklich verzweifelt sein.

Als gewissermaßen letzten Versuch, Laetril zu diskreditieren – vor allem in den Fällen, in denen es keine vorherige orthodoxe Behandlung gegeben hat, die zu einer verzögerten Reaktion hätte führen können –, greifen die Kritiker auf die alte Behauptung zurück, dies seien Fälle von »Spontanremission«, der Krebs sei einfach von selbst verschwunden, nicht aufgrund von Laetril. Die natürlichen Abwehrkräfte des Patienten seien vielmehr zurückgekehrt.

Es stimmt, dass sich hin und wieder ein Patient ohne jede Behandlung von einer Krebserkrankung erholt. Das ist für uns sehr wichtig, denn hier erfahren wir, dass der Körper über eine Art *natürlicher* Abwehr gegen die Krankheit verfügt – wenn wir nur wüssten, welche das ist. Eines ist gewiss: Was immer es auch ist, Röntgenstrahlung oder giftige Chemikalien sind es *nicht*.

Die statistische Wahrscheinlichkeit einer Spontanremission ist ungefähr so hoch wie die einer verzögerten Reaktion. Die meisten offiziellen Schätzungen gehen von einem einzigen Fall in 80 000 bis 100 000 Fällen aus.[21] Warren Cole, emeritierter Professor für Chirurgie an der medizinischen Abteilung der *University of Illinois*, hat alle in der gesamten medizinischen Fachliteratur beschriebenen Fälle von Spontanremissionen in den Jahren 1960 bis 1966 untersucht. Einschließlich der Fälle, die aus der Zeit zu Beginn des 20. Jahrhunderts datierten, gab es genau 92 Fälle mit einer Überlebenszeit von zwei Jahren und mehr.[22]

Wenn dies tatsächlich alles Fälle von Spontanremission sind, dann sollte man wissen, dass ich an meiner Klinik allein mehr solche Fälle erlebt habe als in der gesamten übrigen Welt. Man könnte meinen, wir hätten mit Laetril eine weit höhere Rate von

»Spontanremissionen« erzielt als mit allen anderen Methoden, die wir versucht haben!

Ja, die Beweise dafür, dass das Vitamin B17 tatsächlich der natürliche Schutz des Körpers gegen den Krebs ist, sind ziemlich erdrückend. Wenn Sie also das nächste Mal hören, dass ein offizieller Sprecher der Schulmedizin behauptet, so etwas gäbe es nicht, dann entgegnen Sie ihm, eine solche Aussage sei eine »offensichtliche Absurdität« und raten ihm, seine Hausaufgaben zu machen, bevor er sich als Experte ausgibt.

Sie könnten ihn auch daran erinnern, dass ein »Quacksalber« der Definition nach jemand ist, der fälschlich behauptet, über Wissen zu verfügen, das er nicht hat.

Kapitel III

Der Schwindel von der nachgewiesenen Krebsheilmethode – Eine genauere Betrachtung der orthodoxen Therapie

Von G. Edward Griffin[23]

Kurzer historischer Rückblick auf Gerichtsentscheide und Sanktionen gegen Ärzte, die Laetril anwenden – Analyse von Vermutungen, die die Gesetze und Verwaltungsbestimmungen gegen Laetril stützen – Eine genaue Betrachtung der medizinischen Erfolge durch Operation, Bestrahlung und Chemotherapie, die zeigt, dass keine dieser Maßnahmen als »nachgewiesene Heilmethode« gelten kann, wie die Amerikanische Krebsgesellschaft (American Cancer Society) und andere Befürworter behaupten.

Am 21. Juli 1967 näherte sich der Prozess gegen Dr. Maurice Kowan seinem Ende. Sein »Verbrechen« bestand in der Anwendung von Laetril bei der Eindämmung von Krebs. In einem vollbesetzten Gerichtssaal in Los Angeles wandte sich Staatsanwalt Ira Reina mit folgenden Worten feierlich an die Geschworenen:

»Das hier ist kein freundlicher alter Mann. Er ist der durch und durch böseste Mensch, den man sich nur vorstellen kann. Er nutzt die Menschen aus, um Geld zu verdienen.

Wir wissen, dass Menschen aus Wut morden. Was halten Sie von einem Mann, der für neun Dollar pro Visite mordet? …

Diesem Mann muss das Handwerk gelegt werden. Er ist höchst gefährlich. Dieser Fall reicht weit über die Mauern dieses Gerichtsgebäudes hinaus. Ein Schuldspruch kann ihn stoppen.«[24]

Man hatte den Geschworenen nie gestattet, Beweise für die

tatsächliche Wirkung von Laetril zu prüfen. Sie glaubten dem Staatsanwalt aufs Wort. Drei Tage später erklärten sie Dr. Kowan für schuldig. Er wurde zu einer Geldstrafe von 4400 Dollar und trotz seines Alters von 70 Jahren zu einer Gefängnisstrafe von zwei Monaten verurteilt.

Dr. Kowan war nicht der erste Laetril-Verfechter, der die Wut der organisierten Medizinerschaft zu spüren bekam. 1956 wurde Dr. Arthur T. Harris, der in der kalifornischen Stadt Sherman Oaks erfolgreich Krebspatienten behandelt hatte, von der medizinischen Gesellschaft des dortigen Bezirks zu einer Sondersitzung *um zwei Uhr morgens* vorgeladen. Man drohte ihm mit dem Entzug seiner Zulassung als Krankenhausarzt und einem Strafverfahren. In den darauf folgenden Tagen wurden Demonstranten angeheuert, die vor seine Praxis zogen und die Patienten vor dem angeblichen Quacksalber warnten. Verzweifelt schloss Dr. Harris seine Praxis, verkaufte sein Haus und arbeitete fortan als Missionsarzt in Südafrika.

Im April 1973 wurde der Arzt Dr. Byron Krebs verhaftet und wegen der Verwendung von Laetril bei der Krebsbehandlung verurteilt. Sein Bruder Dr. Ernst T. Krebs junior, der Biochemiker, der als Erster Laetril synthetisiert hatte, wurde ebenfalls verurteilt, weil er angeblich »ohne die erforderliche Zulassung als Arzt gearbeitet« hatte. Beide wurden zu einer Geldstrafe von je 500 Dollar und einer Bewährungsfrist von drei Jahren verurteilt.

Im November 1975 befand Kaliforniens *Board of Medical Examiners* den Arzt Dr. Steward M. Jones aus dem kalifornischen Palo Alto für schuldig, Krebspatienten mit Laetril behandelt zu haben. Wegen dieses Verstoßes erhielt er einen scharfen Verweis, ihm wurde mit Verlust seiner Zulassung als Arzt gedroht, falls er die Behandlungen fortsetzte. Man setzte ihm eine Bewährungsfrist von zwei Jahren. Fünf Monate später wurde er verhaftet, als staatliche Vertreter sein Büro durchsuchten und dabei ein Fläschchen und zehn Tabletten Laetril fanden.

Am 16. Dezember 1975 wurde der Arzt Dr. James Privitera vom San Diego *Superior Court* (Kammergericht) wegen angeblicher Verschwörung zur Verwendung von Laetril bei der Krebsbehandlung verurteilt. Das Urteil lautete auf sechs Monate Gefängnis mit einer Bewährungsfrist von fünf Jahren.

Am 22. März 1976 befand ein Gericht in Arizona den Arzt Dr. Seymour Weisman für schuldig, illegal Laetril transportiert zu haben. Das Urteil lautete auf drei Monate Haft in einem Bundesgefängnis.

Dr. John Richardson aus Albany in Kalifornien hat wahrscheinlich mehr juristische Schikanen vonseiten des Staates erlebt als irgendein anderer Arzt. Ihm wurde die Zulassung entzogen, er wurde verhaftet und zweimal ins Gefängnis geworfen. Viermal wurde ihm wegen der Verwendung von Laetril der Prozess gemacht. Er hat über sechs Monate im Gerichtssaal verbracht, wo er sich stets selbst verteidigte. Beim vierten Prozess wurde schließlich ein Schuldspruch gegen ihn erwirkt, aber er hat Berufung dagegen eingelegt und der Kampf geht weiter. Wie das Ergebnis auch immer aussehen mag, die Bürokratie verfügt über unbegrenzte finanzielle Mittel und wird nicht aufhören, ihn auf juristischem Wege zu stoppen, ihn finanziell zu erschöpfen und seinen Ruf als Arzt durch Negativwerbung zu ruinieren.

Für einen normalen Beobachter sind diese Berichte über Schikanierungsmaßnahmen der FDA nicht verständlich. Viele tausend Amerikaner haben dagegen protestiert, aber die zuständigen Landes- und Bundesbehörden haben darauf nur die Antwort parat, sie schützten den Verbraucher vor »Quacksalberei«.

Die Gesetze und behördlichen Bestimmungen, die die Verwendung von Laetril untersagen, werden gegenüber der Öffentlichkeit (und den Geschworenen) mit zwei Annahmen gerechtfertigt. Zum einen wird behauptet, Laetril sei vollkommen nutzlos oder es gebe bestenfalls »keinen Beweis« für seine Wirksamkeit. Die Fallgeschichten, die den Großteil dieses Buches ausmachen, zeigen jedoch eindringlich, dass diese Behauptung falsch ist. Das zweite Argument gegen Laetril ist jedoch noch wichtiger, denn darauf beruhen derartige Gesetze. Dieses Argument besagt, die orthodoxen Behandlungsmethoden – Operation, Bestrahlung und Chemotherapie – seien »bewiesene Behandlungsmethoden«, die dem Patienten exzellente Heilungschancen böten, vorausgesetzt, sie würden früh genug eingeleitet. Wenn diese Behauptung also zutreffend ist, wie uns die Verfechter der entsprechenden Therapien immer wieder versichern, dann muss die leichtgläubige Öffentlichkeit einfach daran gehindert werden, sich Zugang zu Laetril zu verschaffen. Und zwar nicht, weil es unwirksam oder seine Wirksamkeit nicht bewiesen ist, sondern weil der Patient sonst die angeblich wirklich wirksamen und »bewiesenen« Heilmethoden der orthodoxen Medizin nicht erhält.

Das ist das Thema des Buches *Unproven Methods of Cancer Management* (zu Deutsch: *Unbewiesene Methoden der Krebsbehandlung*) der Amerikanischen Krebsgesellschaft. Dort heißt es:

»Leider brechen viele Patienten mit einer heilbaren Krebserkrankung die Behandlung bei einem kompetenten Arzt ab und lassen sich so lange mit einer unwirksamen und unbewiesenen Methode behandeln, bis die anerkannten Methoden nicht mehr wirken.«[25]

Paragraf 10400.1 des kalifornischen »Health and Safety Code« (Gesundheits- und Sicherheitskodex) hat diese Einstellung wie folgt gesetzlich festgeschrieben:

»... der Gebrauch von [Laetril] bei einem Frühstadium einer Krebserkrankung zuungunsten einer konventionellen Therapie mit anerkannten modernen Behandlungsmethoden (Operation oder Bestrahlung) würde dadurch möglicherweise so lange verzögert, bis es zu einer Metastasierung gekommen und der Krebs nicht mehr behandelbar wäre.«

In einer Broschüre der Amerikanischen Krebsgesellschaft wird gefragt: »Warum soll man keine unbewiesene Methode anwenden, wenn sie nachweislich ungefährlich ist?« Dann folgt umgehend die Antwort:

»Weil Zeit der Verbündete des Krebses ist. Die Zeit, die man mit wertlosen und unbewiesenen Heilmethoden verschwendet, könnte es unmöglich machen, dass ein Patient mit einer erprobten Methode behandelt wird, so lange der Krebs noch behandelbar ist.«

Als Antwort auf diese Erklärung habe ich an die Zentrale der Amerikanischen Krebsgesellschaft geschrieben und meine Verwunderung darüber zum Ausdruck gebracht, dass es angeblich eine Krebsbehandlung gab, die so erfolgreich war, dass man sie als »erprobte Heilmethode« bezeichnen konnte. Ich erhielt die folgende Antwort:

»Haben Sie herzlichen Dank für ihre Mitteilung. Es *gibt* erprobte Heilmethoden, *wenn* der Krebs rechtzeitig erkannt wird – Operation und/oder Bestrahlung und zunehmend gewinnt auch die Chemotherapie an Bedeutung.«[26]

Das ist also die eindeutige Position der orthodoxen Medizin. In diesem Kapitel wollen wir diese sogenannten erprobten und bewiesenen Heilmethoden genauer unter die Lupe nehmen und zeigen, dass die Behauptung der Schulmedizin nach der wissenschaftlichen Erfahrung nicht haltbar ist.

Spätestens seit der Zeit der alten Ägypter ist die Chirurgie die Hauptbehandlungsmethode bei einem Krebsleiden. Von Celsus sind exzellente Beschreibungen einer Operation von Tumoren an der Lippe erhalten. Leonides im zweiten und Guy de Chauliac im 14. Jahrhundert haben viele unterschiedliche Krebsoperationen beschrieben. Von Hildanus aus dem 16. Jahrhundert stammt die erste Beschreibung der Dissektion der Achselhöhle bei Brustkrebs. Die erste Radikaloperation bei Brustkrebs wurde von Halstead im Jahr 1891 beschrieben, und im Prinzip wird sein Vorgehen noch heute angewandt.

In vielen Fällen kann die Krebschirurgie eine lebensrettende Notlösung darstellen – insbesondere dann, wenn der Darmdurchgang blockiert ist und Adhäsionen gelöst werden müssen, um zu vermeiden, dass sekundäre Komplikationen zum Tod des Patienten führen. Die Operation hat auch den psychologischen Vorteil, dass der Krebs sichtbar entfernt wird, und in dieser Hinsicht bietet sie für den Patienten und seine Familie vorübergehend Trost und Hoffnung. Eine Operation ist aber nur in dem Maße nützlich, wie der Tumor *nicht* bösartig ist. Je höher die Anzahl der Krebszellen im Tumor ist, desto weniger wahrscheinlich ist es, dass die Operation helfen wird. Im Allgemeinen gelten die bösartigsten Tumoren allesamt als inoperabel.

Eines der Hauptprobleme bei der Krebschirurgie liegt darin, dass das Einschneiden in einen Tumor – selbst bei einer Biopsie – normalerweise dazu führt, dass sich der Krebs auf andere Körperteile ausbreitet. Diese düstere Wahrheit enthalten die meisten Ärzte ihren Patienten vor, wenn sie eine Biopsie empfehlen. In dem (gemeinsam von der medizinischen Abteilung der *University of Rochester* und der Amerikanischen Krebsgesellschaft herausgegebenen) Buch *Clinical Oncology for Medical Students and Physicians* (zu Deutsch: *Klinische Onkologie für Medizinstudenten und Ärzte*) heißt es, man solle es sogar vermeiden, einen Tumor zu massieren:

»Die Massage eines Tumors führt dazu, dass viel mehr Krebszellen in der Blutbahn zirkulieren ... Versuchsergebnisse deuten auch darauf hin, dass das chirurgische Operationstrauma den natürlichen Widerstand des betroffenen Organismus' gegen die Bildung von Metastasen schwächt ...

Gelegentlich wird die Nadelbiopsie eingesetzt, [aber] ... in einer Nadelspur können sich Zellnester ansiedeln, die die Grundlage für eine spätere erneute Ausdehnung bilden.

Eine Inzisionsbiopsie bestimmter hochgradig bösartiger Tumoren könnte durch ihr offenes Operationsfeld aufgrund des Risikos der Ausbreitung des Tumors auf das gesamte Operationsfeld kontraindiziert sein.«[27]

Auf den Seiten der *Annuals of the New York Academy of Sciences* sprach Dr. Warren Cole eine Wahrheit aus, die zwar in der medizinischen Fachwelt, nicht jedoch in der allgemeinen Öffentlichkeit bekannt ist. Im Zusammenhang einer Reihe von chirurgischen Eingriffen schrieb er:

»Bei zehn unserer Patienten hatte ein Chirurg erfolglos versucht, den Tumor zu entfernen ... *Alle Chirurgen wissen, dass ein Tumor nach diesem Verfahren oft deutlich schneller wächst* ...

Obwohl den meisten Spontanremissionen in unserer Monografie gemeinsam war, dass der Primärherd [Tumor] exzidiert [entfernt] wurde, kann ich dem nicht viel Bedeutung beimessen, denn nach der Exzision des Primärherds *entwickelt sich oft eine Metastasierung [Verbreitung des Krebses].*«[28] [Hervorhebung durch den Autor – G. Edward Griffin]

Angesichts der zahlreichen Probleme und Gefahren bei der Krebschirurgie fragt man sich vielleicht, warum die Ärzte diese Behandlungsart empfehlen. Wie zu erwarten lautet die Antwort, ein Patient habe trotz aller Risiken *mit* einer Operation höhere Überlebenschancen als *ohne*. Die Fakten sprechen jedoch eine andere und nicht so beruhigende Sprache. Allmählich dämmert es selbst vielen der besten Chirurgen der Welt, dass die Menschen, die sich einer Operation unterziehen, im Durchschnitt keine größeren Überlebenschancen haben, als diejenigen, die sich nicht operieren lassen. Werfen wir einen Blick in die Unterlagen.

Die erste statistische Analyse dieser Frage wurde 1844 von Dr. Leroy d'Etoilles erstellt und von der Französischen Akademie der Wissenschaften veröffentlicht. Es ist die bis heute umfangreichste je veröffentlichte Studie ihrer Art. Über einen Zeitraum von 30 Jahren steuerten 174 Ärzte die Fallberichte von 2781 Patienten bei. Die durchschnittliche Überlebenszeit nach einer Operation betrug nur ein Jahr und fünf Monate – nicht viel anders als der heutige Durchschnitt.

Dr. d'Etoilles unterteilte seine Statistiken danach, ob sich der Patient einer Operation oder einer Verätzung unterzog, oder ob er eine solche Behandlung ablehnte. Seine Ergebnisse waren bestürzend:

»Alles in allem verlängerten Operation oder Verätzung die Lebenszeit bei Männern zwei und bei Frauen sechs Monate. Aber das bezog sich nur auf die ersten Jahre nach einer ersten Diagnose. Später lagen die Überlebenschancen bei den Patienten, die eine Behandlung abgelehnt hatten, ungefähr 50 Prozent höher.«[29]

Natürlich liegt das Jahr 1844 schon lange zurück. Aber Studien der jüngsten Zeit haben praktisch alle zu den gleichen Ergebnissen geführt. So war es beispielsweise lange Zeit gängige Praxis, dass Patientinnen, die an Brustkrebs erkrankt waren, nicht nur der Tumor, sondern die gesamte Brust und die Lymphknoten entfernt wurden. In jüngster Zeit hat man oft nachträglich auch noch die Eierstöcke entfernt. Im Jahre 1961 begann eine umfangreiche Studie, mit der untersucht werden sollte, ob sich all diese zusätzlichen Operationen überhaupt lohnten. Diese Studie wurde mittels eines zusätzlichen nationalen Behandlungsangebotes bei Brustkrebs, dem sogenannten *National Adjuvant Breast Project*, realisiert. Nach siebeneinhalb Jahren statistischer Auswertung waren die Ergebnisse eindeutig: Es gab bei den überlebenden Patienten *keinen* signifikanten Unterschied zwischen denen, bei denen kleinere Operationen durchgeführt wurden und denen, die radikal operiert worden waren.[30] Diese Erkenntnisse fanden 1969 weite Verbreitung in medizinischen Fachzeitschriften. Trotzdem führt bis heute jedes Krankenhaus in den Vereinigten Staaten von Amerika jeden Tag radikale Brustoperationen durch – mit voller Unterstützung der Konsens-Medizin.

Krebsstatistiken können außerordentlich irreführend sein, wie wir gleich zeigen werden. Betrachten wir trotzdem, was uns diese Statistiken über die Überlebenschancen nach einer Operation verraten. Zwei der häufigsten Krebsarten, die operativ behandelt werden, sind Lungen- und Brustkrebs. Nach Angaben der neueren medizinischen Literatur überleben nur 16 Prozent der Patienten langfristig nach einer Brustoperation. Im Fall von Leberkrebs liegt der Wert bei zwölf Prozent, bei Lungenkrebs bei zehn und beim Bauchspeicheldrüsenkrebs bei vier Prozent.[31]

So gering diese Prozentzahlen auf den ersten Blick auch sein mögen: Im Vergleich mit der Überlebenserwartung bei Krebsarten mit einer außergewöhnlichen Lage des Tumors sind sie aber ziemlich hoch.

Wenn wir uns Krebserkrankungen mit Sekundärmetastasen zuwenden, dann stehen die Chancen praktisch bei Null – ob mit Operation oder ohne. Dr. Johnstone hat die Sachlage im *California Medical Digest* zusammengefasst:

»Bei einem Patienten, der bei der Erstuntersuchung klinisch erkennbare Metastasen aufweist, ist die Prognose praktisch hoffnungslos. Das Gleiche gilt für Patienten, bei denen sich anscheinend zunächst keine Metastasen finden, die bei einer Nachfolgeuntersuchung aber Fernmetastasen aufweisen.«[32]

Es ist deshalb objektiv festzustellen, dass statistisch das langfristige Überleben nach einer Operation im Durchschnitt *bestenfalls* bei nur zehn bis fünfzehn Prozent liegt. Wenn der Krebs bereits an einer anderen Stelle im Körper Metastasen gebildet hat, ist eine Operation für das Überleben praktisch *völlig wertlos*. Der Grund dafür ist, dass bei einer Operation, wie bei den anderen Therapieformen der orthodoxen Medizin auch, lediglich der Tumor entfernt wird. Die Ursache wird nicht beseitigt.

Röntgenstrahlen wurden nachweislich 1899 zum ersten Mal in der Krebsbehandlung eingesetzt. Das erste in die Vereinigten Staaten gebrachte Radium wurde 1903 der New Yorker Akademie für Medizin übergeben. Die Entwicklung eines Gerätes zur Kobaltbestrahlung und des Protonenbeschleunigers ist vergleichsweise jüngeren Datums, aber die Gründe für ihren Einsatz sind im Wesentlichen dieselben wie bei der Operation. Das Ziel ist die Entfernung des Tumors; in diesem Fall wird er nur nicht herausgeschnitten, sondern herausgebrannt.

Tumoren sind in der Regel eine Mischung von Krebszellen und normalen Zellen. Die düstere Wahrheit bei der Strahlentherapie besteht darin, dass gesunde Zellen normalerweise durch Strahlen leichter geschädigt werden als Krebszellen. Das Ergebnis ist, dass der Tumor zwar kleiner wird, aber eben deshalb, weil der krebsfreie Anteil schrumpft. Der verbleibende Teil des Tumors ist vielleicht kleiner, aber die Konzentration bösartiger Anteile ist höher.

Dr. John Richardson hat das Phänomen folgendermaßen erklärt:

»Bestrahlung und/oder radiomimetische Toxine verkleinern die tastbare, starke oder messbare Tumorbildung. Häufig liegt diese Verkleinerung bei 75 Prozent oder mehr der Wachstumsmasse.

Beispielsweise schmilzt ein gutartiges Gebärmuttermyom normalerweise unter der Bestrahlung wie Schnee in der Sonne. Enthält ein solcher Tumor aber Neoplasmazellen, so überleben diese. Die Größe des Tumors wird auf diese Weise vielleicht um 90 Prozent verkleinert, aber die relative Konzentration eindeutiger Neoplasmazellen steigt dadurch um 90 Prozent.

Wie jeder erfahrene Klinikarzt weiß – oder zumindest wissen sollte –, verbessert sich das Allgemeinbefinden eines Patienten nach einer Bestrahlung oder Chemotherapie des Gesamttumors nicht wesentlich. Im Gegenteil: Oft beobachtet man einen massiven oder fulminanten Anstieg der Bösartigkeit der Gewebeveränderung. Das zeigt sich in der Ausbildung diffuser Metastasen und einer schnellen Verschlechterung des Allgemeinzustandes, dem bald der Tod folgt.«[33]

Also sehen wir, dass die Strahlenbehandlung mit denselben Einschränkungen und Nachteilen geschlagen ist wie die Operation – einschließlich der Tatsache, dass sie die Wahrscheinlichkeit erhöht, dass sich der Krebs in anderen Körperteilen entwickelt!

Ja, diese Tatsache steht fest: Wer im Übermaß einer radioaktiven Strahlung ausgesetzt ist, bei dem entwickelt sich leichter eine Krebserkrankung. In der *Encyclopedia Britannica* heißt es dazu:

»Energie aus den ultravioletten Strahlen des Sonnenlichts und ionisierende Strahlung aus Röntgenstrahlen, Radium und anderem radioaktivem Material, das in der Industrie verwendet wird, aber auch in der Natur vorkommt, führt zu verschiedenen Krebserkrankungen. Bei den Pionieren der Radium- und Röntgenstrahlung traten Hautkrebsarten auf. Selbst heute entwickelt sich bei Radiologen und anderen, die hohen Gesamtdosen ionisierender Strahlen ausgesetzt sind, mit einer höheren Wahrscheinlichkeit eine Leukämie als bei Personen, wo dies nicht der Fall ist. Bei Bergleuten im Uranbergbau beobachtet man ein überdurchschnittlich hohes Auftreten von Lungenkrebs.«[34]

Das *Textbook of Medical-Surgical Nursing*, ein Standardwerk für examinierte Krankenschwestern, hebt diesen Punkt besonders hervor:

»Dieser Bereich ist für die öffentliche Gesundheitsvorsorge von ganz besonderer Bedeutung, denn sehr viele Menschen sind möglicherweise über einen langen Zeitraum hinweg geringen Strahlendosen ausgesetzt. Das klassische Beispiel dafür sind die Frauen, die

Anfang der 1920er-Jahre die Zifferblätter von Armband- und Wanduhren mit (radiumhaltiger) Leuchtfarbe beschrifteten. Die karzinogene Wirkung des Radiums führte Jahre später zur Bildung von Knochensarkomen. In ähnlicher Weise tritt Leukämie bei Radiologen häufiger auf als bei anderen Ärzten. Ein weiteres Beispiel sind die Überlebenden von Hiroshima, bei denen sich die Wirkung niedriger Strahlendosen zeigt ...

Zu den schwersten Spätfolgen der Strahlenschäden gehört die erhöhte Anfälligkeit für eine bösartige Metaplasie und die Entwicklung von Krebs an der Stelle der früheren Bestrahlung. Diese Verbindung wird durch das vermehrte Auftreten von Haut-, Knochen- und Lungenkrebs selbst noch 20 Jahre, nachdem die betreffende Stelle bestrahlt worden ist, bestätigt.

Weitere Hinweise liefern das relativ häufige Auftreten eines Schilddrüsenkarzinoms sieben Jahre oder später nach einer niedrig dosierten Bestrahlung der Schilddrüse in der Kindheit und das gehäufte Auftreten von Leukämie nach einer Bestrahlung des ganzen Körpers, unabhängig vom Alter.«[35]

1971 berichtete ein von Dr. Robert W. Gibson geleitetes Forscherteam von der *University of Buffalo*, dass weniger als ein Dutzend Routine-Röntgenaufnahmen desselben Körperteils das Leukämierisiko um mindestens 60 Prozent erhöhen.[36] Andere Wissenschaftler haben aus wachsender Besorgnis darüber, dass die Amerikaner geradezu vernarrt in Röntgenstrahlen sind, dazu aufgerufen, diesen Wahnsinn zu beenden. Sie haben sogar gefordert, die mobilen Röntgenwagen, in denen Reihenuntersuchungen der Lunge auf Tuberkulose durchgeführt werden, aus dem Verkehr zu ziehen.[37]

Dr. Erwin Bross, der Direktor für Biostatistik beim *Roswell Park Memorial Institute of Cancer Research*, hat verlangt, das landesweite Röntgenuntersuchungsprogramm zur Entdeckung von Brustkrebs auszusetzen. Er behauptet, die Amerikanische Krebsgesellschaft und das Nationale Krebsinstitut (*National Cancer Institute*, NCI) hätten die Einwände der Wissenschaftler ignoriert und das Programm eingeführt, um sich öffentliche Fördergelder für dieses

Screening in Höhe von 54 Millionen Dollar zu sichern. Dr. Bross hat gewarnt, das Screening-Programm verursache weit mehr Krebserkrankungen als es entdecke:

»Auf jede Frau, die möglicherweise durch die Früherkennung geheilt wird, kommen vier oder fünf neue Krebserkrankungen, die durch diese Röntgenstrahlen verursacht werden ... Meiner Ansicht nach ist diese Sache so ernst, dass das NCI gut beraten wäre, das für zukünftige Screening-Programme bewilligte Geld in einen Fonds einzuzahlen, aus dem die Opfer des Programms entschädigt werden, bei denen sich in zehn bis 15 Jahren eine Krebsgeschwulst entwickelt.«[38]

Man darf nicht vergessen, dass diese bei Routineuntersuchungen zu Diagnosezwecken verwendete Strahlendosis relativ milde ist im Vergleich zu der intensiven »therapeutischen« Bestrahlung, der der Körper von Krebspatienten ausgesetzt wird.

Da Röntgenstrahlen Krebs *verursachen*, nicht *heilen*, überrascht es nicht, dass die Erfolgsrate der Strahlentherapie noch immer ziemlich niedrig ist. Im Rahmen des im Zusammenhang mit der operativen Behandlung bereits erwähnten *National Adjuvant Breast Project* wurden ebenfalls Studien über die Wirkung der Bestrahlung durchgeführt. Hier eine Zusammenfassung der Ergebnisse:

»Nach vorhandenem Datenmaterial bringt die postoperative Bestrahlung für die damit behandelten Patientinnen keinen erkennbaren Nutzen, wenn es darum geht, den Anteil der Patientinnen zu erhöhen, die fünf Jahre nach der Erkrankung krebsfrei sind.«[39]

Die Strahlentherapie hat sehr viele negative Nebenwirkungen. Wer einmal das grotesk entstellte Gesicht eines Patienten gesehen hat – den Verlust der Nase oder des Kiefers sowie die Narben, die das verbleibende Gebiet bedecken –, der wird diesen Anblick niemals vergessen. Innere Verwachsungen oder die Zerstörung von Muskeln und Nerven führen zu einer hoffnungslosen Verkrüppelung des Patienten und zu starken Schmerzen. Die Zahl der weißen Blutkörperchen des Patienten sinkt, sodass seine Anfälligkeit für Infektionen und andere Erkrankungen steigt.[40] Schon eine einfache Erkältung kann zum Tod durch eine Lungenentzündung führen. Dr. Richardson hat es so formuliert: »Es ist das Kobalt, das zum Tode führt, nicht der Krebs.«

Radiologen sprechen in der Öffentlichkeit nur selten über ihre hohe Versagerquote. Täten sie es doch, dann kämen wohl nur noch wenige Patienten in ihre Praxis, um Schmerzen und Entstellungen zu erdulden. Wenn man also der Wahrheit näher kommen will, dann muss man die Fachzeitschriften lesen, in denen sich die Radiologen mit ihren Berufskollegen austauschen. Hier sind nur einige wenige Beispiele. Dr. William Powers, Direktor der Abteilung für Strahlentherapie an der *Washington University School Medicine*, hat erklärt:

»Obwohl seit Jahrzehnten die präoperative und postoperative Strahlentherapie in großem Umfang durchgeführt wird, lässt sich ein eindeutiger klinischer Nutzen dieser kombinierten Behandlung noch immer nicht erbringen.«[41]

Dr. Phillip Rubin, Chef der Abteilung für Strahlentherapie an der *University of Rochester Medical School*, sagt:

»Die klinischen Beweise und statistischen Daten zahlreicher Untersuchungen werden zitiert, um zu belegen, dass die zusätzlich [zu anderen Maßnahmen] vorgenommene Bestrahlung nicht zu einem Anstieg der Überlebensrate geführt hat.«[42]

Dr. Vera Peters, Radiologin am *Princess Margret Hospital* im kanadischen Toronto, meint:

»... Es hat in den vergangenen 30 Jahren keine echte Verbesserung bei der erfolgreichen Behandlung der Krankheit gegeben.«[43]

Im *American Journal of Roentgenology* finden wir schließlich diese Sätze:

»In vielen Kreisen wird die Überlegenheit einer Kombinationstherapie als anerkanntes Dogma akzeptiert; eine erneute Prüfung dieser Strategie gilt als ketzerisch. Obwohl diese Position mit großer Zuversicht präsentiert wird, ist eine speziell der strahlentherapeutischen Komponente zuzuschreibende lebensrettende Wirkung bisher nicht erwiesen.«[44]

Angesichts dieser Fakten ist es tragisch und beklagenswert, dass so viele Menschen von einer Therapie für ihr Leben gezeichnet, entstellt oder verkrüppelt sind, die nach Angaben derer, die sie anwenden, »*nicht bewiesen*« ist. Wenn Gesetze gegen Quacksalberei tatsächlich erlassen werden, um die Öffentlichkeit vor unbewiesenen Heilmethoden zu schützen, dann freuen wir uns auf die Zeit, wenn die Amerikanische Krebsgesellschaft einen öffentlichen Kreuzzug gegen die Radiologie führt, wenn die FDA an allen Röntgengeräten ein Vorhängeschloss anbringen lässt, und wenn schließlich diejenigen, die heute behaupten, Bestrahlung sei eine Heilmethode gegen Krebs, endlich wegen Quacksalberei vor Gericht stehen.

Wenden wir uns nun der dritten »erprobten Heilmethode« der orthodoxen Medizin zu: der *Chemotherapie* – der Behandlung mit Medikamenten.

Medikamente wurden 1919 erstmals in der Krebstherapie angewendet; damals setzte man Stickstofflost bei der Behandlung von Leukämie ein. Hinter allen seither eingeführten chemotherapeutischen Medikamenten steht dieselbe Theorie. Bei diesen Medikamenten handelt es sich zumeist um starke Gifte, die dem Patienten in der Hoffnung verabreicht werden, dass die Krebszellen in seinem Körper früher daran zugrunde gehen als er selbst.

Das ist nicht übertrieben. Die Chemikalien werden ausgewählt, weil sie in der Lage sind, zwischen verschiedenen Zelltypen zu differenzieren und deshalb einige Zelltypen stärker vergiften können als andere. Leider können sie aber Krebszellen *nicht* von krebsfreien Zellen unterscheiden. Sie differenzieren vielmehr zwischen Zellen, die sehr schnell, und solchen, die langsam wachsen. Die Zielgruppen dieser Medikamente sind Zellen, die sich aktiv teilen. Demzufolge töten sie nicht nur die sich teilenden Krebszellen, sondern auch eine Vielzahl gesunder Zellen im ganzen Körper, die sich zu diesem Zeitpunkt gerade teilen.

Bei den Krebsarten, bei denen sich die Krebszellen schneller teilen als normale Zellen, sterben diese theoretisch früher als der Patient selbst. Im Falle einer Krebsgeschwulst, bei der sich die Zellen *genauso schnell* oder sogar langsamer teilen als normale Zellen, gibt es noch nicht einmal eine *theoretische* Erfolgsaussicht.

Auf jeden Fall ist die Vergiftung des Systems das alleinige Ziel dieser Medikamente, und mit dieser Behandlung einhergehende Schmerzen und Krankheiten sind oft eine größere Qual als die eigentliche Erkrankung. Die Giftstoffe greifen die Blutzellen im Prozess der Zellteilung an und führen zu einer Blutvergiftung. Es kommt zu Konvulsionen im Magen-Darm-Trakt mit heftigem Erbrechen, Durchfall, Appetitverlust, Krämpfen und fortschreitender Schwäche. Haarzellen sind schnell wachsende Zellen, deshalb fallen die Haare normalerweise während der Chemotherapie aus. Auch die Fortpflanzungsorgane werden betroffen, was zu Impotenz oder Sterilität führt. Das Gehirn wird ermüdet, es kommt zu starken Kopfschmerzen. Das Sehen und das Hören sind betroffen. Praktisch jede denkbare Funktion wird mit einer für den Patienten so quälenden Macht gestört, dass manche lieber sterben als die Behandlung fortzusetzen.

Es ist allgemein bekannt, dass der beste Schutz des Körpers vor Krebs ein gesundes und gut funktionierendes Immunsystem ist – also die weißen Blutkörperchen. In den *Annals of the New York Academy of Sciences* heißt es:

»Die Bedeutung des Immunsystems bei der Verteidigung gegen die neoplastische Erkrankung [Krebs] scheint bewiesen zu sein. Das häufige Auftreten von unterschiedlichen Krebserkrankungen bei Patienten mit Immunschwäche und bei Patienten, die eine immunsuppressive Therapie durchgemacht haben, insbesondere nach einer Nierentransplantation, stützt die Annahme, dass die Abwehr einer eindringenden bösartigen Erkrankung eine wichtige Funktion des Immunsystems ist ...«[45]

In jüngster Zeit gibt es zunehmende Hinweise darauf, dass die Onkogenese [die Schaffung neuer Krebszellen] kein ungewöhnliches Ereignis ist, sondern dass im Gegenteil die meisten Krebsgeschwülste vom Immunsystem zerstört werden, bevor sie sich zu einer klinisch erkennbaren Krankheit entwickeln.[46]

Laut Dr. Warren Cole, emeritierter Professor für Chirurgie am *University of Illinois College of Medicine*, ist die natürliche Widerstandskraft des Körpers selbst in den Fällen, wo sich ein Krebs bereits zu einer klinisch erkennbaren Krankheit entwickelt *hat*, noch immer der wichtigste medizinische Faktor – weit wichtiger als der Tumor selbst.[47]

Dessen eingedenk kehren wir zu den chemotherapeutischen Medikamenten zurück, die gegenwärtig von der orthodoxen Medizin anerkannt werden. Wir erkennen, dass die Nebenwirkung fast aller dieser Medikamente in der *Zerstörung des immunologischen Verteidigungsmechanismus des Patienten* liegt.[48]

Es sollte einleuchten: Wenn die wichtigsten Schutzmechanismen gegen den Krebs durch die Chemotherapie außer Gefecht gesetzt werden, dann *erzeugt* die Chemotherapie mehr Krebsgeschwüre als sie *heilt* – und genau das belegen die Krankenakten.

Der erste Beweis für diese Wirkung war ein deutlicher Anstieg der Fälle von Lungenkrebs bei Arbeitern, die im Zweiten Weltkrieg an der Produktion von Senfgas beteiligt waren.[49] Später wurde beobachtet, dass bei Patienten, die nach einer Nierentransplantation dasselbe Medikament zur Immunsuppression erhalten hatten, 50 Mal so häufig Krebs auftrat wie normal.[50] Bei neueren Versuchen, die im Auftrag des *National Cancer Institute* durchgeführt wurden, zeigte sich, dass alle derzeit gängigen Medikamente in der Kategorie »erprobtes und bewährtes Heilmittel« der *American Cancer Society* bei zuvor gesunden Versuchstieren Krebs hervorriefen![51] Eine weitere Studie beim *National Cancer Institute* ergab, dass Patienten nach einer intensiven Chemotherapie mit einer um 270 Prozent höheren Häufigkeit eine sekundäre Krebskrankheit entwickelten als Patienten ohne eine solche Therapie.[52]

Dr. Dean Burk beschrieb in seiner Amtszeit als Direktor der Abteilung Zytochemie beim *National Cancer Institute* in einem Brief an den Chef des NCI die folgende Beobachtung:

»Fast alle derzeit von der *Food and Drug Administration* für die Behandlung oder zu Testzwecken zugelassenen therapeutischen Wirkstoffe gegen Krebs sind 1) in der angewandten Dosierung hochgradig oder in unterschiedlichem Grade *toxisch* und haben 2) eine deutlich immunsuppressive Wirkung, schwächen also die natürliche Widerstandskraft des Patienten gegen verschiedene

Krankheiten, darunter auch Krebs, und sind 3) karzinogen [krebsverursachend] ... Ich behaupte, dass ein Programm und eine Serie von FDA-zugelassenen Komponenten, die eine ›Wirksamkeit‹ von lediglich fünf bis zehn Prozent aufweisen, schwerlich als ›exzellent‹ bezeichnet werden können, umso mehr, da sie das Gesamtergebnis unserer gemeinsamen 30-jährigen Forschungen auf dem Gebiet der Krebstherapie darstellen.«[53]

Dr. Saul Rosenberg, außerordentlicher Professor der Medizin und Radiologie an der *Stanford University School of Medicine*, sagt:

»Lohnende Palliation [zeitweise Linderung der Symptome] wird bei vielen Patienten erreicht. Doch wird es unweigerlich durch eine Resistenz oder eine Unverträglichkeit gegen das eingesetzte Medikament zu einem Rückfall des bösartigen Lymphoms kommen, und die Krankheit wird wieder ausbrechen. Dann ist eine Änderung des Chemotherapieprogramms erforderlich; schließlich wird man den Krankheitsprozess nicht eindämmen können.«[54]

Im *Textbook of Medical-Surgical Nursing* heißt es unverblümt: »Bis heute gibt es keine Medikamente, die bösartige Tumoren heilen.«[55] Dr. Robert Sullivan von der *Lahey Clinic Foundation* unterstützt diese Aussage: »Bisher hat man keinen chemischen Wirkstoff entwickelt, der in der Lage ist, eine allgemeine heilende Wirkung bei verbreiteten Krebsarten zu entfalten.«[56] In den *Annals of the New York Academy of Sciences* heißt es schließlich: »Eine Heilung durch chemotherapeutische Wirkstoffe gilt als nicht begründet.«[57] Und trotz dieser wissenschaftlichen Beweise für die Unwirksamkeit versichern die Sprecher für die orthodoxe Medizin der arglosen Öffentlichkeit noch immer, die Chemotherapie gehöre zu den »erprobten und bewährten Heilmethoden«.

Von Dr. James Watson, der für seine Arbeit über die Struktur des DNS-Moleküls den Nobelpreis erhielt, stammt die folgende Aussage:

»Die amerikanische Öffentlichkeit wird über den Krebs immer noch arglistig getäuscht. Man erzählt ihr zwar etwas über Methoden der Krebsheilung, die Heilungsrate ist jedoch nur um etwa ein Prozent gestiegen. Die Krebsstatistik ist noch immer so düster wie eh und je. Die heute vom *National Cancer Institute* veröffentlichten Presseerklärungen sind etwa so ehrlich wie die vom Pentagon.«[58]

Jährlich werden in den Vereinigten Staaten 650 000 neue Krebsfälle gemeldet. Derzeit werden etwa eine Million Amerikaner mit den Methoden der orthodoxen Medizin behandelt. Etwa die Hälfte dieser Patienten wird noch vor Jahresende, 85 Prozent im Verlauf der nächsten fünf Jahre sterben.[59] Von den Patienten, bei denen bereits eine Metastasierung vorliegt, wird nur ein Prozent – das ist einer unter Hundert – überleben.[60]

Dr. Hardin B. Jones, Professor für medizinische Physik und Physiologie an der *University of California* in Berkeley, ist eine anerkannte Autorität auf dem Gebiet der Krebs-Demografie. Er war 1969 eingeladen, vor der *American Cancer Society* eine Rede zu halten. Er wies eingangs darauf hin, dass es meistens einen großen Unterschied gibt zwischen den veröffentlichten Statistiken, die eine *hohe* Erfolgsrate zeigen, und den tatsächlichen Ergebnissen der praktizierenden Ärzte, die normalerweise nur eine sehr *geringe* Erfolgsrate erleben. Er erklärte diese Tatsache mit verschiedenen Faktoren, die zu statistischer Voreingenommenheit und Irrtum führen.

Ein solcher Irrtum entsteht, weil in den tabellarischen Aufstellungen zunehmend auch leicht zu behandelnde Hautkrebserkrankungen auftauchen (die man vorher nicht erfasst hatte) sowie eine Reihe von Erkrankungen, die möglicherweise kein Krebs waren. Dr. Jones:

»Seit 1940 sind aufgrund einer Neudefinition der Begriffe zahlreiche fragwürdige Grade von Bösartigkeit als Krebs eingestuft worden. Danach stieg der Anteil der ›Krebs‹-Heilungen, die eine ›normale‹ Lebenserwartung versprachen, sehr schnell an. Dies entsprach dem Anteil der inbegriffenen fragwürdigen Diagnosen.«[61]

Die Ärzte-Zeitschrift *Private Practice* behandelte dieses Thema in ihrer Mai-Ausgabe 1975. Sie zitierte einen prominenten Krebsstatistiker mit den Worten: »Ich wäre nicht überrascht, wenn (Ärzte) viele Fälle von Leukämie ›heilten‹, die es nie gegeben hat.«[62]

Wir erinnern uns, dass zu den Nebenwirkungen der Strahlentherapie und der Krebstherapie die Unterdrückung oder Beinahe-

Zerstörung der Immunabwehr des Patienten gegen Infektionen und andere Erkrankungen gehört. Schon eine einfache Erkältung führt häufig zum Tod durch Lungenentzündung – und *die* wird dann in der Sterbeurkunde als Todesursache genannt, nicht der Krebs. Zählte man auch diese Patienten zu den Krebstoten, dann sähe die Statistik ganz anders aus.

Zurück zur Konferenz der *American Cancer Society*. Dr. Jones wandte sich dem Vergleich der Überlebensrate zwischen Patienten, die orthodox behandelt wurden und denen, die in überhaupt keine Behandlung einwilligten, zu. Er betonte, dass die veröffentlichten Statistiken in dieser Frage hochgradig unzuverlässig sind, weil die Gruppe der »Behandelten« in unfairer Weise bevorzugt wird. Er sagte:

»Alle veröffentlichten Studien greifen Fälle zu Beginn der Erkrankung auf und verfolgen sie bis zum Tod oder bis zum Ende des Studienzeitraums. Wenn die untersuchten Personen in der Gruppe der Unbehandelten oder der Zentralgruppe *irgendwann* im Verlauf der Studie sterben, dann werden sie als Tote in der Kontrollgruppe gezählt. Bei der Gruppe der Behandelten hingegen werden Todesfälle, die sich vor dem Abschluss der Behandlung ereignen, von den Daten nicht erfasst, denn dann erfüllen die Patienten nicht die Kriterien, die in der Definition des Begriffs ›behandelt‹ festgelegt sind. Je länger es bis zum Abschluss der Behandlung dauert, wie beispielsweise bei einer Mehrschritt-Therapie, desto schlimmer der Irrtum …

Bei den Vergleichen ist man davon ausgegangen, dass die behandelten und die unbehandelten Fälle voneinander unabhängig seien. Diese Annahme ist aber falsch. Zunächst gehören alle Fälle zu der Kategorie unbehandelt. Im Laufe der Zeit werden einige Patienten behandelt und die Wahrscheinlichkeit einer Behandlung nimmt mit dem zeitlichen Abstand zum Ausbrechen der Krankheit zu. Somit gelangen die Patienten, bei denen der Prozess der Neoplasmabildung langsam verläuft, mit einer höheren Wahrscheinlichkeit in die Kategorie der ›behandelten‹ Fälle. Aus demselben Grund ist aber bei diesen Patienten die Überlebensdauer höher, ob sie nun behandelt werden oder nicht. Wenn Statistiken über die Lebenszeit wirklich repräsentativ für unbehandelte Patienten sein sollen, dann müssen sie dahingehend angepasst werden, dass die langlebigeren Fälle eher den ›Behandelten‹ als weiterhin den ›bis zum Tode Unbehandelten‹ zugerechnet werden.

Wenn das in der Statistik berücksichtigt wird, dann scheint die Lebenserwartung der unbehandelten Krebsfälle größer zu sein als die der behandelten.«[63] [Hervorhebung durch den Autor – G. Edward Griffin]

Man muss sich daran erinnern, dass Dr. Jones vor den Teilnehmern einer offiziellen bundesweiten Konferenz der *American Cancer Society* sprach, einer Organisation, die jedes Jahr tonnenweise Literatur veröffentlicht, die genau die irreführenden Statistiken enthält, von denen er redete. Er wusste, dass das, was er sagte, nicht gut ankommen würde und formulierte seine Schlussfolgerung deshalb so behutsam wie möglich. Einige Jahre später wurde er bei einem Presseinterview deutlicher:

»Sehen Sie, es ist nicht der Krebs, der das Opfer umbringt. Es ist der Zusammenbruch der Schutzmechanismen, der schließlich zum Tode führt. Bei jedem Krebspatienten, der sich physisch fit hält und etwas für seine Gesundheit tut, um seine Abwehrkräfte zu stärken, findet der Körper mit hoher Wahrscheinlichkeit seine eigene Verteidigung gegen den Krebs. Dem Patienten bleiben dann noch viele Jahre bei guter Gesundheit. Er sollte sie nicht dadurch vergeuden, dass er sich durch einen radikalen medizinischen Eingriff, der null Chance auf eine Verlängerung seines Lebens bietet, zum Invaliden machen lässt.«[64]

Wenn es stimmt, dass orthodoxe Therapien den Krebs nicht eindämmen, warum ist dann die »Früherkennung« so wichtig? Die Antwort? Sie ist es nicht. Tatsächlich ist sogar das Gegenteil wahr. Je früher eine orthodoxe Therapie beginnt, desto früher wird der Patient lebenszerstörenden Kräften ausgesetzt, die seine Überlebenschancen schmälern.

Nach Ansicht des *British Medical Journal* erhält man statistische Angaben, die den Wert der Früherkennung belegen, nur durch eine »rigide Auswahl biologisch günstiger Fälle«.[65]

Und das lässt sich ziemlich leicht bewerkstelligen. Die großen Krebskliniken nehmen im Allgemeinen nur die Patienten auf, die ihrer Meinung nach die besten Überlebenschancen haben. Also landen auch nur die besten biologisch ausgewählten Fälle in ihrer Statistik. Ein Spezialist erklärte gegenüber der Zeitschrift *Private Practice*: »Klinische Forscher behandeln nicht gern sterbende Patienten und die armen Risikofälle werden zum Sterben anderswohin geschickt.«[66]

Dr. Jones formulierte dies Problem folgendermaßen:

»Es ist vollkommen unsinnig zu behaupten, die Überlebenschancen eines Patienten stiegen, wenn man die Krebssymptome nur früh genug erkenne. Kein einziger medizinischer Forscher und keine einzige Studie haben dies je bewiesen ...

Meine Studien haben durchgängig zu dem Ergebnis geführt, dass *unbehandelte Krebsopfer tatsächlich bis zu vier Mal länger leben als behandelte*.« [Hervorhebung durch den Autor – G. Edward Griffin]

Das ist also der gegenwärtige Zustand der orthodoxen Krebstherapie. Eine Operation ist hauptsächlich als Notlösung sinnvoll und verbreitet die Krankheit oft genug auf andere Teile des Körpers. Die Bestrahlung schwächt den natürlichen Widerstand des Patienten gegen alle Krankheiten, den Krebs eingeschlossen; sie führt tatsächlich bei ansonsten gesunden Menschen zum Krebs. Radiologen geben unverhohlen zu, dass der Wert ihrer Behandlung *nicht* bewiesen ist. Die Chemotherapie ist oft noch schlimmer und bringt den Patienten schneller um als der Krebs selbst. Bereinigt man die veröffentlichten Statistiken von diesen Irrtümern, dann erkennt man, dass die Patienten, die überhaupt nicht behandelt werden, bis zu vier Mal länger leben, als diejenigen, die in eine dieser sogenannten erprobten und bewährten Behandlungsmethoden eingewilligt haben.

Die nun folgenden Statistiken stammen vom *National Cancer Institute*, der *American Cancer Society* und aus den klinischen Unterlagen der Ärzte, die bei der Behandlung ihrer Patienten Laetril verwendet haben. Sie unterscheiden sich, abhängig vom Alter des Patienten, des Geschlechts, von der Lokalisierung des Krebses und dem Grad der Bösartigkeit, erheblich voneinander. Dementsprechend sind die angegebenen Zahlen Durchschnittswerte *aller* Arten und *aller* Gruppen zusammen. Wir erfahren daraus Folgendes:

Von Patienten mit einer weit fortgeschrittenen und metastasierten Krebsgeschwulst, denen der Arzt gesagt hat, es gäbe keine Hoffnung mehr, werden nur 15 Prozent durch die Vitaminbehandlung gerettet – kein guter Wert. Aber mit der orthodoxen Behandlung überlebt noch nicht einmal einer von 1000 Krebspatienten, das heißt 0,01 Prozent, die darauffolgenden fünf Jahre.

Von den Patienten, bei denen eine Krebserkrankung im Frühstadium erkannt wird, werden mindestens 80 Prozent durch die Vitaminbehandlung gerettet. Aber nicht mehr als 15 Prozent überleben bei der orthodoxen Therapie.

Von den Patienten schließlich, die gegenwärtig gesund sind und keinen klinisch erkennbaren Krebs haben, können fast 100 Prozent davon ausgehen, dass sie nicht am Krebs erkranken werden, so lange sie ausreichende Mengen Vitamin B17 erhalten. Wer sich jedoch auf typisch amerikanische Weise ernährt und sich nur auf die Therapien der orthodoxen Medizin verlässt, bei dem liegt die Überlebensrate nur bei 84 Prozent. Diese Zahl schließt alle Altersstufen ein. Bei den über 35-Jährigen liegt sie sehr viel niedriger.

Wie bereits erwähnt, unterscheiden sich diese Zahlen deutlich abhängig vom Alter, Geschlecht, der Krebslokalisation und dem Grad der Bösartigkeit. Sie sind außerdem willkürlich, was die Trennung zwischen früh erkannten und weiter fortgeschrittenen Krebserkrankungen angeht, denn oft besteht zwischen beiden eine Grauzone. Trotzdem sind sie im Allgemeinen so zuverlässig wie eine statistische Aufstellung nur sein *kann* und erzählen eine beeindruckende Geschichte, die man nicht beiseite schieben kann.[67]

Wir haben viele Milliarden Dollar und Millionen Arbeitsstunden im Krieg gegen den Krebs aufgewendet. Das Ergebnis zeigt sich in der auf der nächsten Seite folgenden Grafik eindeutig:

Im Jahr 1900 starben statistisch gesehen 62,9 von 100 000 Menschen an Krebs. 1905 betrug dieser Wert 71,4 und 1910 war er auf 76,2 angestiegen. 1913 lag er bei 78,9 und im Jahre 1933 stieg der

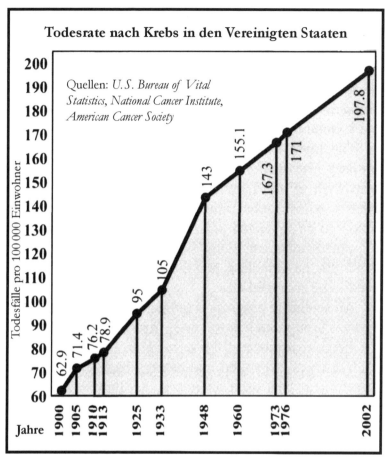

Die Todesrate nach Krebs spiegelt das Versagen der orthodoxen Medizin wider. Fast alle in dieser Statistik erfassten Patienten wurden mit Operation, Bestrahlung und/oder Chemotherapie behandelt. (Die Grafik ist für die vierte Auflage des originalen, in den USA erschienenen Buches aktualisiert worden. © 2005, *American Media*.)

Wert sprunghaft auf 105 an. 1948 betrug er 143, stieg bis 1960 auf 155,1 an und erreichte 1976 schließlich einen Wert von 171.[68]

Seit Anbeginn der Geschichtsschreibung gibt es chirurgische Eingriffe, die Bestrahlung ist seit Ende des 19. Jahrhunderts im Gebrauch und die Chemotherapie seit 1943 – und trotzdem steigt die Rate der Krebstoten von Jahr zu Jahr weiter an. Es ist offensichtlich: Die orthodoxe Medizin hat *keine* Antwort darauf.

Die »erprobten und bewährten Heilmethoden« der *American Cancer Society* beleidigen unsere Intelligenz und sind ein tragischer Mythos des 20. Jahrhunderts. Dieser so oft zitierte Begriff ist offensichtlich nützlich, um viele Spenden einzusammeln, wissenschaftlich haltbar ist er jedoch nicht.

Wenn Regierungen gegen Ärzte vorgehen, die Laetril anwenden möchten, dann zitieren sie meistens den Mythos von der »erprobten und bewährten Krebsheilmethode«. Das hat dazu geführt, dass angesehene Ärzte – deren einziges Verbrechen darin besteht, ihrer Zeit voraus zu sein – der Strafverfolgung, ruinöser Berichterstattung, Einschränkung der Berufsausübung sowie Geld- und Gefängnisstrafen ausgesetzt werden. Aber trotzdem bleibt es ein Mythos, und die auf diesem Mythos aufgebauten Gesetze müssen *sofort* außer Kraft gesetzt werden.

Aller wissenschaftliche Fortschritt ist von hitzigen Kontroversen begleitet. Im Laufe der Geschichte sind neue Ideen stets auf den erbitterten Widerstand der Verfechter des Status Quo gestoßen. Doch letzten Endes hat sich die neue wissenschaftliche Erkenntnis immer durchgesetzt. Wenn jedoch die Macht der Regierung gegen sie ins Feld geführt wurde, dann wurde sie manches Mal aufgehalten und als Ketzerei verurteilt; manchmal wurde ihr sogar jahrhundertelang die Anerkennung verweigert.

Beim Krebs können wir uns einen solchen Unsinn nicht erlauben. Jahr für Jahr steht das Leben von 360 000 Amerikanern auf dem Spiel. Wir können deshalb nicht zulassen, dass die eine Seite der Kontroverse ein exklusives medizinisches Monopol erhält. Bevor die Experten nicht sehr viel bessere Ergebnisse vorlegen können als bisher, sollten sie diejenigen in Ruhe lassen, die nach einem anderen Weg suchen.

Kapitel IV

Ein Verfassungsszenario

Von Dr. John A. Richardson

Die Geschichte der frühen Versuche vonseiten des Staates, mich zu zwingen, Laetril nicht mehr anzuwenden – Die gegen mich angewandten unethischen Taktiken – Die Entscheidung, mich selbst zu verteidigen – Die Logik hinter meiner Verteidigung auf der Grundlage der Verfassung.

Als ich nach meiner ersten Festnahme wieder auf freien Fuß gesetzt wurde, ging ich nach Hause, wo ich den ganzen Abend in einer Art Schockzustand verharrte. Noch bevor die Woche vorüber war, wusste ich, welch ungeheure Macht Fernsehen und Presse ausüben können. Meine Bekannten, Nachbarn und sogar viele meiner Patienten waren auf Distanz zu mir gegangen und beobachteten mich nun mit einer Mischung aus Vorsicht und Misstrauen. Schließlich war ich ja verhaftet worden.

Was man von mir nach einer solchen öffentlichen Demütigung und dem damit verbundenen juristischen Risiko erwartete, war erstens, dass ich mich bereit erklärte, einen Monat lang Urlaub zu nehmen, um meine Wunden zu lecken; zweitens, dass ich den Behörden versprach, nie wieder Laetril anzuwenden; und drittens, dass ich bereit war, in eine andere Stadt zu ziehen und eine bezahlte Arbeit als Arzt in irgendeinem Landes- oder Bezirkskrankenhaus anzunehmen.

Doch dazu kam es nicht. Sofort nach meiner Verhaftung hatten sich einige meiner persönlichen Freunde mit einigen meiner Patienten getroffen und Pläne für meine Verteidigung geschmiedet. Fast umgehend organisierten sie mehrere hundert Unterstützer und diese wundervollen Menschen kamen *en masse* zur ersten mündlichen Verhandlung im Vorfeld meines Prozesses. Ich habe mich über ihre Unterstützung riesig gefreut; sie bestärkte mich in meiner Entschlossenheit, meine Prinzipien zu verteidigen, selbst wenn ich für meine Überzeugung ins Gefängnis wandern würde.

Vor der Hauptverhandlung gab es viele mündliche Verhandlungen, Aussagen, Verhöre und Sitzungen, die sich über mehrere Monate hinzogen. Natürlich sank mit der Zeit die Zahl der Zuhörer, aber meine Entschlossenheit war ungebrochen.

Unmittelbar vor Weihnachten gab es zwischen meinem Anwalt und dem Richter eine mündliche Verhandlung über eine Art Vergleich, ein sogenanntes »Slow Plea«. Diese Verhandlung dauerte etwa eine Viertelstunde, wobei die beiden Männer juristische Phrasen und Codewörter ihrer Zunft austauschten, so als würden sie über dem Opfer eines Vodoofluchs ein paar Tropfen einer magischen Flüssigkeit verspritzen. Dann war alles vorbei. Ich hatte von alledem nur verstanden, alles sei »geregelt«, sodass ich nicht ins Gefängnis müsste.

Eine Woche später teilte man mir mit, ich sei irgendeines Verstoßes für schuldig befunden worden und müsse zur Urteilsverkündigung vor dem Richter erscheinen!

Ich war wie vor den Kopf geschlagen und verärgert. Ich hielt mich nicht für einen Verbrecher und wollte ohne einen fairen Prozess keinen Schuldspruch hinnehmen – auch dann nicht, wenn es bei dem »Deal« vereinbart worden wäre, die Strafe zur Bewährung auszusetzen. Ich wollte lieber ins Gefängnis gehen, um die Wahrheit zu verteidigen, als auf Kosten eines Kompromisses mit Irrtum und Lüge in Freiheit zu bleiben. Ich entschloss mich also, dem Rat meines Anwalts nicht zu folgen und zu meinen Prinzipien zu stehen.

Glücklicherweise hatte ich nicht auf mein Recht auf einen Geschworenenprozess verzichtet und erhob deshalb Einspruch gegen das Urteil; daraufhin wurde ein Prozesstermin festgesetzt.

Der Prozess selbst war lang, ermüdend und kostspielig. Vier Wochen lang führte die Staatsanwaltschaft einen Zeugen nach dem anderen vor, um bei den Geschworenen den Eindruck zu erwecken, ich sei ein skrupelloser Quacksalber, der für Leiden und Sterben unzähliger Menschen verantwortlich wäre. Diese Menschen hätten angeblich wieder gesund und glücklich werden können, wenn sie sich nicht meiner böswilligen Behandlung unterzogen hätten und meinen wertlosen Patentrezepten gefolgt wären. Mehrfach wurde erwähnt, dass ich Mitglied der *John Birch Society* war und angedeutet, dass ich deshalb ein fanatisches Misstrauen gegen Regierungsbehörden und Regierungsvertreter hegte. (Darin hatte der Staatsanwalt allerdings vollkommen Recht. Wenn ich nicht schon vorher misstrauisch gewesen wäre, dann hätte das Auftreten dieses staatlichen Repräsentanten vor Gericht – seine Verdrehung der Tatsachen, seine völlige Missachtung der Wahrheit – mich schon sehr bald misstrauisch gemacht.)

Glücklicherweise nahmen ihm das die meisten Geschworenen nicht ab. Das Urteil lautete sieben zu fünf auf »nicht schuldig«.

Naiv wie ich nun einmal war, freute ich mich und glaubte: »Ich habe gewonnen. Jetzt lassen sie mich in Ruhe und ich kann mich wieder der Medizin zuwenden.«

Doch meine Freude währte nicht lange. Schon wenige Tage später erfuhr ich, dass der Staat entschieden hatte, den Fall neu aufzurollen. Ich fand mich also erneut in mündlichen Verhandlungen sowie Beratungen und schließlich in einem vier Wochen währenden, aufreibenden Gerichtsprozess wieder.

Plötzlich wurde mir alles klar. Ich sollte nicht nur verurteilt, sondern darüber hinaus auch noch in den Bankrott getrieben werden. Bis zum Ende des Prozesses sollte ich 60 000 Dollar ausgegeben haben und die Kosten für das Verfahren stiegen weiter. Aber ich sah damals keine Alternative. Also zurück ins Gericht mit sich anhäufenden Anwaltskosten von 100 Dollar pro Stunde.

Der Prozess war eine beinahe identische Kopie des vorhergehenden, mit einer Ausnahme: die Geschworenen. Wie wir später erfahren sollten, hatten einige Mitglieder der Jury anscheinend ein persönliches Interesse daran, die anderen zu überzeugen, mich für schuldig zu erklären. Die Geschworene Lela Herbert berichtete uns später, man habe ihr eine finanzielle Unterstützung für ihr Dekorationsgeschäft angeboten, wenn sie ihr Urteil in »schuldig« ändere. Einerseits wurde sie massiv beleidigt und bedroht, andererseits bot man ihr Geld an, sodass sie buchstäblich in Tränen ausbrach. Einige andere Geschworene änderten unter ähnlichem Druck schließlich ihr Votum, aber Lela blieb bei ihrem Urteil und blieb ihrer Überzeugung treu. Das Urteil wurde schließlich mit einer Mehrheit von elf zu eins gefällt.

Da sie noch immer kein einstimmiges Urteil erreicht hatte, forderte die Staatsanwaltschaft noch einen weiteren Prozess, aber der Richter sagte nein, mit der Begründung, das diene nicht der Gerechtigkeit. Er erklärte, der Staat Kalifornien habe es drei Mal nicht geschafft, einen Schuldspruch zu erwirken; ein vierter Prozess sei nur eine Verschwendung von Steuergeldern. Das war zwar ein ganz knapper Sieg, aber immerhin ein Sieg, und ich war davon überzeugt, dass es damit nun getan wäre.

Aber es war erst der Anfang.

Anfänglich konnte ich nicht glauben, dass ein Vertreter des Staates, insbesondere ein Repräsentant, der für die Strafverfolgung von Gesetzesbrechern verantwortlich war, zu dem Mittel der Geschworenenbeeinflussung greifen oder diese tolerieren würde. Aber ich hatte noch eine Menge zu lernen. So erklärte bei dem Prozess gegen Dr. Stewart Jones aus der kalifornischen Stadt Palo Alto im April 1976 beispielsweise eine verdeckte Ermittlerin der zuständigen Behörde zur Überwachung von Nahrungs- und Arzneimitteln (*Department of Food and Drug*) im Zeugenstand, der Chef des Betrugsdezernats von Berkeley, James Ellington, habe ihr befohlen, in ihrem Bericht falsche Angaben zu machen, damit Dr. Jones wegen der Anwendung von Laetril verhaftet und verurteilt werden könnte. Als diese Ermittlerin, Natasha Benton, im Gericht erschien, um ihre Aussage zu machen, konnten Freunde von Dr. Jones mit anhören, wie sie im Flur mit Eddington und dem stellvertretenden Bezirksstaatsanwalt Michael Popolizio stritt. Frau Benton erklärte mehrmals, sie werde im Zeugenstand keinen Meineid leisten, sondern die Wahrheit sagen. Daraufhin beschlossen

Eddington und Popolizio, sie nicht als Zeugin zu vernehmen – und prompt berief der Verteidiger David Gill sie als Zeugin. Es folgt der betreffende Abschnitt aus dem Verhandlungsprotokoll:

»FRAU BENTON: Wie immer, wenn ich einen Bericht verfassen musste, hatte Herr Eddington Instruktionen erteilt, was ich darin schreiben sollte. Nachdem ich die Instruktionen gelesen hatte, rief ich Herrn Eddington an und teilte ihm mit, ich sei nicht der Meinung, dass alle diese Instruktionen korrekt seien. Er antwortete: ›Schreiben Sie es so, wie ich es angeordnet habe, denn das brauchen wir, um einen Schuldspruch zu erreichen.‹ Ich schrieb es also – soweit das mein Gewissen zuließ – annähernd so auf, wie er es angeordnet hatte. Aber ich bin noch immer nicht der Meinung, ich hätte in diesem Bericht die Wahrheit gesagt. Später, am 1. Juni, zeigte man mir einen ziemlich ausführlichen Bericht. Er wies mich an, den Bericht zu unterschreiben, bevor ich vor dem Geschworenengericht aussagte; lesen könnte ich ihn später, wir hätten dazu jetzt keine Zeit.

RECHTSANWALT GILL: Haben Sie den Bericht unterschrieben, ohne ihn zu lesen?

FRAU BENTON: Ja, das habe ich. Später habe ich einen kleinen Teil davon gelesen. Das ist nicht der Bericht, den ich geschrieben habe. Außerhalb dieses Gerichtssaals hat er zugegeben, dass es nicht der Bericht ist, den ich geschrieben habe. Er sagte, mein Bericht sei – Zitat – beschissen, deshalb habe er ihn geändert – Ende des Zitats ... Herr Ellington hat mich insbesondere aufgefordert zu schreiben, Dr. Jones habe gesagt, es [Laetril] sei ein Krebsheilmittel.«[69]

Das war derselbe James Eddington, der zu meinen Patienten und deren Familien ging und sie zu überreden versuchte, mich wegen eines Kunstfehlers anzuklagen. Er wusste, dass es bei jedem Arzt ein paar unzufriedene Patienten oder murrende Verwandte von Patienten gibt, vor allem dann, wenn die Mehrzahl seiner Patienten Krebs im Endstadium haben, wie es damals bei mir der Fall war. Da Eddington wusste, dass solche Anklagen großen Eindruck auf Geschworene machten, bot er meinen Patienten seine Hilfe an, wenn sie ihre Namen für eine Klage gegen mich zur Verfügung stellten. Er versprach ihnen für den Fall eines Erfolges 2500 Dollar. Die meisten Patienten weigerten sich allerdings und berichteten uns später über Eddingtons Vorgehen. Doch zwei meiner Patienten ließen sich von Eddington überreden, der argumentierte, als gesetzestreue Bürger sei es ihre Pflicht zu kooperieren. Also willigten sie ein.

Einer von diesen beiden, ein gewisser Kapitan Zema, hatte zunächst gut auf unsere Stoffwechsel-Therapie angesprochen; als der Tumor jedoch nicht kleiner wurde, bekam er Angst und kehrte zur orthodoxen Behandlungsmethode zurück.

Die andere Klage wurde von Dorothy Sorokas Vater angestrengt, der seiner Tochter schon die ganze Zeit gesagt hatte, Laetril sei Quacksalberei. Dieses Verfahren wurde allerdings eingestellt, weil Dorothy standhaft die Qualität ihrer Behandlung verteidigte. Außerdem machte sie weiter gesundheitliche Fortschritte, sehr zu Eddingtons Verdruss. In einem persönlichen Brief schrieb mir Dorothy:

»Die Behandlung, die ich dieses Jahr in Ihrer Praxis bekommen habe, habe ich auf meinen ausdrücklichen Wunsch erhalten. Ich war sehr damit zufrieden. Sie haben niemals behauptet, die Behandlung werde meine Krebserkrankung heilen. Mir war klar, dass sie hauptsächlich meinem Ernährungszustand nützen sollte.«

Das gemeinste Mittel, das die »Abteilung für schmutzige Tricks« der kalifornischen Landesregierung gegen mich ins Feld führte, war die in der Presse breitgetretene Behauptung, ich hätte 1973 und 1974 mehr als zweieinhalb Millionen Dollar auf verschiedenen Bankkonten deponiert. Damit sollte angedeutet werden, ich müsse mit Laetril wohl einen Riesengewinn machen. Die Regierung spielte darauf an, dass die meisten Amerikaner jedem, der über große Kapitalreserven verfügt, mit Misstrauen und Ärger begegnen. Die meisten Geschworenen werden in einem solchen Fall unweigerlich denken: »Er ist reich. Er ist Arzt. Reiche Ärzte sind arrogant. Sie haben es *verdient*, gedemütigt zu werden. Ich werde dafür sorgen, dass er gedemütigt wird.«

Wir hatten tatsächlich in den Jahren 1973 und 1974 über zweieinhalb Millionen Dollar auf zwei verschiedene Girokonten eingezahlt – der Staatsanwalt sagte den Geschworenen allerdings nicht, dass die Hälfte dieses Geldes doppelt gezählt wurde, einiges sogar drei Mal. Mit anderen Worten: Wir hatten aus geschäftlichen Gründen große Summen von einem Girokonto abgehoben und auf einem anderen Girokonto mit dem Vermerk »für den Kauf von Vitaminen« deponiert. Jedes Mal, wenn das Geld auf das zweite Konto transferiert wurde, zählte es die Regierung als *zusätzliche* Einnahmen.[70]

Außerdem war unsere Praxis zu einem ziemlich großen Unternehmen geworden, das vier Ärzte (mich selbst eingeschlossen), vier Krankenschwestern und zwölf weitere Angestellte beschäftigte. Es war schon ziemlich teuer, jeden Morgen die Praxistüren aufzuschließen. Allein unsere Telefonrechnung beläuft sich auf etwa 10 000 Dollar pro Jahr. Ein Umsatz von gut einer Million Dollar jährlich ist für ein Unternehmen dieser Größe nicht ungewöhnlich und gewiss nicht verwerflich. Wie jeder Geschäftsmann weiß, bedeutet ein *Umsatz* von einer Million aber keinen *Gewinn* von einer Million. Eine Million Dollar auf sein Konto zu überweisen sagt gar nichts, wenn man nicht weiß, wie viel Geld in Form von Schecks bzw. Überweisungen von diesem Konto abgeht, damit Rechnungen bezahlt werden können. Der Staatsanwalt kennt diese Zahlen natürlich genau, aber er erwähnt unsere Ausgaben gegenüber den Geschworenen oder der Presse nicht. Das Ergebnis ist vorhersehbar: ein öffentlicher Aufschrei gegen »Quacksalber, die mit menschlichem Leid Profit machen«.

Da wir beim Thema Profit sind: Sprecher der *American Cancer Society* haben gegenüber der Presse erklärt, ich fordere für eine Amygdalin-Injektion 50 Dollar und mehr, derselbe Stoff koste aber in der Herstellung nur ein paar Cents! Das ist natürlich gelogen. *Gegenwärtig* liegt der Großhandelspreis, den unsere Klinik für Amygdalin aus Deutschland oder Mexiko bezahlt, einschließlich Zollgebühren zwischen 6,25 und 7,50 Dollar pro Fläschchen. Die Fläschchen enthalten laut Etikett jeweils drei Gramm, unserer

Prüfung nach jedoch nur 2,25 Gramm. Somit belaufen sich unsere Kosten auf etwa 3,00 Dollar pro Gramm. Der Großhandelspreis für in Amerika hergestelltes Amygdalin liegt bei 5,00 Dollar pro Gramm.[71] Eine Injektion enthält im Durchschnitt sechs bis neun Gramm Amygdalin. Unsere Kosten liegen demnach zwischen 18,00 und 45,00 Dollar pro Injektion, abhängig von der Bezugsquelle des Wirkstoffs und der verabreichten Menge. Rechnet man dazu, dass im Preis auch die Kosten für die Arbeitszeit der injizierenden Person und die Kosten der Praxis enthalten sein müssen – von den Arzthonoraren gar nicht zu reden –, dann ist unser durchschnittlicher Preis von 5,50 Dollar pro Gramm durchaus angemessen, besonders dann, wenn man ihn mit den zytotoxischen Medikamenten vergleicht, die bei den Vertretern der orthodoxen Medizin so beliebt sind. In unserer Klinik zahlt der Patient für die gesamte Behandlung im Durchschnitt 2500 Dollar. Im Vergleich dazu liegen die durchschnittlichen Kosten für Operation, Bestrahlung und Chemotherapie – entweder einzeln oder in einer Kombinationsbehandlung – bei 30 000 Dollar. Selbst wenn unsere Patienten nicht besser reagieren würden als die orthodox Behandelten (was aber definitiv der Fall ist), dann ist eindeutig, wer die wirklichen Profitmacher sind.

Alle rechtlichen Schritte gegen mich bis zu dem zweiten nicht einstimmigen Urteil der Geschworenen waren vom Bundesstaat Kalifornien unternommen worden, mir war aber völlig klar, dass in Wirklichkeit die Arzneimittelzulassungsbehörde der US-Bundesregierung, die *Food and Drug Administration*, die treibende Kraft dahinter war. Am 14. Juni 1974 sandte diese FDA ein achtseitiges Memorandum über Laetril an alle bundesstaatlichen und lokalen Gesundheitsbehörden der USA. Erklärte Absicht war, diese Behörden über die laufenden Untersuchungen der FDA auf den neuesten Stand zu bringen und sie zur Mitarbeit aufzufordern; sie sollten Informationen sammeln, die helfen könnten, gegen Laetril-Verfechter vorzugehen. Unter der Überschrift »POLITIK DER FDA UND ANSATZ ZUR FRAGE LAETRIL« wurde erklärt, es gehöre zu den »wichtigen Elementen der Politik der FDA«: »*Medizinische Zulassungsbehörden vor Ort zu ermuntern, Untersuchungen durchzuführen und angemessene Schritte zu unternehmen, wenn Ärzte in ihrer Praxis Laetril anwenden.«*[72]

Weiter wurde in dem Memorandum erklärt, die »Einleitung von Regulierungsmaßnahmen« stelle eine wichtige Waffe im Compliance-Arsenal der FDA dar. Somit war klar, dass der Bundesstaat Kalifornien zwar für eine gewisse Zeit außer Gefecht gesetzt worden war, dass aber jetzt die Regierung eingreifen und den Kreuzzug gegen Laetril weiterführen würde.

Er sollte nicht lange auf sich warten lassen. Im Februar des Jahres 1975 beschlagnahmten Beamte der US-Bundespolizei in Minnesota, Alabama, Washington, Wisconsin und Oregon Laetril-Lieferungen an Patienten, die in unserer Klinik behandelt worden und nun nach Hause zurückgekehrt waren, wo sie ihre Behandlung mit der Erhaltungsdosis fortsetzten. An diesem Punkt war mir bereits klar, dass es bei der Beschlagnahmung vornehmlich darum ging, nachzuweisen, dass bei der Lieferung die Grenzen von Bundesstaaten überschritten worden waren, ich damit theoretisch Handel zwischen Bundesstaaten betrieben hatte und somit den Regulierungsbestimmungen der Bundesregierung unterlag. Ich sollte jedoch schnell erfahren, dass mit dieser Aktion noch ein weiteres Ziel verfolgt wurde. Man wollte mich in einen ganzen Sumpf rechtlicher Bestimmungen stoßen und ruinieren.

Aus allen Bundesstaaten, in denen Laetril beschlagnahmt worden war, erhielt ich nun Vorladungen, *in diesen Staaten* vor Gericht zu erscheinen und mich gegen eine ganze Latte von Beschuldigungen wegen angeblicher Verbrechen zu verteidigen. Ich musste mir für jeden Bundesstaat einen eigenen Rechtsanwalt suchen, persönlich zu jedem Prozess fahren und mich endlosen Verhandlungen und Verhören stellen. Für einen Anwalt war es das Paradies, für mich war es ein Albtraum. Ich konnte es mir weder zeitlich noch finanziell leisten. Schließlich stand ich ganz allein gegen die vereinten Kräfte der Bundesregierung und der Regierungen der jeweiligen Bundesstaaten. Sie verfügen buchstäblich über Hochhäuser voller Anwälte, Fahnder und Sachbearbeiter, die auf Kosten des Steuerzahlers leben. Geld oder Zeit spielen für sie keinerlei Rolle.

Etwa zur gleichen Zeit tauchte das Finanzamt in Gestalt der US-Steuerbehörde IRS in meinem Büro auf und begann mit der Prüfung meiner Bücher, wild entschlossen, hier Fehler und Unstimmigkeiten zu finden. Wir hatten zuvor viel Geld für unsere Wirtschaftsprüfung der Jahre 1971 und 1972 bezahlt. Jetzt wurde ohne jede Prüfung völlig willkürlich und ungerechtfertigt eine Zahlung von 19 000 Dollar für das Jahr 1973 gegen mich verhängt. Ich legte dagegen Widerspruch ein, und der zuständige IRS-Vertreter willigte vor Zeugen ein, dass ich das Geld bis zu einer Verhandlung vor dem Finanzgericht auf ein Anderkonto einzahlen konnte. Meine Haltung wurde ein Jahr später bestätigt, als ich nach einer gründlichen Prüfung tatsächlich für das Jahr 1973 wegen *zuviel* bezahlter Steuern eine *Erstattung* von 1800 Dollar erhielt. Doch bis dahin ignorierte Dennis Connover von der *IRS Collection Division* unsere vorher getroffene Vereinbarung und blieb entschlossen, uns den Todesstoß zu versetzen. Man drohte mir sogar mit der Pfändung meines Hauses, und die hätte tatsächlich in zehn Tagen angestanden.

Die Schlinge, die die Bundesbehörden um meinen Hals gelegt hatten, zog sich immer enger zusammen und zum ersten Mal hatte ich das Gefühl, verloren zu haben.

Dann traf ich John »L« Marthaler. Er hatte früher für Versicherungen gearbeitet, interessierte sich für unsere Einkommensteuergesetze und stellte mit Genugtuung fest, dass sie gegen die Verfassung verstießen. Er kam auch zu dem Schluss, dass Amerikas Juristen eine Art »Standeszwang« etabliert hatten, da sie dafür gesorgt hatten, dass nur solche Rechtsanwälte als »Vertreter« einer Person vor Gericht agieren durften, die von der US-Rechtsanwaltskammer ABA (*American Bar Association*) zugelassen waren. Dies stellte einen riesigen Schwindel und eine Verschwörung gegen den einfachen Bürger dar. Wenn »John L.« die Lage erfasst, redet er sofort Klartext und sagt, wo es langgeht. Normalerweise ist das ein ausgezeichneter Charakterzug, aber wenn es dazu führt, dass man IRS-Vertretern ins Gesicht sagt, dass sie lügen, kann das fürchterliche Folgen haben. Auf jeden Fall war das IRS schon sehr bald wütend auf »John L.« und diese Wut kostete ihn fast sein gesamtes Vermögen. Wie er den »Anschlag« des IRS gegen ihn wegsteckte, sich persönlich verteidigte und den Prozess vor einem Bundesgericht schließlich gewann, ist ein Beweis für seinen enormen persönlichen Mut.

Als ich ihn zum ersten Mal traf, spürte ich das Temperament eines wütenden, verwundeten Bären. Das habe ich damals sofort erkannt, denn ich fühlte mich genauso. Andere schreckten vor seinem scheinbaren Fanatismus zurück, mir gab er dadurch mehr Kraft. »John L.« hatte aus seinen früheren Fehlern viel gelernt und half seit mehreren Jahren anderen Menschen dabei, sich vor Gericht selbst zu verteidigen, *ohne dass Anwaltskosten anfielen.* Die Menschen, die er unterwies, gewannen ihre Prozesse, die andere verloren hatten. »John L.« gründete seine gesamte Strategie auf die amerikanische Verfassung und die Gesetze, die sie schützen sollen.

Als wir uns zum ersten Mal begegneten, blickte er mich unverwandt an und sagte: »Ich weiß alles über Ihren Fall, Doktor. Ich verfolge ihn ganz genau. Wenn Sie wollen, dann kann ich Ihnen helfen.«

Ein Ertrinkender greift nach allem, was da schwimmt und diese Worte waren die schwimmfähigsten Gegenstände, die mir seit Monaten begegnet waren. Ich machte John »L« Marthaler sofort zu meinem Berater in Rechtsangelegenheiten, also nicht zum Anwalt, und stellte mich darauf ein, das restliche Verfahren nicht mit den Waffen der Anwälte – also mit Verfahrensfragen, Formsachen, Verwaltungsbestimmungen, Fallrecht und Kompromiss etc. – zu führen, sondern nur mit der Rüstung und dem Schwert unserer Verfassung.

Mein neuer Plan sah so aus: Artikel eins, Paragraf acht und zehn der US-Verfassung besagen eindeutig, dass in den Vereinigten Staaten nur Gold und Silber gesetzliche Zahlungsmittel, oder Geld, sind. Diese Bestimmung ist nie geändert worden, also ist es noch immer das oberste Gesetz unseres Landes.

Jeder Vertreter der Bundes- und Bundesstaatsregierung hat einen Eid geleistet, die Verfassung zu wahren. Dazu gehört auch die

Bestimmung, dass nur Gold und Silber als gesetzliches Zahlungsmittel verwendet werden dürfen. Wenn sich ein Regierungsvertreter wissentlich an einer Aktivität beteiligt, die etwas anderes als Gold oder Silber als gesetzliche Zahlungsmittel anerkennt, dann hat er gegen seinen Amtseid verstoßen. Alle Regierungsvertreter, die mich willentlich beschuldigt haben, waren an der Eintreibung von Steuern, Importzöllen, Strafgeldern, Gebühren und Tausenden anderen Aktivitäten beteiligt, bei denen Banknoten der *Federal Reserve* (unsere heutigen Fiat-Papierdollars) als gesetzliches Zahlungsmitteln verwendet werden. Banknoten der *Federal Reserve* sind nicht durch Gold oder Silber gestützt, also *repräsentieren* sie diese Edelmetalle auch nicht. Deshalb haben diese Vertreter allesamt gegen ihren geleisteten Amtseid verstoßen. Damit sind sie per definitionem des Meineids schuldig, was laut Bundesgesetzbuch (Title 18, Paragraf 1621) mit einer Geldstrafe von bis zu 2000 Dollar oder einer Haftstrafe von bis zu fünf Jahren oder beidem geahndet werden kann. Ein öffentlicher Angestellter, der einen Meineid geleistet hat, ist ein Verbrecher und Verbrecher sind nicht qualifiziert, vor Gericht die Regierung zu vertreten oder Anklage gegen einen souveränen Bürger zu erheben.

Als meine Freunde von meiner neuen Strategie erfuhren, waren einige der Ansicht, ich sei nun wohl verrückt geworden. Sie meinten, das könne niemals gut gehen. Meine Antwort war schlicht: »Vielleicht klappt es ja nicht, aber ich weiß, dass der andere Weg mit Sicherheit nicht funktionieren wird. Außerdem hat noch nie jemand wirklich *versucht*, sich tatsächlich unter Bezugnahme auf unsere Verfassung zu verteidigen.«

Ein normaler Staatsbürger, der ein Auskommen hat und ein sicheres Zuhause, der nie von buchstäblich Hunderten aus Steuergeldern bezahlten Anwälten attackiert wurde, und der nie von einer Haftstrafe bedroht war, weil er nur das tut, was er als richtig erkannt hat, ein solcher Mensch kann einfach nicht nachfühlen, wie ein verwundeter Bär reagiert.

Meine erste Chance, eine Verteidigung gemäß der US-Verfassung zu führen, kam am 2. Dezember 1975. Henry I. Froshin,

Stellvertretender Staatsanwalt im Nördlichen Gerichtsbezirk von Alabama, hatte mich zu einem Verhör vorgeladen. Ebenfalls anwesend bei diesem Verhör war Paul Ragan, ein FDA-Anwalt, der den Bundesstaat Washington vertrat, Jay Geller, ebenfalls ein Anwalt der FDA, der den Staat Oregon vertrat (obwohl er selbst in Los Angeles wohnte) und der Arzt Dr. W. Sherwood Lawrence von der kalifornischen Gesundheitsbehörde (*California Department of Health*). Dieser Dr. Lawrence hatte an meinem zweiten und dritten Gerichtsprozess teilgenommen und anschließend die Presseerklärungen, die im Grunde die Sicht der FDA zum Ausdruck brachten, verfasst und den nationalen Medien zugespielt. Das Verhör war anberaumt worden, nachdem ich einen Antrag auf Freigabe des von der FDA beschlagnahmten Laetrils gestellt hatte. Der Zweck dieser besonderen Sitzung war nun offensichtlich. Es ging darum, mir tausende Fragen über verschiedene Themen zu stellen und dabei auf Dinge zu stoßen, die man später vor Gericht gegen mich verwenden könnte. Ich hatte sieben Monate zuvor eine ähnliche Sitzung erlebt und mich dabei auf Anraten meines Anwalts kooperativ verhalten. Das Ergebnis war eine 100 Seiten umfassende Zeugenaussage über jede neue denkbare Einzelheit – und alles wurde von den Behörden auf der Suche nach minimalen Widersprüchen oder Gedächtnislücken sorgfältig durchkämmt, die man später eventuell vor Gericht verwenden könnte, um bei den Geschworenen den Eindruck zu erwecken, meine Geschichte wäre ungereimt.

Dieses Mal jedoch trat ich den Männern mit einem Schlachtplan entgegen. *Sie* waren die Verbrecher, nicht ich. Laut unserer Verfassung war ich nicht verpflichtet, ihre Fragen zu beantworten, also würde ich auch nicht kooperieren. Ich hatte sogar vor dem Verhör allen Beteiligten eine eidesstattliche Erklärung geschickt, in der ich sie bezüglich ihres Amtseids befragt hatte. Konkret hatte ich sie gefragt, ob sie einen solchen Eid geleistet hatten, ob ihnen die Verfassungsbestimmung in Bezug auf Gold und Silber bekannt sei, und ob ihnen auch bekannt sei, dass jedem öffentlichen Angestellten, der sein Amt dazu missbrauchte, souveränen Staatsbürgern ihre von der Verfassung garantierten Rechte zu verweigern, eine gesetzliche Strafe drohte, und so fort.

Sie haben zwar über meine etwas unbeholfen formulierten Dokumente gelacht, aber sie wussten nicht recht, was sie davon halten sollten. Wie mir John L. versicherte, war allein die Tatsache, dass sie meine Fragen nicht beantworteten, ein *prima-facie*-Beweis – das heißt ein Beweis, der für sich selbst spricht, es sei denn, ein Gegenbeweis werde erbracht –, den man vor Gericht nutzen könnte, um sie als Ankläger abzulehnen.

Es folgt die Niederschrift des entscheidenden Teils des anschließenden Verhörs:

»RICHARDSON: Nun, bevor wir dieses Thema behandeln, möchte ich Folgendes erwähnen, denn Sie haben mir ja einige sehr genaue Fragen gestellt. Soviel ich weiß, sind Ihnen einige Dokumente, die sich in meinen Unterlagen befinden, gut bekannt.

FROSHIN: Entschuldigen Sie, Doktor, aber ich muss darauf bestehen, dass Sie meine Fragen beantworten, und Sie werden dann – Ihr Anwalt wird dann später die Gelegenheit haben, Sie ins Kreuzverhör zu nehmen. Da ich Sie nun gerade befrage, bestehe ich darauf, dass Sie nur meine Fragen beantworten.

RICHARDSON: Nun, ich werde nicht ...

FROSHIN: Sie müssen ...

RICHARDSON: Ich werde Ihnen nicht antworten. Ich stelle selbst eine Frage, bevor Sie mich verhören ... Wir haben hier diese Dokumente, die der Frage nachgehen, ob diese anwesenden Herren überhaupt die Integrität besitzen, mich über Schuld oder Unschuld zu befragen, da ein souveräner Staatsbürger wie ich das unbestreitbare Recht hat, nachzufragen, ob jemand, der einen Amtseid auf die Verfassung geleistet hat oder nicht ... Die Frage ist nämlich, ob er die Integrität besitzt, die Verfassung zu achten, oder ob er öffentliche Gelder – streichen Sie das Wort Gelder – öffentliche Mittel dazu benutzt, Gesetze ohne satzungsgemäße Befugnis (*Ultra Vires*) anzuwenden, die der Verfassung entgegenstehen ... Wie kann ein Krimineller, ein Mann, der durch sein Handeln bewiesen hat, dass er nicht die Integrität hat, diesen Eid, die

Verfassung zu achten, und sich dementsprechend zu verhalten, wie kann er – ein Krimineller – mir bei einer solchen eidesstattlichen Aussage Fragen stellen?

FROSHIN: Doktor, sind Sie fertig?

RICHARDSON: Ich habe Sie etwas gefragt.

FROSHIN: Ich frage Sie, umfasst Ihre Behandlung – umfasst Ihre Tätigkeit die Behandlung von Krebspatienten?

RICHARDSON: Sie haben offensichtlich meine Frage nicht gehört.«

So ging es etwa eine Viertelstunde lang hin und her, bis Froshin schließlich empört und frustriert die Sitzung beendete und umgehend einen Gerichtsbeschluss erwirkte, dem zufolge ich die Fragen beantworten müsste.

Am nächsten Tag wurde ich in den Amtsräumen von Richter Spencer Williams vor die Wahl gestellt, entweder die gestellten Fragen zu beantworten oder meinen Antrag auf Freigabe des beschlagnahmten Laetrils zurückzuziehen. Unter den gegebenen Umständen schien es geraten, den Antrag zurückzuziehen. Damit war die Sache erledigt.

Es war zwar nicht gerade ein großer Sieg, aber ich hatte die Kampfkraft des Gegners getestet und hatte überlebt. Unter den Umständen war es ein hinreichender Sieg.

Eine ähnliche Auseinandersetzung mit der Steuerbehörde IRS verlief sogar noch erfolgreicher. Ich hatte den Bezirksdirektor darauf hingewiesen, dass ich kein Steuerverweigerer war. Schließlich weigerte ich mich nicht, meine Steuern zu zahlen. Ich erinnerte ihn lediglich daran, wie die Verfassung den Begriff gesetzliches Zahlungsmittel definierte und bat ihn dann, mich schriftlich zu ermächtigen, meine Einkommensteuern in Banknoten der *Federal Reserve* und nicht in Gold oder Silber zu bezahlen. Ich sicherte ihm zu, dann umgehend zu bezahlen. Danach hörten wir nichts mehr von der Steuerbehörde.

Eine Zeit lang blieb es auf dem Schlachtfeld ruhig. Ich hegte zwar die leise Hoffnung, die Schlacht sei vorüber, doch eigentlich wusste ich es besser. Am 28. Mai 1976 rollte die nächste Angriffswelle heran. Ich sollte in Sacramento vor dem Gesundheitsausschuss der Landesregierung von Kalifornien bei einer Anhörung über einen Gesetzesvorschlag aussagen, der vorsah, Laetril in diesem Bundesstaat zuzulassen. Es war ein sehr wichtiges Hearing und ein sehr wichtiger Gesetzesvorschlag. Beim Eintritt in den vollbesetzten Saal, in dem das Hearing stattfand, packten mich einige Zollbeamte, legten mir Handschellen an und brachten mich ins Gefängnis. Zum selben Zeitpunkt umstellten fünf Zollbeamte meine Klinik in Albany, griffen einige meiner Angestellten tätlich an und nahmen auch meinen Klinikmanager Ralph Bowman fest. Für uns beide wurde eine Kaution von jeweils 25 000 Dollar festgesetzt! (Eine Ungeheuerlichkeit im Vergleich mit Straßenräubern und Vergewaltigern, die gegen eine Zahlung von höchstens 5000 Dollar auf freien Fuß gesetzt werden.)

Meine Frau Julie hörte im Radio von meiner Verhaftung und konnte mich schließlich ausfindig machen. Sie traf die nötigen finanziellen Vorkehrungen, sodass ich die geforderte Kaution stellen konnte. Zu meiner Verwunderung teilte man mir jedoch mit, das ginge nicht. Sie weigerten sich, mein Geld anzunehmen. Ich musste *gezwungenermaßen* für 2500 Dollar einen Kautionsbürgen stellen. Möglicherweise war eine Provision ausgehandelt worden. Obwohl es mich damals wütend machte, war es in der Rückschau noch mein geringstes Problem. Gerne hätte ich diese kleine Mauschelei vor Ort gegen die riesige Korruption im ganzen Land eingetauscht, mit der ich es seit 1971 ständig zu tun hatte.

Inzwischen war Ralph Bowman in ein anderes Gefängnis in San Francisco gebracht worden. Ohne das Eingreifen meiner Sekretärin Janice Eby hätte er möglicherweise das gesamte Feiertagswochenende (Memorial Day) im Gefängnis verbringen müssen. Sie platzte buchstäblich einem Richter ins Büro und wollte wissen, was mit Herrn Bowman geschehen sollte. Der Richter wusste nichts von dem Fall, aber auf ihr Drängen hin ging er der Sache nach. Bowman wurde auf freien Fuß gesetzt, aber nur, nachdem er eine Kaution in Höhe von 25 000 Dollar gestellt hatte!

Wenige Tage nach dieser Festnahme musste ich nach San Diego

reisen, wo ich wegen der Verschwörung zum Laetril-Schmuggel und der Verschwörung zur Entgegennahme geschmuggelten Laetrils angeklagt werden sollte. Die Kaution für Bowman und mich wurde schließlich unter Auflagen (»own recognizance«) ausgesetzt.

Seit diesem Zeitpunkt musste ich sechs Monate lang durchschnittlich einmal pro Woche die insgesamt 1800 Kilometer weite Fahrt zwischen meiner Praxis in Albany und dem Gericht in San Diego antreten! Oft genug erschien ich zu einem anberaumten Verhör, nur um dann zu hören: »Oh, der Termin ist auf nächsten Donnerstag verlegt worden. Hat man Ihnen das denn nicht mitgeteilt?« Die meisten Sitzungen, so sie denn stattfanden, waren in zehn oder 15 Minuten vorüber.

Da ich mich zu einem Frontalangriff mithilfe einer gerichtlichen Klage entschlossen hatte, attackierte mich die FDA jetzt von hinten. In einem Brief der FDA an die Medizinische Zulassungsbehörde von Kalifornien hieß es:

»Die FDA beschuldigt Dr. Richardson, verbotene, wissenschaftlich nicht fundierte und medizinisch nicht gerechtfertigte Handlungen vorgenommen zu haben und das weiterhin zu tun. Wir behaupten, dass ein solches Verhalten unethisch und unprofessionell ist, insbesondere wenn es dazu führt, eine Behandlungsmethode zu verbreiten, deren Wert nicht gesichert und deren Propagierung daher eine Täuschung der Öffentlichkeit ist. Wir machen die Behörde vor allem auf die unverantwortlichen und gefährlichen Ratschläge aufmerksam, mit denen Dr. Richardson seine Patienten drängt, zugunsten einer Behandlung mit Laetril eine Operation aufzuschieben und auf eine Bestrahlungstherapie zu verzichten. Wenn dieser Rat befolgt wird, kann dies offensichtlich verheerende Folgen haben.

Aus diesen Gründen ersucht die FDA die Behörde höflich und dringend, Dr. Richardson die Zulassung, als Arzt in Kalifornien zu praktizieren, zu entziehen.«[73]

Die Anhörungen vor dem *Board of Medical Quality Assurance* (Ausschuss für medizinische Qualitätssicherung) von Kalifornien waren für die Zeit vom 3. bis 11. August 1976 angesetzt und fielen also genau in die Zeit, als ich ständig zu »Ermittlungsverhören« im Zusammenhang mit dem Gerichtsprozess nach San Diego fahren musste. *Beide* Verfahren – das in San Diego und das in San Francisco – waren von der FDA angestrengt worden und entsprachen dem bereits erwähnten Memorandum der *Food and Drug Administration* vom 14. Juni 1974.

Das Board von Kalifornien wusste von meinem Verfahren in San Diego, denn schließlich wurde in der Presse ausführlich darüber berichtet. Trotzdem teilte ich dem Board zu Beginn der Anhörungen mit, dass ich nicht teilnehmen oder eine vernünftige Verteidigung vorbereiten könne, weil ich bereits voll und ganz mit meiner Verteidigung bei dem Verfahren in San Diego beschäftigt war.

Die Anhörungen fanden ohne mich statt. Stewart A. Judson, der als »Richter in Verwaltungsrecht« fungierte – ein solcher ist eigentlich überhaupt kein Richter –, erklärte, er habe von meiner Seite keine Dokumente zur Unterstützung meines Antrags erhalten, den Prozess auf einen späteren Zeitpunkt zu verschieben. Deshalb wurde mein Antrag »in Ermangelung eines triftigen Grundes« abgelehnt.

Um ehrlich zu sein: Es hätte vermutlich nicht den geringsten Unterschied bedeutet, ob ich nun an dieser Verhandlung teilnahm oder nicht. Das Klima bei den Anhörungen war alles andere als objektiv oder fair. Es ging zu wie bei den Schauprozessen unter Stalin: Die Resultate standen bereits vorher fest, es blieb nur der Prozess.

Meine bereits erwähnte Patientin Dorothy Soroka, deren Vater von James Eddington unter Druck gesetzt worden war, eine gegen mich gerichtete Beschwerde zu unterzeichnen, wurde erneut zur unfreiwilligen Schachfigur in diesem Spiel. In einer beglaubigten Erklärung schrieb sie:

»Ich, Dorothy Soroka, erkläre hiermit, dass ich am 6. August 1976 gegen meinen Willen bei einer Vernehmung durch den Verwaltungsrichter Stewart A. Judson unter Druck gesetzt wurde. Ich habe keine [ordentliche] Vorladung erhalten, sondern erhielt eine *Vorladung duces tectum* [das heißt eine Vorladung, zu erscheinen und Dokumente mitzubringen]. Stewart A. Judson informierte mich, ich müsse aussagen, obwohl ich keine [ordentliche] Vorladung erhalten hatte.«

Aus der Art und Weise, wie Judson und die anderen vorgingen, wurde deutlich, dass sie keine freien Männer mit entsprechender Handlungsfreiheit waren. Sie handelten lediglich als Teil eines größeren Apparates, den wir heute als das »Establishment« bezeichnen. Sie waren in Bezug auf ihren Lebensunterhalt und auch ihren guten Ruf vollkommen vom politischen Establishment abhängig. Es war demzufolge praktisch unmöglich, dass einer von ihnen – selbst wenn er es gewollt hätte – gegen die Macht der Konsensmedizin und der Aufsichtsbehörden aufstand, um die Rechte eines aufsässigen, Schwierigkeiten machenden Nonkonformisten, wie ich einer war, zu verteidigen. Das Ergebnis war demnach vorhersehbar.

Am 28. Oktober 1976 verkündete das Board von Kalifornien seine Entscheidung und veröffentlichte seinen Bericht. Der Tenor des gegen mich gerichteten Falles wurde folgendermaßen zusammengefasst:

»Die konventionellen und allgemein medizinisch akzeptierten Verfahren bei der Krebsbehandlung sind operative Entfernung des Tumors oder der Tumormasse, Bestrahlungstherapie, Chemotherapie und der Einsatz von Hormonen, einzeln oder in Kombination ...

Der Beklagte verwendete Laetril und Pangamsäure [Vitamin B15] als therapeutische Wirkstoffe bei der Krebsbehandlung. Weder Laetril noch Pangamsäure sind als Vitamine bei der menschlichen Ernährung anerkannt. Laetril hat keinen bekannten ernährungsphysiologischen Wert und ist für die Selbstmedikation bedenklich ...

Die Behandlung von Krebspatienten mit Laetril, Pangamsäure und Vitaminen, wie vom Beklagten verschrieben, als einzige ärztliche Behandlungsmethode und unter Ausschluss der vorher genannten konventionellen Verfahren stellt eine extreme Abweichung von der gängigen medizinischen Praxis dar ...

Die Zulassung Nr. G-2848 des oben genannten Beklagten John A. Richardson, M. D., wird hiermit entzogen.«[74]

Zum Glück unterstützten mich drei andere mutige Ärzte aus unserer Klinik, sodass der Entzug meiner Lizenz unsere Klinik nicht daran hinderte, die vielen Patienten zu behandeln, die auch weiterhin Hilfe von uns erwarteten. Für mich selbst bedeutete es natürlich einen furchtbaren psychologischen Schlag, denn ich konnte möglicherweise in Zukunft meinen Lebensunterhalt nicht mehr verdienen. Außerdem waren meine von der Verfassung garantierten Rechte rundweg beschnitten worden.

Zu dem Gremium, das mich verurteilte, gehörte kein einziger Arzt; es war auch kein richtiges Gericht, es gab keinen Richter und keine Geschworenen. Ich selbst war nicht anwesend, um mich verteidigen zu können oder meine Beschuldiger ins Kreuzverhör zu nehmen. Nichts an dieser »Verwaltungsanhörung« war verfassungskonform. Diese Männer hatten nicht nur die Verfassung missachtet und waren deshalb als meineidige öffentliche Bedienstete zu betrachten, sie hatten auch gemeinschaftlich gehandelt, um mir die Rechte zu verweigern, die mir nach der »Bill of Rights«, unserer Verfassung, zustanden. Es gibt ein Gesetz, das dies verbietet und ich hielt es für an der Zeit, dass endlich jemand diese Regierungsvertreter daran erinnerte, dass sie die Gesetze genauso achten müssten wie jeder Normalbürger auch. Also bereitete ich eine Klage gegen alle Personen vor, die an diesem nicht verfassungsgemäßen Verfahren teilgenommen hatten, und beantragte von allen eine Entschädigungszahlung in Höhe von insgesamt 65 Millionen Dollar. Wenn ich mit diesem Verfahren Erfolg habe, wird der Nettoertrag für die Laetril-Forschung und öffentliche Aufklärungsprogramme gespendet, aber ich bin wild entschlossen, die Angelegenheit bis zum bitteren Ende durchzuziehen. Wie ich an anderer Stelle gesagt habe, sind unsere persönlichen Rechte solange nicht garantiert, bis unsere Amtsträger begreifen, dass sie für ihr Handeln persönlich zur Verantwortung gezogen werden.[75]

Kapitel V

Die Prinzipien von Nürnberg

Von Dr. John A. Richardson

Eine Durchsicht der Dokumente, die belegen, dass es kein geltendes Bundesgesetz gegen die Verwendung von Laetril gibt – Eine Erklärung dafür, warum die FDA in Ermangelung eines solchen Gesetzes diejenigen, die es verwenden, weiter verfolgt – Eine Beurteilung des Krebs-Establishments und dessen persönlichen Interesses am Status Quo – Persönliche Schlussfolgerungen.

Man muss für klare Verhältnisse sorgen. Es gibt in den USA kein geltendes Bundesgesetz, das die Verwendung von Laetril untersagt. Die FDA behauptet, sie sei für Laetril zuständig, weil dieses Mittel sich angeblich als nicht »wirksam« gemäß den Bestimmungen des »Food, Drug and Cosmetic Act« (des US-Gesetzes für Lebensmittel, Medikamente und Kosmetika) nach dessen Änderung von 1962 erwiesen hat. Bei dieser Gesetzesänderung wurde jedoch ausdrücklich festgeschrieben, dass ein Wirkstoff, der bereits allgemein in Gebrauch war, bevor dieser Zusatz verabschiedet wurde, nicht unter die Bestimmungen des Gesetzes fällt. Dieser Passus wurde als »Großväter-Klausel« bekannt. Die FDA gibt in ihren eigenen Publikationen zu, dass Amygdalin bis 1962 zur Behandlung von Krebs verkauft wurde.[76] Darüber hinaus wurde Amygdalin überall in der ganzen Welt verwendet, und seit mehr als 100 Jahren wird dieser Wirkstoff im [US-Arzneibuch] *U. S. Pharmacopeia* aufgeführt. Seine Quellen und Eigenschaften werden sogar ausführlich im *Dispensatory of the United States of America* aus dem Jahre 1833 (!) beschrieben![77]

Die Frage, ob es sich bei Laetril um ein »neues Medikament«

handelt oder ob es unter die »Großvater-Regel« fällt, stand im Mittelpunkt des Prozesses Rutherford gegen U. S. (United States). Bei dem Verfahren gab der Vorsitzende Richter im US-Bezirksgericht von Oklahoma, Luther Bohanon, dem Ersuchen des Antragstellers statt, wonach es der FDA untersagt sein sollte, ihm zu verbieten, eine bestimmte Menge Laetril zum eigenen Gebrauch ins Land zu bringen. In seiner am 4. Januar 1977 verkündeten Entscheidung sagte Richter Bohanon:

»Laetril gilt dem Gesetz nach nicht als ›neues Medikament‹, nur weil die FDA es dazu ernannt hat; vielmehr muss die entsprechende Behauptung von Beweisen untermauert werden ... Der Anwalt der FDA hat eingeräumt, dass es keine kompetente administrative Auflistung gibt, die die Definition der Behörde untermauert ... Daraufhin forderte das Gericht die FDA auf, ihm die schriftliche Begründung für die Definition bezüglich Laetril zu übermitteln, selbst wenn diese inhaltlich nicht strukturiert und salopp formuliert sein sollte. Dem Gericht wurde daraufhin mitgeteilt, eine solche Begründung gebe es nicht, und zwar in keiner Form. Es ist klar, dass Bundesbehörden nicht willkürlich vorgehen dürfen, etwa indem sie lediglich eine nicht näher erläuterte Anwendung ihrer eigenen Expertise zur Verteidigung der eigenen Entscheidungen heranziehen ... Die Definition der Behörde war ›willkürlich, unberechenbar‹ und bedeutete einen ›Ermessensmissbrauch‹.«

Im Juni 1975 setzte sich Rechtsanwalt Richard Frisk mit der Zollbehörde in San Francisco in Verbindung und bat um eine Liste von Medikamenten oder vergleichbaren Substanzen, deren Einfuhr in die USA untersagt war. Insbesondere fragte er nach, ob Laetril oder Amygdalin in einer solchen Liste erfasst seien. In einer eidesstattlichen Erklärung sagte Frisk am 11. November 1975, ihm sei »von den verschiedenen Vertretern der Zollbehörde versichert worden, es gäbe keine Liste verbotener Medikamente oder Substanzen; Laetril und Amygdalin stünden auf keiner Liste verbotener Substanzen, nur einige Milchprodukte seien verboten«. Als er um eine schriftliche Bestätigung dieses Sachverhalts bat, wurde ihm diese verweigert.

Die FDA veröffentlicht eine Liste von Chemikalien und natürlichen Substanzen, die ihrer Meinung nach »im Allgemeinen als sicher« gelten (»Generally Regarded As Safe«); daher ist diese Liste als GRAS-Liste bekannt. Auf Seite 320 von GRAS finden wir unter der Bezeichnung »Essenzielle Öle, Oleoresine und natürliche Extrakte« die folgende Auflistung: »Bittermandel (blausäurefrei) – Prunus amygdalus Batsch, Prunus armeniaca L. oder Prunus persica L. Batsch.« Dabei handelt es sich um Mandel-, Pfirsich- und Aprikosenkerne!

Dr. Dean Burk, der ehemalige Leiter der Abteilung Zytochemie beim *National Cancer Institute*, kommentiert:

»Amygdalin selbst enthält keine mit den üblichen Methoden messbaren Mengen von Blausäure (auch bezeichnet als Hydrocyaninsäure, Cyanwasserstoff, HCN). Wie zahlreiche Chemiker bestätigt haben, liegt der Anteil der entsprechenden Säure in der Tat bei höchstens eins zu zehn Millionen, wenn Amygdalin in neutralem Wasser (pH = 7) gelöst wird.«[78]

Dies ist insofern bedeutsam, als die Extrakte von Mandel-, Pfirsich- oder Aprikosenkernen selbst nach den eigenen Angaben der FDA *als sicher* gelten!

Am 20. April 1975 veröffentlichte die FDA ein von Edward R. Nida unterzeichnetes »Diskussionspapier«. Darin hieß es:

»Im vergangenen Frühjahr verklagten eine inzwischen verstorbene Krebspatientin und ihr Ehemann die Regierung und verlangten die Aufhebung eines von der FDA erlassenen Verbots zur Verteilung von Laetril. *Ein solches Verbot gibt es nicht.*« [Hervorhebung durch den Autor – J. R.]

In meinen Unterlagen befindet sich die Fotokopie – die ich auch bei Gericht zu den Akten gegeben habe – einer Laetril-Bestellung beim *Cyto Pharma Labor* in Tijuana in Mexiko. Absender dieser Bestellung ist das angesehene *Sloan Kettering Institute* für Krebsforschung in New York. Weiterhin liegt dem Gericht eine Kopie eines Lieferscheins an *Sloan Kettering* von einem Herrn Sergio del Rio aus Tijuana vor. Beide Laetril-Lieferungen haben ohne Schwierigkeiten den amerikanischen Zoll passiert.

Einen erheblichen Teil des in den USA verwendeten Amygdalins hat die Firma *Spectro Foods* aus Montclair in New Jersey aus Deutschland importiert. Auch dies hat der amerikanische Zoll über ein Jahr lang nicht beanstandet; pro Gramm Amygdalin wurde eine Zollgebühr von fünf US-Cent bezahlt.

Am 28. März 1976 hat der Landtag des US-Bundesstaates Alaska ein Gesetz verabschiedet, wonach es Ärzten ausdrücklich erlaubt ist, Laetril bei der Behandlung von Krebspatienten zu verwenden. Der entsprechende Antrag wäre wohl kaum unterstützt worden, wenn auf Bundesebene ernsthafte Zweifel am Rechtsstatus von Laetril bestanden hätten.

Die Lage ist also eindeutig: Es gibt kein geltendes Recht in den USA, das den Gebrauch von Amygdalin oder Laetril untersagt. Warum bleibt dann die FDA derart verbissen bei ihren Schikanen?

Die Antwort liegt zum Teil in der Natur der Regierung, genauer gesagt in der menschlichen Natur der Personen, die die Regierungsmacht ausüben. Im gesamten Verlauf der Geschichte hat niemals eine Regierung zugegeben, sich geirrt zu haben. Eine Regierung, die überleben will, muss immer Recht haben bzw. behalten. In dem Augenblick, wo ein Regierungsvertreter ehrlich zugibt, einen schweren Fehler begangen zu haben, erweist er sich in den Augen derer, die schon nach seinem Posten schielen, als inkompetent. Deshalb lügen Männer in Regierungsämtern – selbst in sehr hohen Positionen – manchmal oder verstoßen gegen die Bestimmungen der Verfassung. Damit wollen sie verhindern, dass alle Welt erfährt, dass sie einen Fehler gemacht haben.

Im Fall von Laetril haben Amtsträger auf allen Regierungsebenen einen der größten Fehler der Geschichte gemacht. Ich glaube, dass dies den meisten Betroffenen inzwischen bewusst ist, denn in dem Maße, wie immer mehr Menschen die Wahrheit kennen, handeln die Regierungsvertreter immer verzweifelter und unmoralischer. Es geht ihnen nicht mehr um den Schutz der Öffentlichkeit, sie wollen nur sich selbst schützen.

Das ist einer der Gründe dafür, dass die ganze Macht des Regierungsapparats gegen diejenigen eingesetzt worden ist, die es wagen, Laetril zu verwenden. Aber es gibt noch einen anderen ebenso wichtigen Aspekt. Diesen habe ich bei meiner einführenden Aussage vor den Geschworenen bei meinem vierten Gerichtsprozess vor dem Bezirksgericht in San Diego dargelegt. Das war am 18. Januar 1977. Als mein eigener Anwalt habe ich damals erklärt:

»Meine Damen und Herren Geschworenen: Sie sollen ein Urteil in einem Verfahren fällen, das vielleicht zu den wichtigsten in der amerikanischen Geschichte zählt. Es geht nicht um Schmuggel, sondern es geht buchstäblich darum, ob die Wissenschaft der Medizin durch bürokratisches Eingreifen gehemmt wird. Das Leben von Millionen Menschen steht auf dem Spiel. Man wirft mir Verschwörung zum Schmuggel vor — doch es geht bei diesem Verfahren nicht um die Bestrafung eines Schmugglers, sondern darum, ein für alle Mal den Fortschritt der medizinischen Wissenschaft von politischen Launen abhängig zu machen ...

Die logische Frage lautet nun: Warum sollte sich jemand so über einen Arzt aufregen, der in seiner Praxis Vitamin B17 verwendet? Das ist doch eine ganz einfache Frage, aber die Antwort darauf ist sehr kompliziert. Ich möchte versuchen, dies für Sie verständlich zu machen.

Jahr für Jahr sterben über 370 000 Amerikaner an Krebs. Krebs ist mit Abstand die meist gefürchtete tödliche Erkrankung. Seit Urzeiten sucht der Mensch ohne großen Erfolg nach einer Heilmethode für diesen schrecklichen Killer. Die Forschung ist zum großen Teil von der *American Cancer Society* finanziert worden, die vor langer Zeit von der Familie Rockefeller und einigen ihrer Geschäftsfreunde gegründet worden ist. Da diese Industriellen im Öl- und Pharmageschäft tätig waren, hatten sie ein Interesse daran, eine Krebstherapie mit synthetischen Medikamenten zu finden. Denn die meisten synthetischen Medikamente beruhen nun einmal auf Kohlenteer, sind also Erdölderivate.

In den letzten Jahrzehnten hat die *American Cancer Society* den größten Teil der Krebsforschung in unserem Land mit Zuwendungen finanziell gefördert und gesteuert. Dabei mag es dunkle Machenschaften geben oder auch nicht, aber es geht darum: Wer Geld mit der Krebsforschung verdienen will, der forscht mit großer Wahrscheinlichkeit auf einem Gebiet, wo auf Kohlenteer basierende Chemikalien und die entsprechenden synthetischen Medikamente verwendet werden.

Vielleicht haben die Forscher nicht an der richtigen Stelle nachgesehen. Es gibt eine andere Theorie über die Verhütung und Eindämmung von Krebs. Diese liegt im Bereich der sogenannten orthomolekularen Medizin. Das ist ein Begriff, den der berühmte Nobelpreisträger Dr. Linus Pauling im Jahre 1968 geprägt hat. Die aus dem Griechischen stammende Vorsilbe ›ortho‹ bedeutet ›richtig‹. Und ›molekular‹ bezieht sich auf die Moleküle. Das *Linus Pauling Institute of Science and Medicine* berichtet in seinem *Newsletter*, Jahrgang 1, Nr. 1:

Bei der orthomolekularen Medizin geht es darum, die Gesundheit wieder herzustellen und zu bewahren sowie um die Behandlung von Krankheiten durch Verwendung von Wirkstoffen, die im menschlichen Körper von Natur aus vorhanden sind. Das heißt, man verändert den mengenmäßigen Anteil dieser Stoffe im menschlichen Körper. Vitamine sind solche Stoffe. Es gehört zu den Zielen der orthomolekularen Medizin, die Menge der Vitamine zu ermitteln, die nötig ist, um einen Menschen bei bester Gesundheit zu erhalten. Synthetische Medikamente und andere künstliche Wirkstoffe gehören nicht zur orthomolekularen Medizin.

Jahr für Jahr werden bis zu 28 Milliarden Dollar für die Erforschung, Erkennung und Behandlung von Krebs aufgewendet. Man kann den Anteil der orthomolekularen Medizin bei diesen 28 Milliarden Dollar an den Fingern einer einzigen Hand abzählen. Die Bürokraten, die Leiter der Stiftungen und die mit medizinischen Angelegenheiten betrauten Politiker wollen sich nicht vorwerfen lassen, sich geirrt zu haben. Die Lösung muss von synthetischen Medikamenten kommen, koste es, was es wolle. Wir Orthomolekularmediziner fürchten aber, dass man so vielleicht nie eine Lösung finden wird, während weiterhin Jahr für Jahr 370 000 Amerikaner qualvoll sterben.

Wenden wir uns nun kurz Dr. Linus Pauling zu. Ich teile

Dr. Paulings politische Ansichten keineswegs, aber man kann nicht leugnen, dass er zu den größten Wissenschaftlern dieses Jahrhunderts zählt. Jahrelang war er der absolute Liebling des amerikanischen Wissenschaftsestablishments. Doch seit etwa zehn Jahren untersucht er, welche Rolle die Ernährung bei der Verhütung und Behandlung von Krankheiten spielt. Pauling hat ein Institut für die Untersuchung der orthomolekularen Medizin an der *Stanford University* gegründet. Aber nicht einmal Linus Pauling, wahrscheinlich der berühmteste derzeit lebende Wissenschaftler der Welt, schafft es, für seine Forschungen Gelder von den großen Stiftungen oder von der Regierung zu bekommen. Professor Pauling ist aus der Penthouse-Wohnung des Wissenschaftsestablishments in ein kleines Nebengebäude verbannt worden. Am 8. November des Jahres 1976 musste er im *Wall Street Journal* sogar eine bezahlte Anzeige aufgeben, um Geld für seine Forschungen zu erhalten. Der Spendenaufruf des Pauling-Institutes beginnt mit folgenden Worten:

Unsere Forschung hat ergeben, dass Entstehung und Schwere einer Krebserkrankung von der Ernährung abhängig sind. Wir wollen diese Forschung unbedingt weiter verfeinern, sodass sie dazu beitragen kann, dass Menschen nicht mehr am Krebs leiden müssen.

Die US-Regierung hat sich in den letzten vier Jahren immer wieder vehement geweigert, Dr. Pauling und seine hiesigen Kollegen bei ihrer Forschung zu unterstützen.

Ich kann Ihnen versichern: Würde Dr. Pauling seine Forschungen im Bereich von Chemikalien auf Erdölbasis betreiben, dann würde er von der US-Regierung und der *American Cancer Society* mit Forschungsmitteln überschüttet. Aber der Nobelpreisträger Linus Pauling, der berühmteste Wissenschaftler der Welt, ist zu einem Ausgestoßenen geworden. In den Augen des amerikanischen Medizinestablishments ist er jetzt eine Unperson – nur weil er glaubt, die Lösung für das Rätsel Krebs läge im Bereich der Ernährung, und Prävention und eine wirksame Behandlung dieser Erkrankung könnten im Bereich der Vitamine, Mineralstoffe und Enzyme gefunden werden. Doch diese Stoffe können nicht patentiert werden.

Der mögliche Profit lohnt deshalb den kommerziellen Forschungsaufwand nicht.

Bei dieser ganzen Sache ist wahrscheinlich am schwersten zu verstehen, dass Wissenschaftler so dumm sein können, den von Pauling und anderen Experten vorgeschlagenen Weg zu versperren. Der Krebs ist eine so schreckliche Krankheit, dass man sich einfach nicht vorstellen kann, man ginge nicht umfassend einer jeden Möglichkeit nach, ein Mittel zur Prävention oder Heilung dieser Krankheit zu finden. Zyniker haben darauf hingewiesen, dass angesichts der Milliardenbeträge, die in die Krebsforschung fließen – das heißt: die ›richtige‹ Krebsforschung –, man mehr damit verdienen kann, nach einer Heilmethode zu suchen, als tatsächlich eine zu finden. Ich glaube, dass die Wissenschaftler, die ernsthaft an der Erforschung der Krebskrankheit arbeiten, aus ganzem Herzen hoffen, dabei Erfolg zu haben. Neben dem humanitären Aspekt wird derjenige, der eine Heil- oder Präventionsmethode für Krebs findet, zu den berühmtesten Menschen der Geschichte gehören. Genauso wie Jonas Salk heute überall für seine Entdeckung einer Prävention der Kinderlähmung bekannt ist, wird derjenige, der das Rätsel Krebs löst, umgehend zu einem Superstar. Die ganze Welt wird ihm zu Füßen liegen.

Das Problem liegt darin, dass die Forscher – wie ich erklärt habe – nur dafür bezahlt werden, auf dem Gebiet der traditionellen Krebstherapie eine Antwort zu finden. Für Untersuchungen der Faktoren, die auf dem Gebiet der Ernährung eine Rolle bei der Krebserkrankung spielen könnten, haben sie kein Geld bekommen – egal, wie viele Beweise wir in der orthomolekularen Medizin auch immer für die These liefern, dass diese Forscher die Nadel an der falschen Stelle des Heuhaufens suchen. Wenn die Dinge so weiter laufen wie bisher, dann finden wir diese Nadel vielleicht nie. Und dann werden viele Millionen Menschen wegen des Starrsinns der Politik und Bürokratie sowie wegen blinder Arroganz eines qualvollen Todes sterben.

Wir haben kein Problem mit den Forschern, die darauf bestehen, ein Heilmittel der Krebskrankheit auf dem Gebiet von Chemikalien auf Erdölbasis zu finden, obwohl wir glauben, dass diese Wissenschaftler auf dem Holzweg sind. Aber uns geht es auf die Nerven, dass diese Leute und die unzähligen mit ihnen verbündeten Bürokraten und angeheuerten Werbeleute ständig darauf herumreiten, jeder, der anders an das Problem herangeht, sei notwendigerweise ein Quacksalber. Natürlich bezeichnen sie Dr. Linus Pauling nicht als Quacksalber. Sie kürzen ihm einfach die Mittel, schütteln den Kopf, und sagen ›Ts, ts, ts, welche Schande, dass dieser große Mann nicht mehr alle Tassen im Schrank hat‹. Aber meine Damen und Herren Geschworenen, lassen Sie mich noch einmal darauf hinweisen, dass Pauling auf dem Feld der reinen Wissenschaft tätig ist. Ich aber muss mich dem Mann oder der Frau stellen, die an Krebs erkrankt sind. Der Arzt steht bei dieser Schlacht in der vordersten Reihe, eingeklemmt zwischen der medizinischen Orthodoxie, die ihn einen Quacksalber nennen würde, und dem verzweifelten Patienten. Deshalb stehe ich zum vierten Mal vor Gericht.

Offensichtlich tendieren die bundesweit regulierten großen Pharmaunternehmen, die Medizinpolitiker der *American Cancer Society* und die *Food and Drug Administration* dazu, wie eine große glückliche Familie zu handeln. Wir wissen alle, dass viele Generäle und Admiräle das Pentagon verlassen und sich einen bequemen Job bei einem Rüstungsunternehmen suchen. Dann verhandeln sie mit ihren alten Kumpeln über Rüstungsverträge. Über dieses Faktum des politischen Lebens ist ziemlich viel berichtet worden. Doch dass das gleiche alte Spiel namens ›Bäumchen, wechsel dich‹ auch unter den Pharmariesen, der *American Cancer Society* und der *Food and Drug Administration* gespielt wird, das ist so gut wie unbekannt. Einen Großteil dieser Machenschaften hat übrigens Senator William Proxmire aus Wisconsin ans Licht gebracht.

All dies bedeutet: Eine einflussreiche Clique, die auf dem privaten und öffentlichen Sektor operiert, hat die Forschung und Behandlung von Krebs fest in der Hand. Wer zu dieser Clique gehört und ihr Spiel mitmacht, der ist angesehen und erfährt mit großzügigen Forschungsgeldern auch öffentliche Anerkennung. Wer aber nicht dazugehört und bei seiner Meinung bleibt, der wird als Quacksalber verleumdet, der mit dem Leiden anderer Menschen Geschäfte macht. Jede, aber auch jede Stelle der Regierung verfolgt ihn, und die Sensationsmacher in der Presse behandeln ihn praktisch wie einen Drogenhändler. Sie, meine Damen und Herren Geschworenen, können sich vorstellen, wie erniedrigend es ist und wie wütend es einen Arzt macht, wenn er auf eine solche Art attackiert wird, zumal er weiß, dass er selbst zusammen mit anderen medizinischen Wissenschaftlern möglicherweise das Todesurteil für buchstäblich Millionen Menschen unterzeichnet, wenn er und seine Kollegen einem solchen Druck nachgeben.

Natürlich gibt es auf dem Gebiet von Krebs echte Quacksalber, die mit Unwissen und Verzweiflung Profit machen – Wunder-Scharlatane und zwielichtige Schwindler. Aber selbst dem einfältigsten Grünschnabel sollte klar sein, dass kein rechtmäßiger Doktor der Medizin wie ich, mit einer gut gehenden Praxis und einer jahrelangen Ausbildung und gewissenhafter Ausübung seines Arztberufs, all das aufgeben und zum Quacksalber würde und sich und seiner Familie deswegen diese Hölle aufbürden würde, die ich durchgemacht habe.

Ich will damit nicht sagen, dass jeder, der mit den großen Pharmaunternehmen, der *American Cancer Society* oder der FDA verbunden ist, sich bewusst selbst sagt: »Ich kümmere mich nicht darum, wie viele Menschen einen qualvollen Tod sterben, so lange wie ich auf der Karriereleiter weiter nach oben klettere.« So unverfroren ist kein Mensch. Aber wir wissen, dass der Mensch fähig ist, all das in einer unglaublichen Weise zu rationalisieren, was er als sein eigenes Selbstinteresse ansieht. Wenn die Menschen nicht zur Rationalisierung neigten, würde niemand rauchen. Die Bars würden schließen, wir würden alle eine Diät machen und die Kirchen wären überfüllt. Es gäbe keine Verbrechen mehr, und vielleicht würden uns allen Engelsflügel wachsen. Aber wir leben nicht in Utopia, sondern in der realen Welt. Die Menschen unterliegen der Selbsttäuschung und dem Selbstbetrug. Womöglich glaubt der Staatsanwalt in diesem Verfahren aufrichtig, er handele zum Schutz der Öffentlichkeit, und damit rechtfertigt er einige der juristischen Tricks, zu denen er gegriffen hat.

Ich behaupte: Die Natur des Menschen ändert sich nicht, und es gibt bei der orthodoxen Krebsbehandlung viel Selbstinteresse, das von einer massiven Bürokratie unterstützt wird. Diese Menschen wollen nicht zugeben, dass einer, der an einer anderen Stelle nach einer Lösung sucht, vielleicht von anderen Gefühlen geleitet sein könnte als von Gier und Böswilligkeit. Die Ölgesellschaften wollen Erdölprodukte an die Pharmaindustrie verkaufen. Die Pharmaunternehmen wollen ihre Produkte an Ärzte und Krankenhäuser verkaufen. Die schulmedizinisch ausgebildeten Ärzte, denen in den genannten Fällen keine alternativen Behandlungsarten bekannt sind, wollen operieren und eine Bestrahlungs- und Chemotherapie anwenden. Wissenschaftler wollen Forschungsgelder erhalten. Die Bürokraten des [US-] Gesundheitsministeriums (HEW) wollen ihr Ansehen vergrößern, indem sie dafür sorgen, dass sich die Bundesregierung immer mehr in der Medizin engagiert – und die Krebsangst dient ihnen als Rechtfertigung dafür.

All diese Menschen und Institutionen haben ein enormes Interesse an der Erhaltung des Status Quo und reagieren auf jeden mit Wut und Ablehnung, der ihre gut bezahlte Autorität in Zweifel zieht. Als Ganzes betrachtet, sind die Vorurteile und die Borniertheit ihrer Reaktion lediglich der Schutzzaun derer, die man in der Tat als Krebs-Establishment bezeichnen muss. Wer unter uns es wagt, anderer Meinung zu sein als dieses Krebs-Establishment, der wird als Feind betrachtet. Deshalb stehe ich heute hier vor Gericht, anstatt zu Hause die Kranken und Leidenden zu behandeln ...

Ich hoffe, meine Damen und Herrn Geschworenen, dass Sie nunmehr verstehen, warum ich diese einleitenden Bemerkungen mit der Beobachtung begonnen habe, dass Sie als Geschworene in einer Sache dienen, bei der es um viel mehr geht als um Schmuggel. Der Staatsanwalt weiß, dass ich kein Schmuggler bin. Er weiß, dass er nichts gegen mich in der Hand hat. Bei diesem Prozess geht es darum, dass ein Arzt namens John Richardson das Krebs-Establishment herausgefordert hat.«

Ich habe versucht, klarzustellen, dass es bei der Kontroverse über Laetril um viel mehr geht, als auf den ersten Blick erkennbar ist. Für den gänzlich Uninformierten geht es nur darum, dass gewissenhafte öffentliche Bedienstete versuchen, der Quacksalberei einen Riegel vorzuschieben. Dem aufmerksamen Beobachter erscheint das Ganze als eine ehrliche Meinungsverschiedenheit zwischen zwei entgegengesetzten Ansichten. Für denjenigen, der dieser Sache wirklich nachgeht, ist es nur ein Teil des historischen Kampfes, bei dem eine unter Druck geratende, fehlgeleitete und korrupte Wissenschaft versucht, eine sie bedrohende Wahrheit zu unterdrücken. Für den, der die Sache noch besser versteht, ist sie ein Wirtschaftskrieg, bei dem mächtige Kartelle die von ihr beherrschten Regierungsstellen benutzen, um sich ihre Konkurrenten vom Hals zu schaffen. Und derjenige, der wirklich weiß, worum es geht, erkennt, dass ein Kampf zwischen Ideologien stattfindet: Eine kollektivistische und paternalistische Regierung kämpft gegen den Individualismus und das Recht des freien Bürgers, selbst über sein Schicksal zu bestimmen.

Ich gründe meinen Fall auf zwei unschlagbare Argumente. Das erste findet sich in der Verfassung der Vereinigten Staaten von Amerika, die für mich das größte jemals verfasste Dokument der Freiheit ist. Sie ist noch immer gültig, vorausgesetzt, wir haben genug Vertrauen, sie auch *anzuwenden.*

Wer sich beklagt, die amerikanische Verfassung sei tot oder sie bedeute nur das, was der Oberste Gerichtshof in sie hineinliest, dem liefere ich mein zweites Argument. Es ist das Prinzip der Kriegsverbrecherprozesse in Nürnberg. Als die Nazi-Kriegsverbrecher bei den Prozessen in Nürnberg des Völkermords angeklagt waren, verteidigten sie sich mit dem Argument, sie hätten lediglich Befehle ausgeführt und die Gesetze des Nazistaats befolgt. Die zivilisierte Welt schrie auf: »Schuldig!« Von einem Menschen erwartet man, dass er höheren Gesetzen gehorcht als denen eines Staates. Wenn die Gesetze seines Staates von einem Bürger verlangen, Unschuldige zum Tode zu verurteilen, dann muss er sich diesen Gesetzen widersetzen und seinem Gewissen folgen. Tut er dies nicht, dann handelt er genauso wie die Nazis, die wegen Kriegsverbrechen zum Tode verurteilt und gehenkt wurden.

In der jetzigen Schlacht können wir uns noch nicht einmal auf die Leidenschaft des Krieges berufen, um unser Verhalten zu rechtfertigen. Trotzdem sind in den letzten Jahren mehr Menschen sinnlos an Krebs gestorben, als in all unseren Kriegen gefallen sind.

Wie viele Leiden, wie viele Todesfälle werden die Amerikaner tolerieren, bevor sie sich der Bürokratie widersetzen? Wie viele Ärzte müssen noch ins Gefängnis gehen, bevor alle Ärzte angesichts der wachsenden Regierungskontrolle über ihre Arbeit endlich erklären: »Schluss damit!«? Wie viele Watergates brauchen wir noch, bis wir erkennen, dass sterbliche Menschen durch Macht korrumpiert werden und dass die Lösung für die eigenen Probleme nicht in *mehr*, sondern vielmehr in *weniger* Macht der Regierung liegt?

Der Geist des Widerstands liegt in der Luft, und das ist eine erfrischende Brise, die mich mit großer Hoffnung erfüllt. Ich bin entschlossen, wenn nötig auch allein, aufzustehen und mich zu widersetzen. Aber beim Schreiben dieser letzten Zeilen muss ich mich doch fragen: Gibt es denn niemanden sonst, der das tut?

Kapitel VI

Wie man die Fallgeschichten lesen sollte

Von Patricia Irving Griffin, R. N. (Examinierte Krankenschwester), B. S. (Bachalor of Science)

Eine Erklärung der bei der Auswahl der Fallgeschichten angelegten Kriterien und verwendeten Methodik – Allgemeine Beobachtungen über die Probleme und Grenzen solcher Studien – Eine Beschreibung der Standard-Stoffwechsel-Therapie einschließlich der empfohlenen Diät.

Die Auswahl dieser Fallgeschichten hat sich als weit schwieriger erwiesen als erwartet. Zunächst einmal behandelt Dr. Richardson Patienten und führt kein Forschungsprogramm durch; es ist in vielen Fällen unmöglich, nach der Behandlung den Kontakt mit den Patienten aufrechtzuerhalten. Zumeist geht es ihnen nach der ersten Runde der Laetril-Therapie besser, sie kehren nach Hause zurück und lassen nie mehr von sich hören. Einige haben den Wohnort gewechselt, andere haben die Folgebehandlung nicht eingehalten. Wieder andere sind unter dem Druck ihres Hausarztes zur orthodoxen Behandlungsmethode zurückgekehrt. Andere wollen nicht an einer Folgestudie teilnehmen, weil sie befürchten, ihr Arbeitgeber könne dadurch von ihrer Krebserkrankung erfahren und sie nicht befördern. Schließlich fürchten einige Patienten rechtliche Schwierigkeiten, weil sie eine »illegale« Substanz eingenommen haben. Und einige beantworten unsere Briefe deshalb nicht, weil sie zu beschäftigt sind. (Eine Dame, die wir nicht ausfindig machen konnten, war beispielsweise auf einer Camping-Rundreise durch die ganzen USA; sie steuerte – wie wir schließlich erfuhren – ihr Wohnmobil selbst.)

Unsere Arbeit wurde auch dadurch erschwert, dass wir darauf bestanden, Kopien von allen medizinischen Unterlagen zu erhalten, aus denen zweifelsfrei hervorging, dass der betreffende Patient tatsächlich an Krebs erkrankt gewesen war. Denn wir wussten, dass die Zweifler sofort behaupten würden, diese Menschen hätten überhaupt keinen Krebs gehabt, wir hätten nur ihre Hypochondrie behandelt. Zu unserem Erstaunen mussten wir jedoch erleben, dass viele Patienten sich scheuten, ihren Hausarzt um solche Unterlagen zu bitten – oder uns dies tun zu lassen –, weil sie befürchteten, er könne beleidigt darüber sein, dass sie sich woanders behandeln ließen oder er könnte verärgert sein, weil sie gegen seinen ausdrücklichen Rat Laetril genommen hatten. Zu dieser Kategorie gehörten einige der besten und aussagekräftigsten Fälle. Wir haben sie dennoch nicht in dieses Buch aufgenommen, weil wir fürchteten, unsere Kritiker könnten sie nutzen, um den Wert der gesamten Untersuchung infrage zu stellen. Wir haben nur in den wenigen Fällen eine Ausnahme gemacht, wo die Patienten zuvor umfassend operiert worden waren oder eine Bestrahlungs- oder Chemotherapie durchgemacht hatten. Unter diesen Bedingungen schien es zulässig, der Versicherung der Patienten zu vertrauen, eine gesicherte Diagnose habe vorgelegen, denn es hätte ansonsten einen groben Kunstfehler vonseiten ihrer Ärzte bedeutet, sie einer so radikalen Therapie zu unterziehen.

Insgesamt sind etwa 4000 Krebspatienten in der Richardson-Klinik behandelt worden. Fast alle haben positiv auf die erste Anwendung reagiert und sind dann nach Hause zurückgekehrt. Aus dieser Gruppe haben wir etwa 500 Fälle für unsere Untersuchung ausgewählt. Wir konnten jedoch nur etwa 250 von ihnen ausfindig machen und uns mit ihnen in Verbindung setzen. Die Fälle mit der schwächsten Beweislage wurden ebenso außer Acht gelassen wie diejenigen, bei denen es sich nur um eine Folgebehandlung handelte. Die übrigen Fälle sind in dieser Studie enthalten, stellen aber keineswegs alle bei uns behandelten Patienten dar. Wenn wir über umfangreiche steuerfreie Steuermittel verfügten, mit denen unsere Kritiker oftmals ihre eigenen Studien finanzieren, dann hätten wir ein Team von Interviewern und Statistikern anheuern können, um eine beeindruckende Studie von mehreren tausend Seiten Umfang zu erstellen. Bis wir solche Fördermittel erhalten, ist diese begrenzte Studie das Beste, das wir zu bieten haben.

Wenn wir in diesen Fallgeschichten die Namen von Krankenhäusern nennen, so geschieht dies ausdrücklich nur, um die Institute zu identifizieren, die die Diagnose bestätigt haben. Es soll *nicht* bedeuten, dass diese Institute eine positive Haltung zu Laetril einnehmen.

Es ist in medizinischen Fachzeitschriften oder Büchern nicht üblich, die Namen der Patienten zu nennen. In diesem Buch werden nur diejenigen namentlich genannt, die eingewilligt haben, dass ihre Portraits, Röntgenbilder und anderen medizinischen Unterlagen hier veröffentlicht werden.

Wir möchten auch kurz darauf hinweisen, dass viele der Ärzte, deren Patienten schließlich in die Richardson-Klinik kamen, uns nicht unbedingt kooperativ begegneten. Einige Ärzte waren offen feindselig, andere sandten uns Briefe mit extrem formulierten Verleumdungen zu. Das ist einer der Gründe dafür, dass wir auf die Nennung der Namen von Ärzten in dieser Studie verzichtet haben. Ein weiterer Grund ist der, dass in diesen Fallstudien auch die Krankheiten von Patienten besprochen werden, die mehr an ihrer ursprünglichen Therapie als am Krebs gelitten haben. Mit anderen Worten: Die hier präsentierten Fakten lassen die ursprünglichen behandelnden Ärzte nicht immer in einem positiven Licht erscheinen – es wäre daher niemandem damit gedient, ihre Namen zu nennen. Alle Namen und Unterlagen liegen jedoch vor und können jedem mitgeteilt werden, der ein berechtigtes Interesse daran hat.

Zugegebenermaßen liegt eine Schwäche dieser Studie darin, dass es nur wenige Fälle mit einer Überlebenszeit von mehr als fünf Jahren gibt. Der offensichtliche Grund dafür ist der, dass Dr. Richardson erst 1971 mit der Anwendung von Laetril begonnen hat und die Zahl der von ihm behandelten Krebspatienten anfänglich sehr klein war. Erst ab 1973 wurden mehr Patienten in der Klinik behandelt. Entsprechend fallen die meisten dieser Fallgeschichten in die Kategorie von eineinhalb bis drei Jahren, und nur wenige in die von fünf Jahren. Man sollte jedoch nicht vergessen, dass es in der orthodoxen medizinischen Literatur von Fällen mit einer Überlebenszeit von einem oder eineinhalb Jahren nur so wimmelt. Auch wenn diese kürzeren Perioden nicht so aussagekräftig sind, so haben sie *trotzdem* ihre Bedeutung – insbesondere dann, wenn zahlreiche dieser »kurzfristigen« Fälle vorliegen – und sollten daher nicht vernachlässigt werden. Darüber hinaus planen wir – vorausgesetzt, es gibt genügend Interesse, das den Aufwand rechtfertigt –, diese Studie aufgrund neuerer Erkenntnisse zu aktualisieren und auszuweiten.[79]

Möglicherweise werden nicht alle Patienten, deren Fallgeschichte in diesem Buch beschrieben wird, in fünf oder zehn Jahren noch leben. Einige werden einen tödlichen Unfall erleiden oder an einem Herzinfarkt sterben, andere an den Spätfolgen der Bestrahlungs- oder Chemotherapie und einige natürlich an den Schädigungen, die der Krebs schon vor Beginn der Laetril-Behandlung verursacht hatte. Man muss aber berücksichtigen, dass die Mehrzahl dieser Fälle bereits als »im Endstadium« klassifiziert worden waren, bevor die Patienten in die Richardson-Klinik kamen. Deshalb ist zu erwarten, dass nicht alle überleben. Wenn auch nur *einer* von ihnen nach einem oder zwei Jahren noch lebt, dann ist dies schon ein großer Sieg für Laetril. Dass praktisch bei allen Patienten die Schmerzen gelindert wurden, dass sie wieder zu Kräften kamen und dass ihre Lebensqualität dramatisch verbessert wurde – so lange sie noch lebten –, allein das ist eine beneidenswerte Leistung, die die Konsens-Medizin bislang nicht vorzuweisen hat.

Wir wollen auch berichten, dass unter den ca. 250 Briefen von Patienten und ehemaligen Patienten, die wir im Laufe der Vorbereitungen für diese Fallgeschichten erhalten haben, nur zwei waren, in denen sich Patienten über ihre Behandlung beschwerten, und selbst einer dieser beiden äußerte sich positiv über Laetril. Damit liegt die Unzufriedenheitsrate bei unter einem Prozent und ich glaube kaum, dass es unter Dr. Richardsons Kritikern viele Krebsspezialisten gibt, die diesen Rekord einstellen können.

Einige Mediziner werden diese Fallgeschichten vielleicht dafür kritisieren, dass sie zu viel Anekdotisches über die psycho-soziale Auswirkung der Diagnose Krebs und die anschließende Behandlung enthalten. Die Probleme des Patienten enden jedoch nicht damit, dass die Geschwulst oder der Knoten entfernt wird – weit gefehlt! Dass viele Patienten ihren Arbeitsplatz verlieren, wenn bekannt wird, dass sie an Krebs erkrankt sind, belastet diese Menschen wahrscheinlich ebenso stark wie die Folgen von Operation, Bestrahlung und Chemotherapie. Wenn einem Mann auf Anraten seiner Ärzte die Hoden entfernt werden, um den Krebs »einzudämmen«, dann hat er mehr Probleme als die der Wundheilung. Wenn ein Ehemann seiner Frau nicht mehr romantisch begegnen kann, weil ihn ihr fehlender Busen irritiert, dann hat sich die Lebensqualität der Beteiligten drastisch verändert und die Hoffnung auf ein längeres Leben wurde zu einem schrecklichen Preis erkauft.

Die orthodoxe Therapie (Operation, Bestrahlung, Chemotherapie) betrachtet aufgrund des Konzepts von Geschwulst oder Knoten die Entfernung dieser Geschwulst oder dieses Knotens als einzig vernünftiges Maß für die erfolgreiche Behandlung einer Krebskrankheit. Psycho-soziale Faktoren spielen dabei keine primäre Rolle. Ein ernsthafter, besorgter und hingebungsvoller Arzt könnte nicht damit leben, wenn er sich zu viele Gedanken über die Probleme macht, die er beispielsweise erzeugt, wenn er jemandem die Nase amputieren muss. Wir sind der Meinung, dass wir diese Probleme ansprechen und ins Zentrum rücken müssen – zusätzlich zur Darstellung der medizinischen Daten –, damit der Wert der Stoffwechsel-Therapie als Alternative zu den derzeitigen Methoden in vollem Umfang gewürdigt werden kann.

Ich muss gestehen, dass ich anfänglich gegen das Projekt voreingenommen war. Ich wusste, dass Laetril seinen Wert hatte. Ich neigte aber zu der Theorie der »magischen Kugel«, dass Laetril, und nur Laetril, die Lösung war. Ich habe die Bedeutung der Enzyme der Bauchspeicheldrüse, der zusätzlichen Vitamine und Mineralstoffe und der vegetarischen Ernährung unterschätzt. Ich habe zwar die Begründung dieser Maßnahmen verstanden, aber ihre volle Bedeutung war mir nicht bewusst.

Da ich früher vom Wert des tierischen Eiweißes überzeugt war, betrachtete ich diese Frage als »Modeerscheinung«; als völlig überflüssiges Anhängsel einer erfolgreichen metabolischen Ernährung. Diese Fallgeschichten überzeugten mich jedoch vom Gegenteil. Ein Krebspatient wird genauso wenig positiv auf die Behandlung mit Laetril allein reagieren, wie bei einem Patienten mit einem schweren Diabetes die Symptome allein dadurch verschwinden, dass er Insulin einnimmt, weiterhin aber Banana-Split, Sahnetorte und süße Getränke zu sich nimmt. Ich kam zwangsläufig zu dem Schluss, dass die Einhaltung der Diät für den sogenannten »Patienten im Endstadium« tatsächlich eine Frage von Leben und Tod ist.

Ich bin aufgrund der persönlichen Gespräche und der Korrespondenz mit Patienten der Richardson-Klinik überzeugt, dass es Männern mit Prostatakrebs – selbst in Fällen von Metastasen in Lymphknoten und Knochen – deshalb insgesamt gesehen so gut geht, weil die meisten von ihnen alle Aspekte der Behandlung, einschließlich der Diät, so sorgfältig beachten bzw. einhalten.

Für mich ist klar: Würden *alle* Patienten so sorgfältig auf ihre Gesamtgesundheit achten, wie an Prostatakrebs erkrankte Männer auf die Erhaltung ihrer Potenz, dann käme es zu einer Steigerung der Überlebensrate, die nicht nur die Skeptiker, sondern sogar die Laetril-Enthusiasten beeindrucken würde.

In diesem Buch wird die Behandlung eines jeden einzelnen Patienten nicht detailliert beschrieben, denn im Allgemeinen ist die Stoffwechsel-Therapie ziemlich standardisiert. Anstatt also jedes Vitamin und jeden Mineralstoff und andere Ergänzungsmittel in jeder Fallgeschichte einzeln aufzulisten, werden sie hier zusammengefasst:

1. DIÄT – vor allem frische Früchte, Gemüse, Keime, Nüsse und Getreide. Keinerlei tierisches Eiweiß, auch keine Milchprodukte.

2. TABAK, ALKOHOL und KAFFEE sind verboten.
3. LAETRIL (Vitamin B17-) Injektionen.

Zeitplan	Injektionen	Menge	Häufigkeit
Monat 1	i. v.	mind. 6–9 g	1 x täglich; 20 Tage lang
Monat 2	i. v. oder i. m.	3 g	3 x pro Woche; 4 Wochen lang
Monat 3	i. v. oder i. m.	3 g	2 x pro Woche; 4 Wochen lang
Monate 4 bis 18	i. v. oder i. m.	3 g	1 x pro Woche; 1 bis 1,5 Jahre oder länger

4. LAETRIL- (Vitamin B17-) Tabletten – Einnahme von einer bis vier Tabletten mit 500 Milligramm Wirkstoff täglich an den Tagen, an denen der Patient *keine* Laetril-Injektion erhält. Im ersten Jahr beträgt die übliche Dosis zwei Tabletten pro Tag. Die meisten Patienten nehmen für den Rest ihres Lebens Tabletten ein. Einige nehmen Tabletten mit 100 Milligramm und ergänzen die Dosis mit Aprikosenkernen. *Die Kerne müssen zu einer anderen Tageszeit als die Laetril-Tabletten eingenommen werden; zwischen den Einnahmen müssen jeweils mindestens drei Stunden liegen.*
5. BAUCHSPEICHELDRÜSENENZYM-TABLETTEN – viermal täglich zwei bis vier Tabletten.
6. VITAMIN B15 (PANGAMSÄURE) – dreimal täglich 50 Milligramm.
7. VITAMIN C – 750 bis zu 2000 Milligramm pro Tag.
8. AMINOSÄURETABLETTEN (Ag/Pro) – drei bis neun Tabletten pro Tag, um den Mangel an tierischem Eiweiß auszugleichen.

9. CHELIERTE MINERALSTOFFE – die Dosis hängt von der Art und dem Ausmaß des vorliegenden Mangels an diesen Stoffen ab; dieser wird durch eine Haaranalyse ermittelt.

10. THERAPEUTISCHE VITAMINE UND MINERALSTOFFE (Supergran) – eine bis zwei Kapseln pro Tag.

11. VITAMIN E – Täglich 800 IE bis 1200 IE.

12. FLÜSSIG-EIWEISS – täglich ein bis zwei Esslöffel. Dieses Eiweiß ist eine »vorverdaute« Form und enthält die wichtigsten Aminosäuren, die den Einsatz von Bauchspeicheldrüsenenzymen nicht erfordern. (Flüssig-Eiweiß wird bei Patienten eingesetzt, die keine Ag/Pro-Tabletten einnehmen.)

13. ZUSÄTZLICHE VITAMINE UND MINERALSTOFFE – werden in besonderen Fällen empfohlen.

Die Kur der Richardson-Klinik ist ihrer Natur nach human. Sie orientiert sich an der Philosophie des Hippokrates, des Vaters der Medizin, der seine Studenten lehrte: »Nicht schaden!«

BILDER

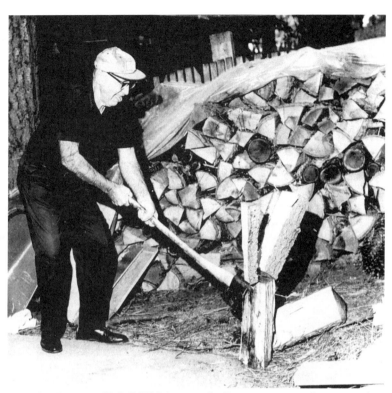

Bei John Peterson (Fall P107J) lautete die Prognose, er werde wegen einer inoperablen Prostatakrebserkrankung noch höchstens ein Jahr leben. Seine Krankheit schritt sehr schnell voran, er hatte dauernd schwere Schmerzen. Sein Körper wurde von Krämpfen geschüttelt, er blutete aus dem Darm, Schmerzen und Schwäche führten zu häufigen Ohnmachtsanfällen. In diesem Zustand begann er mit der Laetril-Behandlung.

Innerhalb von 30 Tagen nach der ersten Injektion konnte er wieder Auto fahren und ein fast normales Leben führen. Das Bild zeigt ihn zwei Jahre später bei einer seiner Lieblingsbeschäftigungen. (Foto: Jack Lauck)

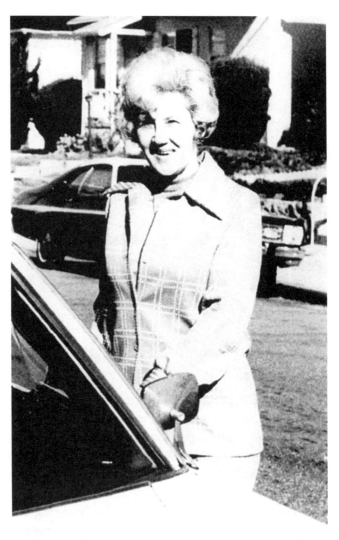

Lorette Lau (Fall L152L) erfuhr 1975 von ihrem Arzt, sie habe höchstens noch ein Jahr zu leben, wenn sie sich nicht einer Bestrahlungs- oder Chemotherapie unterzöge. Sie lehnte seinen Rat ab und kam stattdessen zur Stoffwechsel-Behandlung in die Richardson-Klinik. Sie hat sehr gut auf die Therapie reagiert und erfreut sich seitdem bester Gesundheit. (Foto: Steve Richardson)

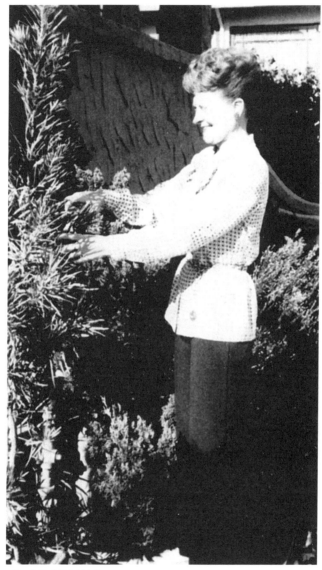

Lorraine Ford (Fall F115L) litt an einem inoperablen Leberkrebs nach einer vorhergehenden Brustkrebserkrankung. Die meisten Patienten in dieser Kategorie sterben innerhalb von sechs Monaten nach der Diagnose. Nach dem Scheitern einer Chemotherapie war im Dezember 1974 Laetril für sie die letzte Hoffnung. Heute führt sie ein aktives und normales Leben. (Foto: Steve Richardson)

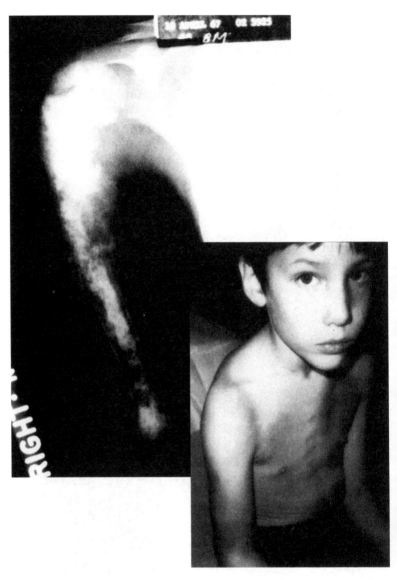

Shane Horton (Fall H150S) entwickelte im Alter von sechs Jahren ein Osteosarkom am rechten Oberarm und an der Wirbelsäule. Die Diagnose wurde durch Röntgenaufnahmen und eine Knochenmarkbiopsie bestätigt. Nach Ansicht seiner Ärzte bestand keine Chance auf Heilung. Daraufhin entschlossen sich seine Eltern zu einer Laetril-Behandlung.

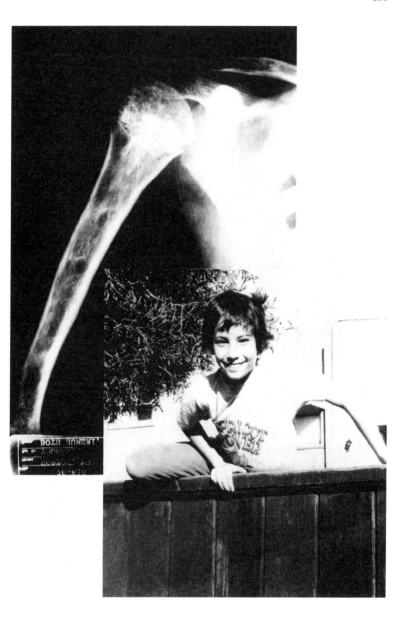

Drei Jahre nach Beginn der Laetril-Behandlung waren alle Anzeichen für einen Knochenkrebs verschwunden und Shane führte das völlig normale Leben eines Neunjährigen. (Foto unten: Steve Richardson)

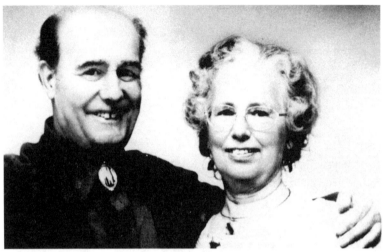

Ben Reynolds (Fall R106B), hier mit seiner Frau, erfreut sich viereinhalb Jahre nach der Diagnose »chronische lymphatische Leukämie« guter Gesundheit. Außer einer dreitägigen Chemotherapie hat er nie eine andere Behandlung gehabt als die Stoffwechsel-Therapie einschließlich Laetril. (Foto: Steve Richardson)

Dr. John Richardson ist kein »Geschwulst«- oder »Knoten«-Arzt. Für ihn ist der bösartige Tumor lediglich das Symptom der Krebserkrankung, nicht die Krankheit selbst. So lange wie die orthodoxe Medizin weiterhin nur das Symptom behandelt, können ihre Vertreter nicht darauf hoffen, je die Krankheitsursache bekämpfen zu können. (Foto: Steve Richardson)

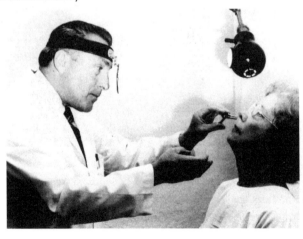

Bei Thelma Mosca, unten rechts (Fall M122T), lautete im Januar 1975 die Diagnose Gebärmutterhalskrebs. Sie war für eine Operation einschließlich einer Totaloperation vorgesehen. Sie entschied sich gegen eine Operation und für einen Versuch mit Laetril. Ihr Arzt erklärte ihr damals, sie werde innerhalb von drei Monaten sterben. Zwei Jahre nach Beginn der Laetril-Behandlung ist sie im Gemeindeleben aktiv und ist aus der Gemeinschaft nicht mehr wegzudenken.

Linda Barton, links (Fall B133L), litt 1975 an einem durch eine Biopsie bestätigten Gebärmutterhalskrebs. Sie lehnte eine Operation ab und entschied sich stattdessen für die Stoffwechsel-Therapie einschließlich Laetril. Bei Nachfolgeuntersuchungen konnten keine Spuren von Krebs festgestellt werden.

(Fotos: Steve Richardson)

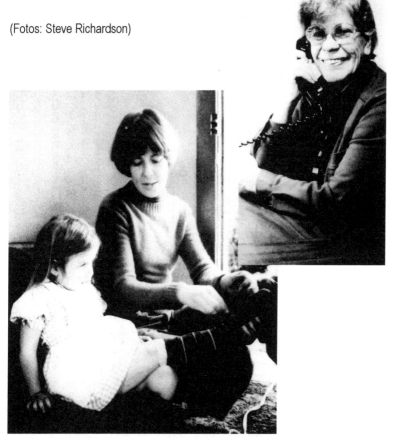

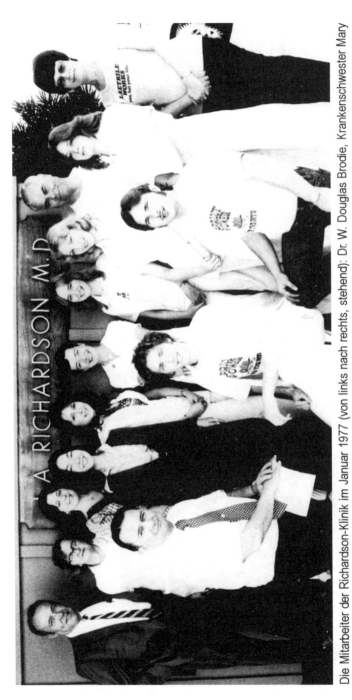

Die Mitarbeiter der Richardson-Klinik im Januar 1977 (von links nach rechts, stehend): Dr. W. Douglas Brodie, Krankenschwester Mary Botelho, Joanna Ketner, Joie Toyotome, Gail Bowman, Krankenschwester Angela Gillmer, Trudy Prince, Becky Richardson, Bela Veress, Jannell Garret, Janice Eby. Außerdem (kniend, von links nach rechts): Ralph Bowman, Steve Richardson, Matt Bowman. Nicht im Bild:

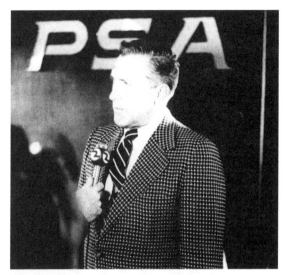

Dr. John Richardson bei einem Presseinterview auf dem Flughafen von San Francisco. Die Presse interessiert sich für einen Arzt, wenn er die orthodoxen Therapiemethoden verlässt und das Krebs-Establishment herausfordert. (Foto: Steve Richardson)

Dr. Richardson und Ralph Bowman, sein langjähriger Freund und Geschäftsführer. Hier stehen sie zuversichtlich vor dem Gebäude des Bundesgerichts, vor dem sie gegen die offizielle Einschränkung der Verwendung von Laetril geklagt haben. (Foto: G. Edward Griffin)

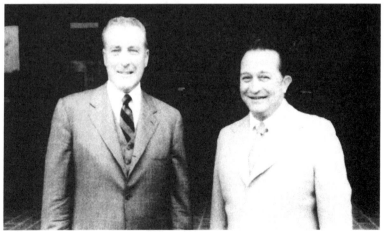

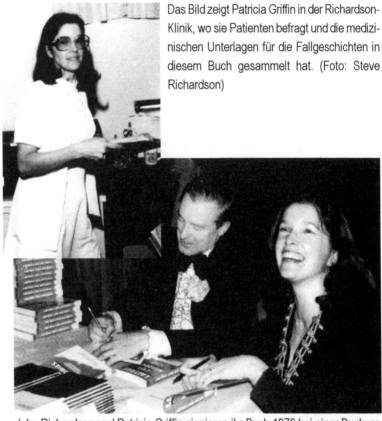

Das Bild zeigt Patricia Griffin in der Richardson-Klinik, wo sie Patienten befragt und die medizinischen Unterlagen für die Fallgeschichten in diesem Buch gesammelt hat. (Foto: Steve Richardson)

John Richardson und Patricia Griffin signieren ihr Buch 1979 bei einer Buchvorstellung in Los Angeles. (Foto: G. Edward Griffin)

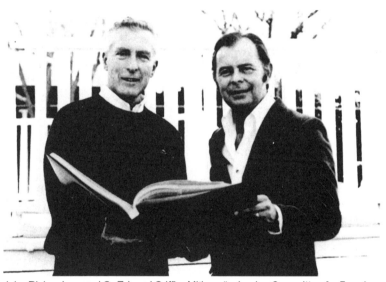

John Richardson und G. Edward Griffin, Mitbegründer des *Committee for Freedom of Choice in Cancer Therapy* (Komitee für Wahlfreiheit in der Krebstherapie).

ZWEITER TEIL

DIE FALLGESCHICHTEN

Von Patricia Irving Griffin; R. N. (Examinierte Krankenschwester), B. S. (Bachelor of Science)

HINWEIS DES HERAUSGEBERS

Für die zweite Auflage dieses Buches wollten wir uns mit allen Patienten, deren Fallgeschichten erzählt werden, noch einmal in Verbindung setzen und Folgeberichte über ihre weitere gesundheitliche Entwicklung sammeln. Doch nach so vielen Jahren war unsere Adressenkartei fast nutzlos geworden. Ein weiteres, noch größeres Problem bestand darin, dass viele der Patienten bereits 70 Jahre oder älter waren, als sie in die Klinik kamen. Sie wären also zum Zeitpunkt des Erscheinens dieses Buches 90 oder sogar 100 Jahre alt. Es bestand also offensichtlich nur wenig Hoffnung auf Berichte über ihren »Fortschritt«.

Mithilfe der Internet-Suchmaschinen konnten wir uns mit den Familien einiger Patienten in Verbindung setzen und haben zu unserer Freude erfahren, dass die meisten ein gesundes und glückliches Leben geführt hatten. Nur wenige waren an Krebs gestorben und das waren zumeist diejenigen, die die Kur nicht fortgesetzt hatten, nachdem sie die Richardson-Klinik verlassen hatten. Diese Folgeberichte finden sich im Anhang und nicht in den Fallgeschichten selbst. Dadurch wird die Form des ursprünglichen Buches gewahrt und das Ganze wird zu einem noch eindrucksvolleren historischen Dokument.

Künftige Generationen werden mit Schrecken auf diese Zeit und auf die politischen und wissenschaftlichen Irrtümer zurückblicken, die in diesem Buch beschrieben werden.

BRUSTKREBS

Zwei von drei Patientinnen mit Brustkrebs, die sich nicht für eine Behandlung mit Laetril, sondern für eine orthodoxe Therapie entscheiden, sterben innerhalb der folgenden fünf Jahre.[80] Wenn ein Krebsknoten seit einem Monat bekannt ist, ist davon auszugehen, dass bei 50 Prozent der Patientinnen bereits Metastasen vorliegen.[81] Dies sollte der Leser bei den folgenden Fallgeschichten berücksichtigen.

M110MX: Brustkrebs

Im Juli 1974 begab sich diese 50-jährige Frau wegen eines Knotens in der linken Brust in ärztliche Behandlung. Das Ergebnis einer Mammografieund einer Nadelbiopsie war negativ. Im Mammografiebericht hieß es jedoch:

»Klinisch tastbare verhärtete Masse im unteren linken Quadranten der Brust, die sich im Röntgenbild als unregelmäßig umschriebene Verdichtung ähnlich einer fibrozystischen Veränderung darstellt. Der makroskopische Eindruck einer krankhaften Gewebeveränderung lässt allerdings eine Biopsie geraten erscheinen.«

Die Patientin entschied sich dafür, den Knoten entfernen zu lassen, unterzeichnete aber keine Einwilligungserklärung, die ganze Brust amputieren zu lassen, falls sich die Gewebeveränderung als Krebs erweisen sollte. Ein Auszug aus dem Bericht der Pathologie lautet:

»*Mikroskopischer Befund:* … an einigen Stellen erscheint der Tumor als Nest von Zellen, die sich in das umgebende Fettgewebe ausdehnen. Der Tumor reicht über das resezierte Gebiet hinaus.

Mikroskopische Diagnose: Infiltriertes duktales Karzinom der linken Brust.«

Die Tatsache, dass der Tumor »über das resezierte Gebiet hinaus reicht« besagt, dass nicht alles Tumorgewebe entfernt wurde. Deshalb drängten die Ärzte die Patientin, die Brust amputieren zu lassen. Ihr wurde auch eine anschließende Kobalt-Bestrahlung nahe gelegt. Doch die Frau entschloss sich, eine Stoffwechsel-Therapie einschließlich Laetril zu versuchen. Mit der Behandlung wurde im August 1974 begonnen, und zwar mit der Standardbehandlung von täglich sechs bis neun Gramm Laetril, das intravenös (i. v.) injiziert wurde. Die Therapie wurde durch die Gabe von Bauchspeicheldrüsenenzymen und einem breiten Spektrum von Vitaminen und Mineralstoffen ergänzt. Die Patientin stellte ihre Ernährung auf die empfohlene Diät ohne tierisches Eiweiß um, die sie seither einhält. Alle Formen einer orthodoxen Behandlung hat sie abgelehnt.

Zur Überraschung ihres früheren Arztes ist die Krebserkrankung bei dieser Patientin nicht wieder aufgetreten, obwohl sicher ist, dass nach der Biopsie noch bösartiges Gewebe im Körper verblieben war. Bis heute führt sie ein völlig normales Leben ohne irgendein Anzeichen für Krebs.

(Siehe den Anhang über die weitere Geschichte der Patientin seit 1977.)

F161W: Krebs der linken Brust mit Lymphknoten-Metastasen

Diese Frau wurde im Alter von 53 Jahren zur Begutachtung einer Veränderung in der linken Brust ins Krankenhaus eingewiesen. Das war am 6. Februar 1975.

Bei der Aufnahme berichtete sie, sie habe um den 12. Dezember 1974 herum bemerkt, dass sich die Warze der linken Brust nach innen gezogen habe. Bei der Aufnahmeuntersuchung stellte der Arzt beim Abtasten der Lymphregion eine »verbackene Resistenz« fest; die einzelnen Lymphknoten waren nicht mehr tastbar.

Die Patientin wurde am darauf folgenden Tag operiert. Im Bereich unter der linken Brust wurde eine Biopsie entnommen, der

Pathologe stellte ein »infiltrierendes duktales Zellkarzinom« fest. Der Arzt nahm eine radikale Amputation der linken Brust vor. Im Bericht des Pathologen vom 10. Februar 1975 heißt es unter anderem:

»*Situs:* Es finden sich zahlreiche vergrößerte, offensichtlich befallene Lymphknoten.

Mikroskopie: Es liegen zehn Schnitte von verschiedenen Tumorabschnitten vor ... Bei der Untersuchung finden sich Metastasen in acht der 13 untersuchten Lymphknoten, auch den beiden obersten.

Pathologische Diagnose: Linke Brust, infiltrierendes duktales Zellkarzinom weitgehend vom szirrhösen Typ mit Metastasen in acht der 13 untersuchten Lymphknoten.«

Wenn sich der Krebs in die obersten der untersuchten Lymphknoten ausgebreitet hat, gilt dies im Allgemeinen als schlechtes Zeichen für das Überleben des betroffenen Patienten.

Wie die Patientin berichtet, hat sie im März 1975 erneut ihren Arzt aufgesucht. Anscheinend war zu diesem Zeitpunkt ihre Prognose so schlecht, dass er eine Bestrahlungs- oder Chemotherapie gar nicht erst empfahl. Er deutete an, die Überlebenschancen seien schlecht und erklärte nur schlicht: »Sie müssen sich damit abfinden.« In einem Brief an die Richardson-Klinik erklärte diese Patientin ihre Reaktion auf das Gespräch mit ihrem Arzt:

»Ich war entsetzt. Man konnte nichts mehr tun, es gab keinerlei Empfehlungen und – was für mich am schlimmsten war – es gab niemanden, dem ich Fragen stellen oder mit dem ich überhaupt über meine Lage sprechen konnte.

Ich erinnerte mich an einen Film über Laetril, den ich gesehen hatte. Mein Mann rief die Person an, die den Film hier in Grass Valley in Kalifornien vorgeführt hatte. Nach einem Gespräch mit ihr und nach der Lektüre einiger Bücher über das Thema entschlossen wir uns zu einer Vitamintherapie.«

Diese Patientin kam am 24. März 1975 in die Richardson-Klinik. Über einen Zeitraum von 20 Tagen erhielt sie täglich neun Gramm Laetril i. v., anschließend wurde die Dosis schrittweise verringert. Die Mineralstoffgabe wurde nach einer Haaranalyse festgelegt. Die Blutwerte waren im Wesentlichen normal. Die biologischen Tests (»Bioassays«) ergaben: (1) am 24.03.1975: 26,7; (2) am 18.06.1975: 18,7; (3) am 02.10.1975: 15,1; (4) am 12.01.1976: 14,5; (5) am 29.03.1976: 15.0; (6) und am 10.08.1976: 21,4.[82]

Zum jetzigen Zeitpunkt nimmt die Patientin täglich zwei Tabletten Laetril à 500 Milligramm ein und erhält einmal im Monat eine i. v.-Injektion von drei Gramm Laetril. Abgesehen von einer gelegentlichen Fisch- oder Geflügelmahlzeit hält sie ihre vegetarische Diät ein.

Es ist zweieinhalb Jahre her, dass diese Patientin von der orthodoxen Medizin aufgegeben wurde. Mit der Stoffwechsel-Therapie erfreut sie sich bester Gesundheit. Sie erledigt ihren Haushalt, hilft im Garten, kümmert sich um ihre Familie und um ihre in der Nähe wohnende betagte Mutter.

K132MH: Brustkrebs mit Streuung (Metastasen)

Diese Frau begab sich im Mai 1974 zu einer Untersuchung ins Krankenhaus von Great Falls im US-Bundesstaat Montana. Die Untersuchungen ergaben den Verdacht auf Krebs. Bei Frau K. wurde wegen eines »infiltrierenden duktalen Karzinoms« (Krebs) eine modifizierte Brustamputation (Mastektomie) vorgenommen. In zwei der elf entnommenen Lymphknoten wurden Metastasen gefunden.

Nach der Brustamputation erhielt die Patientin eine Kobalt-Bestrahlung von 4500 rad in der linksseitigen befallenen Achsel- und Brustregion und der Mamma-Region in insgesamt 15 Sitzungen, verteilt über einen Zeitraum von drei Wochen. Sie wurde 1975 in regelmäßigen Abständen von ihrem Arzt untersucht.

Im Januar 1976 bemerkte sie, dass sich in dem ehemaligen Operations- und Bestrahlungsgebiet wieder Knoten entwickelten. Sie suchte erneut ihren Arzt auf.

In einem Brief an die Richardson-Klinik vom 7. April 1976 erklärte der Arzt unter anderem:

»Ich habe [die Knoten] untersucht; in dem Gebiet der früheren Mastektomie fanden sich zwei bis drei eindeutige Metastasen. Ich habe eine Biopsie einiger Knoten vorgenommen, das Ergebnis war ein metastasierendes infiltrierendes duktales Adenokarzinom [Krebs].«
Die Patientin hat erklärt, ihr Arzt habe gesagt, sie könne keine weitere Bestrahlung bekommen und er wolle sie auch nicht mit einer Chemotherapie behandeln. Es wurde beschlossen, sie stattdessen einer Hormontherapie zu unterziehen. Ihr wurde jedoch mitgeteilt, eine solche Therapie sei kein Heilverfahren und die orthodoxe Medizin könne angesichts der wieder aufgetretenen Krebserkrankung nicht viel für sie tun.
In einem Brief vom 26. März 1976 an die Richardson-Klinik erklärte die Patientin:
»Ich habe sie [die Tabletten] eine Zeit lang eingenommen, aber der Wirkstoff war Stilbestrol und mir war bekannt, dass die FDA die Viehzüchter angewiesen hatte, dies Medikament nicht mehr bei Rindern zu verwenden, weil das Fleisch der mit diesem Hormon behandelten Tiere möglicherweise beim Menschen Krebs erregen könnte.«
Die Patientin nahm die Stilbestrol-Tabletten nur noch wenige Wochen ein und entschied dann, das Mittel, das sie als krebserregend ansah, abzusetzen. Sie sagte, ihr Bauch sei nach der Einnahme von Stilbestrol angeschwollen, sie könne ihren Urin nicht kontrollieren und die Monatsblutungen hätten wieder eingesetzt, obwohl sie bereits in den Wechseljahren gewesen sei.
Die Patientin kam in die Richardson-Klinik und am 3. Februar 1976 wurde mit der Stoffwechsel-Therapie begonnen. Weil die Krebserkrankung in der operierten und bestrahlten Region erst seit gut einem Jahr wieder aufgetreten ist, ist es für eine endgültige Beurteilung der Wirksamkeit der Stoffwechsel-Therapie noch zu früh. Allerdings geht es den meisten Patienten mit solchen Befunden ohne Therapie rapide schlechter und sie sterben innerhalb eines Jahres. Im Gegensatz dazu scheint die Erkrankung bei dieser Patientin vollkommen unter Kontrolle zu sein, sie erfreut sich eines normalen Lebens.

B157M: Krebs beider Brüste

Zum Zeitpunkt ihrer ersten radikalen Mastektomie (Brustamputation) im Juni 1967 war Frau B. 50 Jahre alt. Die Patientin erklärt, der Arzt habe ihr versichert, man hätte »alles erwischt«.

In demselben Krankenhaus in Michigan wurde 1974 bei ihr dann eine zweite radikale Mastektomie durchgeführt, das heißt ihre zweite Brust wurde amputiert, und ihr wurde gesagt, sie müsse anschließend mit Kobalt bestrahlt werden. Außerdem müssten ihr nach Abschluss der Kobalt-Behandlung auch die Gebärmutter und die Eierstöcke entfernt werden.

Auf Anraten ihres Arztes begab sich die Frau in ein Krankenhaus in Buffalo im Bundesstaat New York, um sich auf die Bestrahlungstherapie vorzubereiten. Über ihre Behandlung in New York sagt die Patientin:

»Ich ging nach Buffalo, weil ich mir dort eine exzellente Behandlung erwartete, denn die Klinik hatte angeblich einen guten Ruf ... Von dem Augenblick an, als ich die Klinik betrat, fühlte ich mich als Nummer. Ich hatte nie ein ausführliches Gespräch mit einem Arzt. Ich wurde in eine Strahlenabteilung geschickt, musste mich ausziehen und auf einen Tisch setzen. Zwei Ärzte betraten den Raum, sprachen aber nicht mit mir, sondern redeten nur miteinander. Ohne mir irgendwelche Erklärungen oder Beratung bezüglich meines Zustandes zu geben, zogen sich die Untersuchungen zwei weitere Wochen lang hin ...«

Nach einer Besprechung mit zwei weiteren Ärzten an demselben Krankenhaus, die jedoch mit der nuklearmedizinischen Abteilung nichts zu tun hatten, beschloss Frau B., eine Kobaltbehandlung abzulehnen. Wie die Patientin berichtete, riefen immer wieder Ärzte bei ihr zu Hause an und bedrängten sie, zurückzukommen und mit der Bestrahlungstherapie zu beginnen. Man sagte ihr, ohne die Bestrahlung seien ihre Überlebenschancen praktisch null. Die Patientin erklärte: »Ich fühlte mich, als würde man mich krallen und in einen Röntgenkäfig (zurück)werfen wollen.« Frustriert und desillusioniert kehrte sie nach Michigan zurück.

Im Juni 1975 wurden drei kleine Knoten entdeckt, die sich im Bereich der Narbe entwickelt hatten, die von der zweiten radikalen Brustamputation stammte.

Im Dezember 1975 wurden schließlich im *Hermann Hospital* in Houston (Texas) diese im Juni 1975 aufgetretenen Knoten und ein Lymphknoten entfernt.

Die Diagnose des Pathologen lautete:
1. Haut mit metastasierendem, gut differenziertem Adenokarzinom, das auch auf das Subkutangewebe übergreift.
2. Lymphknoten mit metastasierendem, gut differenziertem Adenokarzinom.

Nach Angaben der Patientin erklärte der Arzt, der sie im Dezember 1975 operierte, ihrem Ehemann, wenn es sich um seine eigene Frau handelte, würde er auf einer Kobalt-Behandlung bestehen.

Die Patientin entschied sich ein zweites Mal gegen Kobalt.

Etwa zur gleichen Zeit hatte sie von Laetril gehört und sich entschlossen, stattdessen die Stoffwechsel-Therapie zu versuchen. Am 4. Februar 1976 begann sie mit der Behandlung. Innerhalb weniger Tage bemerkte sie eine allgemeine Verbesserung ihres Zustands und fühlte sich wohler. Es ist beeindruckend, wie gesund sie seither geworden zu sein scheint, insbesondere angesichts der Tatsache, dass sie sich nicht immer genau an die verordnete Laetril-Dosis oder die empfohlene Diät hält.

Allerdings bleiben psychische Narben. In einem Brief an die Richardson-Klinik hat die Patientin vor Kurzem erklärt:

»Die Verstümmelung und die unnötige Operation sind eine Qual. Die vegetarische Ernährung macht mir Kummer, denn in solch einer Lebenslage bleiben uns nur noch wenige Freuden, *und wenn man entstellt ist, hat man noch viel weniger Freude.*«

Trotz der bedauerlichen Folgen der früheren orthodoxen Behandlung zeigt sich die Patientin nicht nur dankbar dafür, dass sie noch am Leben ist, sondern auch dafür, dass ihr weitere Schmerzen und eine weitere Entstellung durch die Bestrahlung erspart worden sind.

(Die weitere Geschichte dieser Patientin findet sich im Anhang.)

I125M: Brustkrebs

Diese Patientin wurde in das *General Rose Hospital* in Denver im US-Bundesstaat Colorado eingewiesen. Dort wurde ihr am 30. Oktober 1974 die rechte Brust amputiert. Wegen einer Infektion im Operationsgebiet blieb sie sechs Wochen im Krankenhaus.

Im Anschluss an die Operation wurde sie vom 27. November 1974 bis zum 20. Februar 1975 mit einer Strahlentherapie behandelt. In der Zeit musste die Behandlung wegen einer Hautverbrennung für zehn Tage unterbrochen werden.

Nach Abschluss der Bestrahlungen sollte die Patientin mit einer Chemotherapie beginnen. Nach zwei Sitzungen brach sie die Behandlung ab.

In einem Brief an die Richardson-Klinik beschreibt die Patientin, wie ihr Arzt auf die Idee einer Behandlung mit Laetril reagierte:

»Dr. [der Name wird hier nicht genannt] hat die Mastektomie vorgenommen, er plante die Bestrahlung und die Chemotherapie. Doch nach zwei Chemotherapie-Sitzungen habe ich alles hingeworfen und nur noch die restlichen Rechnungen bezahlt ...

Ich hatte von Laetril gelesen und wollte mit meinem Arzt darüber sprechen. Er warf das Buch fort, lief rot an und schrie: ›Das ist völliger Mist!‹ ...

Am 10. März 1975 begann ich mit der Vitamintherapie. Zum ersten Mal fühlte ich mich wieder normal und freute mich wieder meines Lebens. Ich habe seit dem 10. März 1975 die Laetril-Injektionen, die Vitamine und die Krebsdiät genau eingehalten.

Heute ist der 4. März 1976. Ich gehe meiner normalen Arbeit nach, schlafe jede Nacht acht Stunden, habe sehr viel Energie und freue mich wieder meines Lebens und meiner Freunde.

Ich vertraue meiner Vitamintherapie. Bei der Operation und der Bestrahlung habe ich mich wie ein stolpernder Zombie gefühlt. Dank der Vitamintherapie fühle ich mich wieder wie ein gesunder Mensch.«

(Im Anhang findet sich die weitere Geschichte dieser Patientin seit 1977.)

B145C: Brustkrebs

Im August 1974 verspürte diese 34-jährige Frau erstmals Schmerzen im linken Arm. Ihr Hausarzt konnte keine Ursache dafür erkennen. Im März 1975 entdeckte die Patientin einen Knoten in der linken Brust. Sie wandte sich erneut an ihren Hausarzt, der ihr jedoch erklärte, es gebe keinen Knoten, was sie da taste, sei die Seite ihrer Brust.

Drei Monate später suchte die Patientin jedoch ihren Frauenarzt auf, der feststellte, dass es tatsächlich einen Knoten gab und sie an einen Chirurgen überwies. Nach mehreren Beratungen wurde die Patientin in ein Krankenhaus aufgenommen, wo am 11. August 1975 eine Totalamputation der linken Brust vorgenommen wurde.

Im Operationsbericht heißt es: »Bei der Abtrennung des Gewebes fanden sich an der Brustwand und im Bereich der Axilla Tumor und Metastasen.« Der Bericht besagt, dass der Tumor entfernt wurde, die Metastasen werden nicht erwähnt.

Der pathologische Bericht vom *St. Joseph's Hospital* in Denver, Colorado, beschreibt die endgültige Diagnose mit: »Infiltrierendes duktales Karzinom. Linksseitige radikale Mastektomie mit verbleibendem intraduktalem Karzinom [durch die Operation nicht entfernter Krebs] und axillare Lymphknotenmetastasen.«

Dem Ehemann der Patientin erklärte man, der Krebs sei in die Schulterregion vorgedrungen, die Chirurgen hätten die Krebsgeschwulst nicht vollständig entfernen können. Die Ärzte rieten zu Bestrahlung und Chemotherapie und erwähnten auch, dass es erforderlich werden könnte, im Anschluss daran die Eierstöcke der Patientin zu entfernen.

Gemeinsam mit ihrem Ehemann entschied die Patientin, sich zu einer Therapie in die Richardson-Klinik zu begeben.

Am 10. September 1975 wurde mit der Stoffwechsel-Therapie einschließlich Laetril begonnen. In einem Brief vom 30. März 1976 fasst die Patientin ihre Erfahrungen wie folgt zusammen:

»Nach der dritten oder vierten Injektion waren die Schmerzen im Arm, die auch die Operation nicht hatte lindern können, verschwunden und ich konnte den Arm wieder fast normal bewegen. Ich dachte, dass eine sanfte, aufbauende Therapie doch besser sein müsste als eine destruktive.«

Obwohl bekannt ist, dass bei dieser Patientin zu Beginn der Stoffwechsel-Therapie ausgedehnte Metastasen vorlagen und dass deshalb die Prognose (bei einer orthodoxen Behandlung) extrem ungünstig gewesen wäre, hat sie sehr gut auf die Behandlung angesprochen. Ihr allgemeiner Gesundheitszustand und ihre Vitalität sind verbessert, ihre Erkrankung scheint ausreichend unter Kontrolle. Eineinhalb Jahre nach der unvollständigen Entfernung des Tumors scheint sie symptomfrei zu sein.

(Im Anhang findet sich die weitere Geschichte dieser Patientin seit 1977.)

LUNGENKREBS

Von den Patienten mit Lungenkrebs, die sich nur mit orthodoxen Methoden behandeln lassen, sterben 80 Prozent innerhalb eines Jahres und 95 Prozent in den folgenden fünf Jahren.[83] Vor diesem Hintergrund sollten die folgenden Fallgeschichten gelesen werden.

L118L: Metastasierender Krebs der linken Lunge und Pleura sowie möglicher Leberkrebs

Bei dieser Frau traten im Juli des Jahres 1975 erstmals Symptome auf; sie war damals 65 Jahre alt. Sie verspürte Schmerzen in der linken Schulter und an der linken Brustseite. Der Röntgenbefund des Brustkorbs war unauffällig. Die Alkalische Phosphatase war leicht erhöht.

Im August 1975 suchte sie erneut ihren Arzt auf, weil die Schmerzen im linken Brustkorb und in der linken Brust stärker geworden waren. Wiederum war der Röntgenbefund unauffällig. Bei einer seitlichen Röntgenaufnahme des linken Thorax zeigte sich ein Pleuraerguss. Damit hatte sich die Diagnose eines linksseitigen Pleuraergusses (das Eindringen von Flüssigkeit in den Bereich unterhalb der Lunge) bestätigt.

Am 15. September 1975 wurde die Patientin wegen fast ununterbrochener Schmerzen im linken Brustkorb ins Krankenhaus eingewiesen. Bei der Einlieferung wurde auch ein Knoten in der Schilddrüse entdeckt. Im Blutbild zeigten sich gegenüber den sechs Wochen zuvor ermittelten Werten Veränderungen. Am auffälligsten waren: Hämoglobin 11,2; Hämatokrit 33; SGOT, das heißt Serum-Glutamat-Oxalacetat-Transaminase, 100 (oberer Normbereich 35), Alkalische Phosphatase 160 (oberer Normbereich 85);

GGTP, das heißt Gamma-Glutamyltranspeptidase, 228 (oberer Normbereich 18). Die Leber war nicht vergrößert.

Am 19. September 1975 wurde der Pleuraerguss punktiert und die Flüssigkeit abgesaugt. Die Flüssigkeit enthielt 4,5 Gramm je Liter Eiweiß und vier Gramm je Liter Serum-Albumin. Der zytologische Befund der Flüssigkeit wurde angegeben mit »entsprechend dem Bild eines hoch differenzierten papillären Adenokarzinoms [Krebs]«.

Die Vermutung bei der Aufnahme (am 15. September 1975) lautete »Metastasierendes Adenokarzinom mit Beteiligung der linken Pleura und der Leber bei unbekanntem Primärtumor«.

Der Knoten in der Schilddrüse wurde entfernt und erwies sich als *nicht* bösartig. Die Patientin wurde nach dreiwöchigem Krankenhausaufenthalt am 4. Oktober 1975 entlassen.

Vom 3. bis 7. November 1975 wurde die Patientin erneut stationär behandelt. Im Vorbefund heißt es unter anderem:

»Man ging [bei ihrem früheren Krankenhausaufenthalt] davon aus, dass sich der Primärtumor entweder in der Bauchspeicheldrüse, im Darm oder in der Lunge befand. Man entschied sich für [chemotherapeutische] wöchentliche Fluorouracil-Injektionen (5-FU). Nach vier Behandlungen ergaben sich Beschwerden in der Brust und bei einer Röntgenaufnahme vor zehn Tagen … zeigte sich eine deutliche Zunahme des linksseitigen Pleuraergusses mit einem geringfügigen Peripneumothorax … Sie klagt über leichte Ermüdbarkeit und Kurzatmigkeit; außerdem hat sie eine Zunahme ihres Bauchumfangs festgestellt. Weil sich kein Erfolg bei der Therapie zeigt und ein neuer Versuch unternommen werden soll, den Primärtumor zu lokalisieren, wird sie für eine Pleurabiopsie und zur Einleitung von Stickstofflost in die Pleurahöhle erneut stationär aufgenommen.«

Bei der Aufnahme war die Leber der Patientin bei tiefer Einatmung zwei Finger breit unter dem rechten Rippenbogen tastbar.

Der pathologische Befund der Pleurabiopsie war negativ. Am 3. November 1975 wurden trotz der negativen Biopsie elf Milligramm Stickstofflost in den Pleuraraum appliziert, da bei der früheren Biopsie Krebszellen in der Pleuraflüssigkeit festgestellt worden waren. Die Leberbiopsie war negativ, trotzdem ging man aufgrund der Blutbildergebnisse davon aus, dass bei der Patientin ein Leberkrebs vorlag.

Die Entlassungsdiagnose lautete auf »Lungenkrebs mit Beteiligung der linken Pleura und möglicherweise der Leber, wahrscheinliches metastasierendes Adenokarzinom, möglicherweise ein Mesotheliom«.

Dieser Arzt ging davon aus, dass sie an einem inoperablen Lungenkrebs und möglicherweise an Leberkrebs litt.

Wie die Patientin berichtet, erhielt sie vom 14. November 1975 bis zum 14. Januar 1976 wöchentliche Infusionen von 5-FU, 800 Milligramm i. v., in Intervallen von etwa zehn Tagen. Die Patientin erklärt: »Mein Arzt erklärte mir, ich hätte noch etwa ein Jahr zu leben. Da ich wusste, dass Chemotherapie keine Heilung bringt, entschloss ich mich, Laetril zu versuchen und hoffte, dass es helfen würde.«

Die Patientin brach am 14. Januar 1976 die Behandlung mit 5-FU ab und begann am 3. Februar 1976 eine Stoffwechsel-Therapie mit Laetril.

Bei Patienten mit Lungenkrebs beträgt die durchschnittliche Überlebenszeit sechs bis neun Monate. Dazu zählen auch diejenigen, bei denen der Tumor »erfolgreich« entfernt wurde. Die Chemotherapie gilt nicht als Heilmethode bei Krebs, sondern nur als Linderung der Krankheit. Stickstofflost hat die durchschnittliche Überlebenszeit von Patienten mit Lungenkrebs *bestenfalls* nur um zweieinhalb Monate verlängert.[84] Patienten mit inoperablem Leberkrebs sterben im Allgemeinen innerhalb von sechs Monaten.[85]

Die Patientin wurde im März 1976, einen Monat nach Beginn der Stoffwechsel-Therapie, erneut ins Krankenhaus eingewiesen. Sie klagte über starke Schmerzen im Bauch. Die Diagnose lautet Darmverschluss. Die Patientin erzählt: »Zum damaligen Zeitpunkt fand sich keine Vergrößerung des Tumors und keine Flüssigkeit. Der Doktor war nicht gerade begeistert über meine Vitamintherapie, zeigte sich aber mit meinem Zustand zufrieden.«

Dies ist eine häufige Reaktion insbesondere von Hausärzten, die ihre Patienten kennen und seit Jahren betreuen. Sie glauben nicht an die Vitamintherapie, weil *ihre eigenen* Lehrer immer wieder betont haben, sie sei unwirksam. Also sagen sie, sie billigten die Entscheidung des Patienten zwar nicht, seien aber mit der gesundheitlichen Besserung zufrieden.

Die Symptome hatten sich bei dieser Patientin erstmals im Juli 1975 bemerkbar gemacht. Die Diagnose wurde im September 1975 gestellt. Die Chemotherapie wurde im Januar 1976 abgebrochen. Die Stoffwechsel-Therapie begann im Februar 1976. Die Patientin hat sehr gut darauf angesprochen und ist bei gutem Gesundheitszustand schmerzfrei. Wäre sie eine »normale« Lungenpatientin, so hätte sie noch 1976 sterben müssen. Nur 20 Prozent der Patienten mit Lungenkrebs überleben ein Jahr, und das sind angeblich diejenigen, bei denen der Tumor erfolgreich operativ entfernt wurde. Wir konnten keine Zahlen über die Überlebenszeit für Patienten mit schwerem inoperablem Lungenkrebs, wie bei dieser Patientin, ausfindig machen. Wahrscheinlich wäre die Statistik aber noch ungünstiger.

M136TB: Krebs beider Lungenflügel, zuvor Knochenkrebs

Bei diesem jungen Mann zeigten sich die ersten Symptome, als er 17 Jahre alt war. Im Dezember 1973 klagte er über Schmerzen im linken Knie. Nach einer ersten Röntgenuntersuchung ging man von einem Bänderriss aus; später kam ein zweiter Arzt zu dem Schluss, der Befund sehe eher aus wie ein Tumor. Der Patient: »Als meine Eltern mir dies berichteten, war mein erster Gedanke: ›Krebs‹, und ich würde das Bein verlieren.«

Der Patient wurde in das *Union Hospital* in Terre Haute (Indiana) aufgenommen. Dort wurden die Vorbereitungen für eine Biopsie getroffen. Wie der Patient berichtet, empfahl der Chirurg eine Stunde vor dem geplanten Operationstermin, der Patient solle lieber in die *Mayo Clinic* gehen, dort sei man in der Lage, sofort zu bestimmen, ob es sich bei dem Tumor um eine Krebsgeschwulst handelte.

Der Patient ging also in die *Mayo Clinic*, wo die Diagnose Knochenkrebs bestätigt und das linke Bein am 16. Januar 1974 oberhalb des Knies amputiert wurde. Der Patient überstand die Operation sehr gut, es wurde ihm aber geraten, nach der Operation alle drei Monate den Brustkorb röntgen zu lassen, weil es möglich sei, dass der Krebs in der Lunge wieder auftrete.

Die Befunde waren bis Mai 1975 negativ, aber dann wurden drei Herde in der Lunge festgestellt: zwei Herde in dem einen Lungenflügel und ein Herd in dem anderen.

Im Mai 1975 wurde in der *Mayo Clinic* eine Operation durchgeführt; aus beiden Lungenflügeln wurden Krebsgeschwüre entfernt.

Der Patient wurde fünf Monate lang mit einer Chemotherapie behandelt. Was er dabei durchmachte, beschreibt er auf seine eigene Art:

»Mir fielen alle Haare aus. Während der Therapie musste ich jedes Mal drei Tage in der Klinik bleiben. In diesen drei Tagen konnte ich nichts essen, mir war ständig schlecht. Es war die reinste ›Hölle‹ und bei allem, was ich heute über diese Behandlung weiß, würde ich niemandem dazu raten. Ich würde lieber sterben [mit 17].«

Während der Chemotherapie zeigte sich eine weitere verdächtige Stelle bei einer Röntgenuntersuchung der Brust.

In dieser Situation entschlossen sich der junge Mann und seine Eltern, es alternativ mit Laetril zu versuchen.

Die Familie verließ Indiana und kam im Dezember 1975 zu einem dreiwöchigen Aufenthalt in die Richardson-Klinik. Der junge Mann selbst beschreibt seine Reaktion auf die erste Behandlungsrunde:

»Ich habe zwar nicht sofort eine körperliche Veränderung gespürt, aber ich fühlte mich besser als die ganze Zeit davor. Man behandelte mich ganz normal, so wie jeden anderen Menschen auf dieser Erde – ich meine, sie behandelten mich nicht wie einen Todkranken, sondern wie einen, dem es besser gehen würde.

Ich bin sehr froh darüber, dass ich Eltern habe, die mit mir nach Kalifornien fahren konnten.«

Der Patient hält seit 1975 die vorgeschlagene Kur ein; er nimmt Laetril und andere Vitamine ein, ernährt sich ohne tierisches Eiweiß und nimmt Bauchspeicheldrüsenenzyme. Bei einer orthodoxen Behandlung wäre seine statistische Überlebenschance selbst nur für ein Jahr fast gleich null gewesen. Aber jetzt, ein Jahr nachdem er mit der Stoffwechsel-Therapie begonnen hat, scheint seine Krankheit ausreichend unter Kontrolle zu sein. In einem Brief, den uns dieser Patient sechs Monate nach Beginn seiner Stoffwechsel-Therapie schickte, heißt es:

»Vor meiner Beinamputation bin ich gern Ski gefahren, bin auf die Jagd gegangen und habe andere Outdoor-Sportarten getrieben. Das wurde dann fast unmöglich – aber inzwischen habe ich gelernt, Dinge zu tun, die ich für unmöglich gehalten hatte. Ich fahre Fahrrad, schwimme und kann noch immer auf die Jagd gehen – ich gehe einfach etwas langsamer als früher. Jetzt ist mein Körper wieder aufgebaut, ich fühle mich großartig. Ich arbeite 40 Stunden in der Woche und werde an der Sommerschule meines Colleges teilnehmen. An den Wochenenden gehe ich angeln sowie schwimmen und mache Pläne für die nächste Woche.«

(Im Anhang findet sich die weitere Geschichte dieses Patienten ab 1977.)

C106MA: Krebs beider Lungenflügel

Bei dieser 38-jährigen Frau wurde im Dezember 1972 eine modifizierte radikale Amputation der rechten Brust vorgenommen. Die postoperative Diagnose lautete infiltrierendes duktales Karzinom [Krebs] der rechten Brust und metastasierende Tumoren in drei axillaren [in der Achselhöhle gelegenen] Lymphknoten. Eine Untersuchung des Lymphsystems ergab keine Metastasen. Die Ergebnisse des Knochenscans und der Untersuchung auf Knochenmetastasen waren normal.

Am 9. Januar 1973 hieß es in dem Bericht eines Radiologen, an den die Patientin überwiesen worden war, unter anderem:
»Meiner Meinung nach ist diese Patientin eine sehr geeignete Kandidatin für eine postoperative Radiotherapie. Klinisch scheint sich bei jüngeren Frauen mit Brustkrebs ein weitaus virulenterer Verlauf zu zeigen, auch wenn bis jetzt nur in der Axilla Lymphknoten-Metastasen vorliegen. Aus diesem Grund würde ich eher eine aggressivere Therapie durchführen mit einer Bestrahlung der Brust im Schlüsselbein- und Axillabereich sowie der Brustwand, und zwar mit einer Tumordosis von 4500 rad über einen Zeitraum von fünf Wochen; Bestrahlung mit Kobalt-60. Mögliche Komplikationen und Nebenwirkungen der Radiotherapie, einschließlich Hautveränderungen, Ösophagitis [Entzündung der Speiseröhre], mediastinale und apikale Lungenvernarbung [Schädigung der Lunge] sind mit der Patientin und ihrem Ehemann besprochen worden.«

Die Patientin unterzog sich der vorgeschlagenen Bestrahlungsbehandlung. Der Radiologe und der Hausarzt waren zuversichtlich, dass es der Patientin weiterhin gut gehen würde.

Zweieinhalb Jahre später war der Krebs an der Stelle der ursprünglichen Bestrahlung wieder aufgetreten. Wie die Patientin berichtet, rieten ihr die Ärzte vor Ort zu einer radikalen Operation beider Lungenflügel. Sie erklärten ihr, dass dies allerdings einen ständigen Krankenhausaufenthalt bedeuten würde sowie die Abhängigkeit von Maschinen, ohne die sie nicht werde atmen können.

Die Patientin lehnte die vorgeschlagene Behandlung ab und kam zur Stoffwechsel-Therapie in die Richardson-Klinik. Sie erzählte, ihr Arzt habe ihr am 27. Juli 1975 gesagt, sie habe nur noch zwei Monate zu leben.

Die Stoffwechsel-Therapie begann am 7. August 1975. Bei der ersten Visite war die Patientin in einem extrem schlechten Allgemeinzustand. Sie war blass, schwach und hatte Schwierigkeiten beim Atmen. Sie hatte ständigen produktiven Husten. Das Sputum war grün und mit Blut durchsetzt. Die signifikanten Ergebnisse der Blutuntersuchung waren: Milchsäure-Dehydrogenase 275 mE/ml und Transaminase SGO von 54 mE/ml (normaler Laborwert sieben bis 40). Die Bioassay-Untersuchungen ergaben: (1) 7. August 1975: 27,5; (2) 28. August 1975: 22,7; (3) 24. Oktober 1975: 19,9. Am 11. November 1975, drei Monate nach Beginn der Stoffwechsel-Therapie, berichtete die Patientin, sie fühle sich besser als im gesamten letzten Jahr. Morgens beim Aufstehen hustete sie noch immer, aber während des restlichen Tages kaum noch. Der Husten produzierte kein grünes, blutdurchsetztes Sputum mehr. Die Patientin berichtete, sie könne sogar kurze Strecken laufen ohne zu ermüden oder zu husten.

Seit dieser Zeit hält die Patientin die Stoffwechselkur mit Laetril, Nahrungsergänzungsmitteln und der besonderen vegetarischen Diät ein und nimmt Bauchspeicheldrüsenenzyme ein. Sie hat ausgezeichnet darauf angesprochen und zum Zeitpunkt der Veröffentlichung dieses Buches scheint ihre Krebserkrankung unter Kontrolle zu sein. Sie hat keinerlei Schmerzen oder andere Symptome und führt ein normales Alltagsleben.

B138I: Metastatischer Lungenkrebs, vorher Brustkrebs

Im November 1972 war bei dieser damals 49-jährigen Patientin eine radikale Brustamputation mit nachfolgender 24-maliger Kobaltbestrahlung wegen einer Brustkrebserkrankung vorgenommen worden.

Sechs Monate später zeigte sich bei einer Röntgenaufnahme ein Schatten auf der Lunge. Der Patientin wurde eine Biopsie vorgeschlagen, die sie jedoch ablehnte. Daraufhin wurde ihr erklärt, welche Folgen es haben könnte, wenn sie die Lage einfach ignorierte. Frau B. erklärte ihrem Arzt jedoch, sie habe vor, Laetril auszuprobieren, weil ihre Schwester mit Laetril behandelt werde und es ihr (wie die Patientin sagte) »ausgezeichnet gehe«. Daraufhin erklärte der Arzt Frau B. nach ihren eigenen Worten für »verrückt«, weil sie sich mit Vitamin B17 behandeln lassen wollte.

Die Patientin hat seit 1972 die verordnete Stoffwechsel-Therapie eingehalten. Wie sie sagt, hält sie die vegetarische Diät strikt ein und nimmt ebenso sorgsam die empfohlenen Nahrungsergänzungsmittel ein.

Der Schatten auf der Lunge ist noch immer zu sehen, ist aber nicht gewachsen und zeigt keine Anzeichen für Bösartigkeit mehr.

Die Patientin hat sich im Januar 1977 mit der Richardson-Klinik in Verbindung gesetzt. Das bedeutet eine dreieinhalbjährige Remission eines möglichen Lungenkrebses. Wegen der Gewebeveränderung in der Lunge ist diese Patientin ausschließlich mit Laetril behandelt worden.

(Im Anhang findet sich die weitere Geschichte dieser Patientin ab 1977.)

Krebs des Verdauungstraktes und der grossen Verdauungsdrüsen

Fallgeschichten über Krebserkrankungen des Magens, Dickdarms, Mastdarms, des Anus, der Leber und der Bauchspeicheldrüse

Nur beim Lungenkrebs liegt die Todesrate noch höher als bei Patienten mit Dickdarm-, Mastdarm- oder Analkrebs, die sich orthodox, das heißt nicht mit Laetril, behandeln lassen.[86] Von 100 Patienten mit Bauchspeicheldrüsenkrebs, die sich für eine orthodoxe Therapie entscheiden, sterben über 98 innerhalb von fünf Jahren.[87] Von 100 Patienten mit Leberkrebs sterben nach einer orthodoxen Behandlung 99 in den folgenden fünf Jahren.[88] Dies sollte man beim Lesen der folgenden Fallgeschichten im Hinterkopf haben.

S111E: Inoperabler Krebs des Mastdarms mit Lungenmetastasen

Diese Frau wurde am 29. Mai 1975 in das *Upstate Medical Center* des *State University Hospitals* in Syracuse (Bundesstaat New York) eingeliefert. Im Vorbefund und im Operationsbericht heißt es unter anderem:

»Bei der Patientin handelt es sich um eine 64-jährige Frau mit der Aufnahmediagnose Rektumkarzinom [Krebs des Mastdarms], diagnostiziert durch eine rectosigmoidale Spiegelung mit Biopsie. Die jetzigen Symptome der Patientin sind eine lokale Resistenz, Blutungen und schmerzhafter Stuhldrang, es besteht der Verdacht einer distalen Darmverengung …

Bei der Untersuchung erwies sich die Patientin als eine jugendlich wirkende 64-jährige Frau. Die körperliche Untersuchung beschränkte sich auf die Untersuchung des Rektums, wobei etwa sieben Zentimeter oberhalb des Analrings eine Resistenz tastbar war. Die nicht verschiebbare Resistenz war mit der hinteren und seitlichen Darmwand verwachsen ...

Ein Barium-Einlauf zeigte das Vorliegen eines Mastdarm-Karzinoms bei einer Diverticulose ... Röntgenaufnahmen des Brustkorbs zeigten Verschattungen mit Hinweis auf Metastasen beider Lungenflügel ... Der Wert der Alkalischen Phosphatase war normal ...

Die Patientin wurde in den OP gebracht, wo trotz des Befundes einer nicht verschiebbaren Gewebeveränderung eine Untersuchung vorgenommen wurde in der Hoffnung, einen Palliativeingriff [eine Operation zur Entlastung, ohne die Krankheit zu heilen] durchführen zu können ... Bei der Operation stellte sich heraus, dass bei der Patientin neben den bekannten pulmonalen [Lungen-] Metastasen auch ein großes, nicht verschiebbares Mastdarm-Karzinom vorlag, das nicht resezierbar war [nicht entfernt werden konnte].

Der Eingriff wurde abgebrochen, ein dauerhafter künstlicher Darmausgang wurde am Sigmoid angelegt.

Der Patientin ist die Bedeutung der Diagnose und das Ausmaß ihrer Erkrankung bewusst; sie wird in meiner Praxis weiter behandelt und sicher einer Chemotherapie-Behandlung unterzogen.«

Wie der hier zitierte Arzt schreibt, lagen bei der Patientin vor der Operation Metastasen in beiden Lungenflügeln und im Mastdarm vor; auch nach der Mastdarm-Operation verblieb ein Resttumor im Mastdarm, der nicht entfernt werden konnte. Die Ärzte konnten den Krebs lediglich mithilfe eines künstlichen Darmausgangs umgehen, sodass die Patientin weiterhin Stuhlgang haben konnte. Ein Versuch, den Lungenkrebs zu behandeln, wurde nicht unternommen.

Betrachten wir nun die »Bedeutung dieser Diagnose« vom Standpunkt des hoch angesehenen Chirurgen Dr. John H. Morton, Professor der Chirurgie, Mitglied der chirurgischen Abteilung und des klinischen Ausbildungskomitees für Krebserkrankungen der *University of Rochester, School of Medicine and Dentistry* in Rochester, New York:

»Gastrointestinale Neoplasmen [Krebsgeschwüre] sind vorrangig für den Chirurgen von Interesse, da ein gesunder Darm durch Strahlen besonders leicht geschädigt wird und die meisten Adenokarzinome radioresistent sind, was zu einer schlechten Erfolgsrate bei der Bestrahlung führt ...
Eine Kolostomie wirkt bei unheilbaren rektalen Läsionen kaum palliativ; solche Läsionen sollten wo immer möglich durch abdominoperineale Resektion entfernt werden, *unabhängig davon, ob von einer Heilung ausgegangen wird oder nicht* ...« [Hervorhebung durch die Autorin – P. G.]

Eine Chemotherapie ist nach der Erfahrung des Autors [Dr. John Morton] bei einem metastasierenden Colon-Krebs wenig aussichtsreich. In der Literatur finden sich jedoch die folgenden Angaben:

»Ein progredientes symptomatisches, disseminiertes Colon-Karzinom kann bei etwa 20 Prozent der Patienten mit 5-Fluorouracil gelindert werden ...« – »Bei objektiven Respondern zeigt sich eine verlängerte Überlebenszeit (20 Monate im Vergleich zu zehn Monaten durchschnittlicher Überlebenszeit bei den Non-Respondern).«[89]

Dieser Arzt sagt Folgendes: (1) Eine Bestrahlung fügt im Allgemeinen dem gesunden Darm mehr Schaden zu als dem krebsartig veränderten Teil des Darms, (2) eine Operation ist das Mittel der Wahl und nutzt nur wenig, wenn der Chirurg das Krebsgeschwür nicht als Ganzes entfernen kann, (3) Chemotherapie nützt seiner Ansicht nach überhaupt nur wenigen. Einige Ärzte sind der Meinung, sie helfe, wenn überhaupt, einem von fünf Patienten – mit einer Lebensverlängerung von zwei Jahren, statt einem Jahr.

Wenn wir, die wir uns mit Laetril beschäftigen, behaupten, dass die Patienten im Allgemeinen Laetril als letzte Hoffnung betrachten, dann haben wir im vorliegenden Fall eine solche Situation. Diese Patientin, Frau E., ließ sich operieren, entschied sich also für die »Behandlung der Wahl«. Erst danach entschloss sie sich, Laetril und eine Stoffwechsel-Therapie auszuprobieren, um zu sehen, ob dies ihrem Körper helfe, gegen den drohenden Tod anzugehen. Eine Chemotherapie hatte sie abgelehnt.

Die Entscheidung von Frau E. bedeutete, dass sie sich von New York aus auf eine 4800 Kilometer lange Reise begeben musste.

Die Patientin begann am 14. August 1975 mit der Stoffwechsel-Therapie einschließlich Laetril. Vor Beginn der Stoffwechsel-Therapie lag die Alkalische Phosphatase bei einem Wert von 92 mE/ml (Normalwert, 30 bis 85 mE/ml). Vor der Operation war der Wert normal gewesen.

Wie die Patientin berichtet, zeigten Röntgenuntersuchungen im März 1976, sieben Monate nach Beginn der Stoffwechsel-Therapie, eine Abnahme der Metastasen der Lunge; bei einer weiteren Röntgenaufnahme im Dezember 1976 fanden sich überhaupt keine Metastasen mehr. Sie berichtete, ihr Hausarzt, der von ihrer Laetril-Therapie weiß, behaupte, es sei wahrscheinlich nur eine »allgemeine Remission«; sie beschreibt ihn als einen der »typischen AMA-Ärzte [Mitglied im Amerikanischer Ärzteverband, *American Medical Association*], die sich weigern, zu akzeptieren«, dass Vitamin B17 eine begründete Behandlungsoption darstellt.

Wir haben im Januar 1977 mit der Patientin telefoniert und sie hat uns dabei versichert: »Für jemanden, der angeblich nur noch einen Monat zu leben hatte [nach der Operation im Mai 1975], geht es mir nicht schlecht.« Zwei Jahre nach der Diagnose eines inoperablen Krebses führt sie ein aktives Leben. Sie ist weder bestrahlt noch mit einer Chemotherapie behandelt worden.

(Im Anhang findet sich die weitere Geschichte dieser Patientin ab 1977.)

R159RX: Dickdarmkrebs mit Metastasen in Lymphknoten und Leber

Dieser Patient hatte drei Monate vor einer Barium-Einlauf-Untersuchung am 14. April 1975 über hörbare Darmgeräusche und Bauchkrämpfe geklagt. Bei der Untersuchung fand sich eine sechs Zentimeter lange Darmverengung am Übergang von absteigendem Dickdarm zum Mastdarm.

Der Patient wurde am 22. April 1975 im *Doctor's Hospital* in der kalifornischen Stadt San Leandro operiert. Im Operationsbericht heißt es unter anderem:

»Bei dem Patienten fand sich eine tennisballgroße Masse am Übergang zwischen dem absteigenden Colon und dem Sigmoid. Der Tumor hat die gesamte Wand erfasst, im Mesosigmoid fanden sich mehrere vergrößerte Lymphknoten – Metastasen. Zwar fanden sich keine weiteren peritonealen Metastasen, doch die Leber war von Knoten unterschiedlicher Größe von ein bis fünf Zentimeter Durchmesser durchsetzt; diese fanden sich im rechten und besonders zahlreich im linken Leberlappen ... [Der Tumor und ein Teil des scheinbar gesunden Dickdarms wurden entfernt, die Gesamtlänge betrug 18 Zentimeter.] ...

Postoperative Diagnose: Colon-Karzinom mit regionalen Lymphknotenmetastasen und multiplen hepatischen [Leber-] Metastasen. Teilkolektomie mit einer End-zu-End-Kolostomie.«[90]

Im Bericht der Pathologie vom 22. April 1975 heißt es:

»*Mikroskopische Beschreibung:* Der Tumor besteht aus bizarren Drüsen, die die Colon-Wand durchbrechen. An einigen Stellen sind sie recht deutlich differenziert. In drei der sechs untersuchten regionalen Lymphknoten wurden Metastasen gefunden.

Diagnose: Mäßiges, gut umschriebenes Adenokarzinom [Krebs] des Dickdarms, in vollem Umfang die Wand infiltrierend, drei der sechs mesenterischen Lymphknoten sind befallen.«

Dieser Patient kam in der Woche nach der Operation in die Richardson-Klinik und begann mit einer Stoffwechsel-Therapie wegen der Lebermetastasen. Das war im April 1975. Bis zum heutigen Tag, das heißt seit zwei Jahren, ist der Patient symptomfrei; die einzige postoperative Therapie besteht in Laetril und einer Stoffwechsel-Therapie.

Patienten mit inoperablem Leberkrebs sterben im Allgemeinen innerhalb von sechs Monaten nach Diagnosestellung.[91]

R168MS: Krebs des Mastdarms mit Lymphknotenmetastasen und Ausdehnung auf das Fettgewebe des Mesenteriums

Die 66-jährige Frau begab sich im Juni 1975 wegen einer Veränderung des Stuhlgangs in ärztliche Behandlung. In den vorhergehenden vier Monaten war der Stuhl dünner geworden. Sie hatte an Unterbauchkrämpfen und an Brechreiz gelitten, jedoch ohne Erbrechen. Krebshäufigkeit kommt in der Familie vermehrt vor. Von vier Schwestern hatte eine Unterleibskrebs, eine andere Leukämie, eine weitere einen bösartigen Gehirntumor und eine schließlich ein Lymphosarkom.

Vor der Operation waren bei der Patientin wiederholte Biopsien der krankhaften Gewebeveränderungen im Dick- und Mastdarm, Barium-Einläufe sowie eine Sigmoidoskopie (eine instrumentelle visuelle Untersuchung der Innenseite des Darms) vorgenommen worden, die allesamt die Diagnose Krebs bestätigt hatten.

Ein 12,5 Zentimeter langer Abschnitt des Mastdarms wurde entfernt, die restlichen Dickdarmabschnitte durch eine Naht miteinander verbunden. Es wurde kein künstlicher Darmausgang angelegt.

Im Bericht der Pathologie des *Mercy Hospital* aus Sacramento, Kalifornien, heißt es unter anderem:

»*Mikroskopische Beschreibung:* Abschnitte des Dickdarms zeigen eine massive Veränderung der Dickdarm-Schleimhaut durch einen malignen Tumor [Krebs] mit unterschiedlichen glandulären Strukturen und soliden Zellplatten. Im Zentrum des Tumors wird die Muscularis vollkommen verdrängt und die Masse breitet sich in das perikolische Fett aus ..., ausgedehnte Infiltration im Bereich der Arterien und Lymphgefäße; durch weitere Proben soll eine Beteiligung des Venensystems ausgeschlossen werden. Die Untersuchung von elf regionalen Lymphknoten zeigt metastatische Veränderungen sowie eine Tumorausdehnung in das Bauchfett.

Bei Anfärbeuntersuchung deutet die Farbe auf elastisches Gewebe in den oben beschriebenen Gefäßräumen hin.

Diagnose: (A) Extensiv infiltrierendes schwach bis mäßig differenziertes Adenokarzinom [Krebs] mit Ausdehnung in das perikolische Fett [Fett an der Außenseite des Dickdarms].
(B) Metastatisches malignes Neoplasma [Krebs] mit Befall von einem von elf regionalen Lymphknoten.«
Im Entlassungsbericht vom 2. Juli 1975 heißt es unter anderem:
»Wegen der Beteiligung des perikolischen Fetts und der Metastase in einem Lymphknoten hält Dr. C. [Name wird hier nicht genannt], der sie beratend untersucht hatte, eine Chemotherapie für geraten. Sie hat inzwischen mit dieser Behandlung begonnen ... Bei der Entlassung erhält sie Vistaril, da sie auf 5-FU mit Brechreiz reagiert hat.«
Nach Angaben in der Literatur über 5-FU ist es bei der Linderung (nicht der Heilung) von »besonders ausgewählten Patienten« wirksam, »die operativ oder mit anderen Mitteln als behandlungsresistent gelten. Fuorouracil (5-FU) ist ein hoch toxischer Wirkstoff mit geringem Sicherheitsspielraum.«[92]
Damals beschrieb die 66-jährige katholische Nonne ihre Lage in einem Brief an die kalifornische Krankenkasse *Blue Shield*, die sich geweigert hatte, für die Kosten einer Stoffwechsel-Therapie aufzukommen. Sie halte es für »diskriminierend«, dass für 5-FU bezahlt werde – eine Palliativbehandlung, die sie nicht vertrage –, nicht aber für eine Stoffwechsel-Therapie, die ihr sehr gut bekomme. In dem dreiseitigen maschinengeschriebenen Brief heißt es unter anderem:
»Nach meiner Operation im Juni 1975 wurde eine Chemotherapie empfohlen. Ich habe sie versucht, konnte die Medikamente aber nicht vertragen, da sie mich sehr krank machten, mir meine Energie raubten und es mir schwer, ja unmöglich machten, meiner Arbeit nachzugehen. Ich musste die Chemotherapie deshalb abbrechen.
Glücklicherweise hatte ich von der Stoffwechsel-Therapie gehört, die nicht toxisch wirkt, die Energie stärkt und den Widerstand gegen die Krankheit aufbaut. Ich erhalte nun seit drei Monaten diese Behandlung mit sehr gutem Erfolg.

Folgende Ergebnisse stelle ich an mir fest:

a) Ich habe mehr Energie, die es mir ermöglicht, in eingeschränktem Maße zu arbeiten, ohne über Gebühr zu ermüden.

b) Mir geht es körperlich, emotional und psychisch immer besser und ich bin zuversichtlich, dass sich dieser positive Trend bei weiterer Behandlung fortsetzen wird.

c) Ich vertraue auf die gute Wirkung der Therapie und die professionelle Kompetenz von Dr. Richardson.

Deshalb sollte man mir ohne jegliche Diskriminierung gestatten, mich für eine Therapie zu entscheiden, die mir hilft, anstatt für eine, die (mir) schadet ...

Patienten im Krankenhaus werden oft mit Nahrungsergänzungsmitteln wie Vitaminen und Mineralstoffen behandelt, um den Körper zu stärken und zur Gesundung beizutragen. *Medicare* bezahlt für diese Medikamente, sofern sie von einem qualifizierten Arzt verschrieben werden ...

Es ist paradox, dass *Medicare* den Höchstbetrag für meine Chemotherapie (5-FU), die mir so schlecht bekommen ist, bezahlt, sich aber weigert, für eine Behandlung zu zahlen, die mir nachweislich geholfen hat.«

Diese Patientin kam am 21. Juli 1975 in die Richardson-Klinik. Das war ungefähr vier Wochen nach der Operation. Sie hatte fünf 5-FU-Injektionen erhalten und die Chemotherapie danach abgebrochen. Die Blutuntersuchung vor Beginn der Stoffwechseltherapie ergab: Alkalische Phosphatase von 109 mE/ml (normale Laborwerte: 30 bis 85), Transaminase SGO 42 mE/ml (Normalwert: sieben bis 40), weiße Blutkörperchen 4,0 TH/mm^3 (normal: fünf bis zehn TH/mm^3), rote Blutkörperchen 3,8 Mio./mm^3 (Normalwerte für Frauen: 4,0 bis 5,5 Mio./mm^3).

Sie erhielt hintereinander 20 Injektionen von je neun Gramm Laetril i. v., dann wurde die Dosis des injizierten Laetrils schrittweise reduziert und durch oral verabreichtes Laetril ersetzt. Weiterhin bekam sie Bauchspeicheldrüsenenzyme und zusätzliche Vitamine und Mineralstoffe.

Das ursprüngliche Bioassay [siehe Anhang] am 24. Juli 1975

betrug 18,6. Die weiteren Bioassays stellten sich wie folgt dar: (1) 17.10.1975, 14,8, (?) 20.03.1976, 15,2 mg/l, (3) 15.05.1976, 14,8 mg/l, und (4) 10.09.1976 21,8 mg/l.

In einem Brief, den wir am 4. April 1976 erhielten, erklärte die Patientin, sie habe sich in den ersten sechs Monaten »fast zu 100 Prozent an die Diät und die Vitamineinnahme gehalten«. Aus ihrem Brief geht hervor, dass sie sich anfänglich bei ihrer Familie aufgehalten hat und später zu ihrer religiösen Gemeinschaft zurückgekehrt ist.

Da ihre Mahlzeiten von der Klosterküche zubereitet werden, fällt es ihr schwer, die Diät einzuhalten; so wie es auch für viele Geschäftsleute, die viel unterwegs sind, schwer ist, eine vegetarische Diät einzuhalten, wenn sie im Restaurant oder im Flugzeug essen müssen. Ein Krebspatient muss wirklich entschlossen sein – genauso wie ein Diabetiker – seine Ernährungsumstellung beizubehalten, ansonsten bleibt der Erfolg aus.

Am 17. Januar 1977, also eineinhalb Jahre nach der unvollständigen Entfernung der Krebsgeschwulst, hat sich die Patientin zum letzten Mal in der Richardson-Klinik gemeldet und berichtet, ihre Krankheit sei zufriedenstellend unter Kontrolle. Die Patientin hatte keine Schmerzen oder andere Symptome, die auf ein weiteres Krebswachstum hingewiesen hätten, und konnte ein völlig normales, aktives Leben führen.

(Im Anhang findet sich die weitere Geschichte dieser Patientin ab 1977.)

S163E: Krebs im Sigmabereich (Sigmatumor)

Diese Patientin war 49 Jahre alt, als im Sommer 1963 erstmals Symptome auftraten. Sie machte sich Sorgen über ständigen Durchfall. Bei der Sigmoidoskopie [kleine Darmspiegelung] wurde ein Tumor festgestellt; der Chirurg bestand darauf, dass sich die Patientin operieren ließ.

Die Frau entschied, zunächst eine Behandlungsrunde mit Laetril vorzuschalten, um den Krebs einzudämmen. Die Behandlung wurde von dem inzwischen verstorbenen Dr. Byron Krebs in San Francisco durchgeführt. (Wir besitzen keine Angaben über die Dosierung. Im Allgemeinen war die routinemäßig verabreichte Laetril-Dosis in den 1960er-Jahren jedoch weit geringer als in den 1970er-Jahren.)

Die Patientin begab sich anschließend in das *Kaiser Hospital* in Oakland in Kalifornien, wo ihr am 18. Dezember 1963 ein Teil des Dickdarms entfernt wurde. Im Operationsbericht heißt es:

»*Diagnose:* Adenokarzinom des Kolons hervorgehend aus einem Zottenadenom.

Zusammenfassung: Die 49-jährige weiße Patientin stellte sich in der Poliklinik vor und brachte Ergebnisse von multiplen Biopsien mit ...

Bei der Untersuchung am 18. Dezember 1963 zeigte sich im mittleren Sigmoid-Abschnitt eine solide Tumormasse mit massivem Begleitödem ... Eine standardmäßige Resektion des anterioren sigmoidalen Kolons wurde durchgeführt. Der pathologische Befund lautete: Adenokarzinom des Dickdarms auf dem Boden eines Zottenadenoms; drei von sechs Lymphknoten waren befallen ..., außerdem lag eine Infiltration der Mucosa und weiterer Muskelschichten vor ...«

Die Patientin berichtet, man hätte ihrem Ehemann gesagt, der Chirurg habe die Krebsgeschwulst nicht vollständig entfernen können, in sechs bis zwölf Monaten werde eine weitere Operation fällig sein. Sie wandte sich daher erneut an Dr. Byron Krebs und führte über einen Zeitraum von zwei Jahren die Laetril-Injektionen zwei Mal wöchentlich und die Therapie – wie sie es nannte – als »Erhaltungsprogramm zu Hause« fort.

In einem Brief vom 5. Juni 1975 erklärt die medizinische Sekretärin im Archivraum des *Kaiser Hospitals*, »die Patientin stellte sich letztmalig im Dezember 1975 bei unserer Einrichtung vor, die damals durchgeführte Sigmoidoskopie war negativ [keine Anzeichen für Krebs]«.

Nach dem Tod von Dr. Krebs kam diese Patientin in die Richardson-Klinik. Sie hat sich in letzter Zeit zwar nicht strikt an die verordnete Erhaltungsdosis Laetril gehalten, ist aber noch immer gesund und lebendig – 13 Jahre nach einer Operation, bei der die Krebsgeschwulst nicht vollständig entfernt werden konnte, also noch Tumorgewebe im Körper geblieben war. Sie bekam keine Bestrahlungen und keine Chemotherapie.

L142N: Enddarmkrebs

Diese Frau war 75 Jahre alt, als sie im Januar 1975 erstmals in die Richardson-Klinik kam.

Bis zum Dezember 1974 war sie lange Zeit völlig gesund gewesen, wurde nie operiert und war niemals ernsthaft krank gewesen. Im Dezember 1974 spürte sie beim Einführen eines Zäpfchens einen kleinen Knoten an der Afteröffnung.

Der Hausarzt untersuchte Frau L. und veranlasste eine Biopsie des Knotens. Bei der digitalen Untersuchung zeigte sich »ein Tumor am hinteren Ende des Mastdarms, der in die Mucosa infiltriert ... plus tastbare rückwärtige Metastasen. Er tastete Metastasen, eine ungefähr zwei bis drei Zentimeter oberhalb des Tumors und eine weitere etwa drei Zentimeter höher.« In dem Bericht des Pathologen wird der Krebs als »infiltrierendes anaplastisches Plattenepithelkarzinom« beschrieben.

Während sich die Patientin in ihrem Zimmer erholte, hörte sie zufällig, wie der Arzt einem anderen Arzt sagte: »Zu alt, um sie zu retten.« In diesem Moment beschloss die Patientin, die nie in ihrem Leben eine starke Trinkerin gewesen war, einfach nach Hause zu gehen und sich zu Tode zu saufen, da sie ja nicht »gerettet« werden konnte. Auf dem Heimweg aus dem Krankenhaus machte sie an einem Getränkeladen Station und beschloss, Sherry wäre wohl das am meisten damenhafte Getränk, mit dem sie sich umbringen könnte, und kaufte gleich einen ganzen Karton.

Zwei Wochen später wurde Frau L. von ihrer Vermieterin gefunden, als sie den erfolglosen Versuch unternommen hatte, sich »mit Sherry zu Tode zu saufen«. Zu der Zeit empfahl ihr ein Freund die Laetril-Therapie als weit bessere Alternative.

Sie begann am 22. Januar 1975 mit der Stoffwechsel-Therapie einschließlich Laetril. Eine Woche später wurde auf ihrer Krankenakte der Vermerk angebracht, die Patientin habe sich »niemals besser gefühlt«.

Sie hat die Diät und das Vitaminprogramm auch weiterhin eingehalten. Sie ist weder operiert, noch bestrahlt, noch mit einer Chemotherapie behandelt worden. Zwei Jahre nach der Diagnose zeigen sich bei ihr keinerlei Symptome, sie ist bei bester Gesundheit.

Für den Fall, dass jemand meint, die Dame hätte sich die Bemerkung ihres Arztes nur eingebildet, ist es sicher nützlich, hier einen Auszug aus einem Brief zu zitieren, den ihr Arzt an einen anderen Arzt richtete. Eine Kopie des Briefes befindet sich in der Krankenakte der Patientin. Nach einer kurzen Beschreibung der Geschichte der Patientin und der Ergebnisse der Biopsie (der Diagnose der Pathologen) erklärt er:

»Sie braucht sicherlich eine lokale Behandlung zur Verkleinerung des Tumors, es wurden aber keine Röntgenaufnahmen des Thorax, kein Leberscan, keine chemischen Analysen usw. vorgenommen ..., nach Verabreichung von 5000 bis 6000 rad würde ich womöglich eine abdominale Resektion erwägen – obwohl die Mortalitätsrate in ihrer Altersgruppe kaum Aussicht auf Erfolg verspricht.« [!]

Sie wurde »gerettet«, und zwar ohne Bestrahlung oder permanenten künstlichen Darmausgang.

H132I: Dickdarmkrebs

Am 5. April 1973 wurden zwei Polypen aus dem Mastdarm dieser 59-jährigen Patientin entfernt. Im Bericht der Pathologie vom *Sutter Community Hospital* in Sacramento, Kalifornien, vom 6. April

1973 heißt es abschließend: »*Diagnose:* Die Mastdarm-Polypen ließen sich histologisch in drei Schichten einteilen: In einer Schicht lag ein adenomatöser Polyp vor. In zwei Schichten zeigte sich ein mäßig differenziertes Adenokarzinom.«

Der Hausarzt von Frau H. drängte zur sofortigen Operation und erklärte der Patientin, sie werde möglicherweise nach der Operation einen künstlichen Darmausgang erhalten. Sie holte den Rat zweier weiterer Ärzte im Raum Sacramento ein – einer davon ein Darmspezialist – und beide Doktoren waren sich darin einig, dass eine sofortige Operation erforderlich sei, um das Leben der Patientin zu retten.

Die Patientin berichtet, sie habe mehrere Bekannte, die verschiedene Arten von Krebs gehabt hätten und erfolgreich mit einer Vitamintherapie behandelt worden wären. Sie ging der Sache nach und entschied sich dafür.

Am 26. April 1973 begann Frau H. mit der Vitamintherapie. Schnell nahm sie die zehn Pfund wieder zu, die sie abgenommen hatte und fühlte sich schon bald nach Beginn der Behandlung viel besser und gestärkt. Bei einer anschließenden Spiegelung des Mastdarms zeigten sich in Mast- und Enddarm keine Anzeichen von Krebs mehr.

Die Patientin versichert, sie halte sich zu »100 Prozent« an die Diät; sie nimmt auch weiterhin die Vitamine ein.

In den drei Jahren, nachdem man ihr erklärt hatte, sie müsse sich operieren lassen, da sie sonst sterben würde, hatte sie keinen Rückfall. Sie ist weder operiert, noch bestrahlt, noch mit einer Chemotherapie behandelt worden.

(Im Anhang findet sich die weitere Geschichte dieser Patientin ab 1977.)

L129G: Dickdarmkrebs, zuvor Gebärmutter- und Brustkrebs

Bei dieser 49-jährigen Frau wurde 1965 die Gebärmutter entfernt. Sie erklärt, man habe ihr gesagt, es sei kein Krebs, aber sie habe Glück, denn sie »hätten alles erwischt«. (?!)

Im Mai 1971 entdeckte die Patientin einen Knoten in der linken Brust. Erst im September 1971 begab sie sich in Behandlung. Zu dem Zeitpunkt war die Brustwarze bereits nach innen gezogen und der Tumor war in die Brustwand infiltriert. Eine am 1. Oktober 1971 im *San Leandro Hospital* in San Leandro, Kalifornien, durchgeführte Biopsie ergab einen positiven Befund. Der Patientin wurde erklärt, sie habe noch ein halbes bis ein Jahr zu leben, wenn sie sich mit Kobalt bestrahlen ließe. Sie folgte dem Rat. Nach ihren eigenen Worten sah sie aus wie ein »verprügelter Truthahn« und fühlte sich äußerst schwach. Der Tumor war auch nach Beendigung der Kobalt-Behandlung noch zu tasten. Sie erklärt, die bestrahlte Stelle fühle sich auch heute noch – viereinhalb Jahre später – taub an.

Im April 1972 hatte die Patientin wieder das Gefühl »dauernder Müdigkeit«, das sie vor Beginn der gesundheitlichen Probleme gehabt hatte. Deswegen fuhr sie nach Mexiko, wo sie sich einer Vitamin- und Stoffwechsel-Therapie ohne Laetril unterzog.

Wie die Patientin berichtete, hatte sie damals zum ersten Mal Schwierigkeiten beim Stuhlgang, ihr Leib war geschwollen. Im März und April 1973 hatte sie zudem starke Schmerzen beim Stuhlgang. Sie wandte sich wieder an ihren Hausarzt, der nach einer eingehenden Untersuchung erklärte, sie müsse operiert werden. Im Mai 1973 wurde ein Teil des Dickdarms aus der Umgebung des Tumors entfernt, die verbliebenen Darmenden wurden wieder zusammengefügt. Im Operationsbericht heißt es:

»Im gesamten Dünn- und Dickdarmgekröse gab es viele Stellen, die übersät waren von großen Lymphknoten und sukkulenten Drüsen sowie auch von weit verbreiteten Metastasen.« [*Eden Hospital*, Castro Valley, Kalifornien.]

Der Patientin wurde eine Chemotherapie vorgeschlagen, die sie jedoch ablehnte. Wie Frau G. erzählt, habe ihr Arzt gesagt, ohne

Chemotherapie habe sie nur noch zwei Wochen, höchstens zwei Monate zu leben.

In diesem Stadium nahm die Patientin das Programm mit vegetarischer Diät und Vitaminen wieder auf und kam zu Laetril-Injektionen in die Richardson-Klinik. Nach Beendigung der ersten Therapierunde hatte sie sich von der Operation vollständig erholt, fühlte keine Schmerzen mehr, hatte zugenommen und wurde schnell wieder gesund.

Inzwischen sind mehr als drei Jahre vergangen, seit man ihr erklärte, sie habe nur noch wenige Wochen zu leben. Sie setzt die Stoffwechsel-Therapie auf Erhaltungsniveau fort; ihr Krebs scheint unter Kontrolle zu sein. In einem Brief an die Richardson-Klinik vom 25. April 1976 schreibt die Patientin, sie fühle sich wohl, könne ihrer täglichen Arbeit in vollem Umfang nachgehen. Die Nachsorgeuntersuchungen bei ihrem Hausarzt, der über ihre gute Gesundheit verblüfft ist, erbringen positive Resultate.

P131B: Dickdarmkrebs

Am 4. Juni 1975 wurde bei der 65-jährigen Patientin eine Zyste im Rektum entdeckt. Laut Bericht des Pathologen handelte es sich um ein Adenokarzinom (Krebs).

Die Patientin wurde zu einem fünftägigen Aufenthalt in das örtliche Krankenhaus eingewiesen, um das Ausmaß der Erkrankung zu ermitteln. Ohne sich mit der Patientin zu beraten, wurde dann ein Operationstermin festgesetzt.

Die Patientin und ihr Mann waren über das willkürliche Vorgehen des Hausarztes entsetzt. Der Doktor erklärte der Patientin, wenn sie seine Frau wäre, würde er sie ohne eine Operation nicht aus dem Krankenhaus gehen lassen. Man sagte der Patientin, ein Verzicht auf die Operation sei ein furchtbarer Fehler und würde sie möglicherweise das Leben kosten. Wie Frau P. berichtet, war sie über ihren körperlichen Zustand sehr verwirrt und »zu allem Überfluss wurde der Doktor auch noch äußerst feindselig«.

Im Entlassungsbericht heißt es: »Die Patientin hat eine Operation und jede weitere Behandlung abgelehnt und entgegen ärztlichem Rat um die Entlassung gebeten.«

Im Juli 1975 kam die Patientin zur Stoffwechsel-Therapie in die Richardson-Klinik. In einem Brief vom 6. April 1976 schreibt sie: »Zu Beginn seiner [Dr. Richardsons] Behandlung war ich sehr schwach und hatte Schmerzen. Schon bald konnte ich wieder an Treffen teilnehmen und meinen Haushalt erledigen. Heute führe ich ein normales Leben. Die Geschwulst ist kleiner geworden, mein Stuhlgang ist wieder normal. Ich halte mich strikt an die Diät und fühle mich besser.«

Seit der Diagnose sind eineinhalb Jahre vergangen. Sie ist weder operiert, noch bestrahlt, noch mit einer Chemotherapie behandelt worden. Der Tumor hat sich zurückgebildet, die Patientin zeigt keine Symptome mehr.

C120C: Inoperabler Enddarmkrebs

Dieser 53-jährige Patient litt seit zehn Jahren an einer Dickdarmentzündung. Im April 1974 verschlechterte sich sein Zustand und er suchte seinen Hausarzt auf. Er hatte in 45 Tagen 30 Pfund an Gewicht verloren, doch der Arzt versicherte ihm, es sei nur eine Dickdarmentzündung.

Im August 1974 wurde er bewusstlos in seinem Haus aufgefunden und in das *Veteran's Hospital* eingeliefert. Dort wurde eine Notoperation durchgeführt und ein künstlicher Darmausgang angelegt. Damals wurde ein Krebs festgestellt, aber man hielt den Patienten für zu schwach, um den Tumor aus dem Rektum zu entfernen. Der Plan sah vor, dass er zunächst nach Hause zurückkehren und versuchen sollte, wieder zu Kräften zu kommen, um die weitere Operation zu überstehen.

Der Rektumtumor wurde im November 1974 entfernt, aber die Ärzte entschieden sich dafür, die Rückverlegung des künstlichen Darmausgangs einstweilen aufzuschieben. Im Februar 1975 wurde der Patient zum dritten Mal aufgenommen, um den künstlichen Darmausgang zurückzuverlegen. Bei der Untersuchung stellte sich jedoch heraus, dass die ursprüngliche Krebsgeschwulst wieder gewachsen und nunmehr inoperabel geworden war, eine Rückverlegung des künstlichen Darmausgangs war deshalb ausgeschlossen, da er keinen Stuhlgang hätte haben können.

Nach Angaben des Patienten sagte man ihm: »Gehen Sie nach Hause, machen Sie Ihr Testament, regeln Sie Ihre Angelegenheiten und kommen Sie anschließend wieder ins Krankenhaus und wir werden Ihnen das Leben in der kurzen Zeit, die Ihnen noch bleibt, so angenehm wie möglich machen.«

Was anschließend geschah, hat der Patient am 29. November 1975 selbst beschrieben:

»Bei meiner Beurlaubung aus dem Krankenhaus war ich so schwach, dass ich kaum gehen konnte. Wenn ich über den Flur ins Badezimmer ging – was häufig vorkam –, musste ich mich ständig irgendwo festhalten. Abends nahm ich die Schlaftabletten und die Schmerztabletten, wie mir der Arzt geraten hatte. Das machte es noch schwerer, alle 15 Minuten über den Flur zu gehen.

Ich sprach mit meinen Schwestern, wir haben alle über meine aussichtslose Lage Tränen vergossen. Dann habe ich Freunde in Los Angeles angerufen, um mich von ihnen zu verabschieden, und die rieten mir, Laetril zu versuchen. Das war ungefähr das dritte Mal, dass ich von Laetril hörte. Also entschied ich mich für eine Behandlung, da ich ja doch nichts zu verlieren hatte, warum sollte ich es nicht versuchen?

Damals konnte ich nur noch Babynahrung und Brühe zu mir nehmen. Ich war so schwach, dass ich zu meinem ersten Besuch in der Klinik [am 20. Februar 1975] gefahren werden musste. In den ersten zwei Wochen der Behandlung nahm ich acht Pfund zu. Ich dachte langsam, es gäbe vielleicht Hoffnung. Ich entschloss mich, zu der Pferderennbahn zu gehen, die in der Nähe der Klinik lag, und die Pferde anzusehen. Ich wette gern, ich verstehe nämlich etwas von Pferden. Ich war vorsichtig, aber ich gewann genug, um meine Kredite abzubezahlen, meine Behandlungskosten zu begleichen und hatte noch genug Geld, im Sommer nach Hawaii zu fahren.

Als ich in Hawaii war, ließ ich im *Veteran's Hospital* eine Darmspiegelung vornehmen. Sie erklärten mir, der Tumor sei 20 Prozent kleiner als bei der Untersuchung im *Veteran's Hospital* in Palo Alto vor fünf Monaten. Danach fühlte ich mich so verdammt gut, dass ich über Alaska nach Kalifornien zurückgefahren bin. Vielleicht ist meine Uhr abgelaufen, aber ich lebe frei und bin nicht an ein graues Krankenhauszimmer gefesselt.«

Die Blutwerte dieses Patienten waren alle im normalen Bereich.[93] Seine Bioassay-Ergebnisse lauteten wie folgt: (1) 20. Februar 1975: 25,6; (2) 19. März 1975: 22,8; (3) 9. April 1975: 19,2; (4) 24. Juli 1975: 18,5.

Herr C. hat nur geringe Chancen, langfristig zu überleben. Nach seinen eigenen Angaben verlief jedoch das Jahr nach der Laetril-Therapie völlig anders, als nach den düsteren Vorhersagen zu erwarten gewesen war.

L167MX: Krebs des Pankreaskopfes

Diese 72-jährige Frau hatte seit Jahren unter Verdauungsbeschwerden gelitten. Im März 1975 wurden die Beschwerden stärker. Eine im April 1975 durchgeführte Untersuchung ergab eine mögliche Blockierung des Hauptgallengangs.

Im August 1975 wurde sie erneut untersucht. Laut Krankenhausbericht hatte sie einen Bilirubinwert von sieben mg%, die Alkalische Phosphatase betrug 605 (Normalwert: 40 bis 85), die SGOT 510, die Blutsenkung 30. Bei einer Sonografie zeigte sich kein Tumor in der Bauchspeicheldrüse.

Deshalb entschied man sich zur Operation, weil man von einem Problem der Gallenblase ausging.

Die Operation wurde am 6. September 1975 im *Mercy Hospital* in Sacramento, Kalifornien, durchgeführt. Die Diagnose vor der Operation hatte gelautet: »Gelbsucht infolge einer extrahepatischen

Gallengangsobstruktion«. Nach der Operation lautete die Diagnose dagegen: »Karzinom [Krebs] des Pankreaskopfes«. Man führte eine sogenannte Whipple-Operation durch. Dabei wurden ein Teil des Magens und des Zwölffingerdarms, des Pankreaskopfes, der Hauptgallengang und die Gallenblase entfernt.

Im Operationsbericht heißt es unter anderem:

»… es wurde festgestellt, dass der Tumor im Pankreaskopf mit der Rückwand der Pfortader verwachsen war. Makroskopisch imponierte die Gewebeveränderung wie ein Karzinom des Pankreaskopfes. Durch eine äußerst sorgfältige Abtrennung wurde die Tumormasse von der Pfortader [die in die Leber führende Vene] getrennt, was ohne weitere Verletzung des Blutgefäßes geschah.

Ein kleiner Anteil des Tumors ließ sich nicht vollständig entfernen.«

Nach der unvollständigen Entfernung des Bauchspeicheldrüsenkrebses dieser Patientin wurde das entfernte Gewebe pathologisch untersucht. Im Pathologiebericht vom 8. September 1975 heißt es abschließend:

»Histologischer Befund: Teil von Magen, Zwölffingerdarm und anhängender Bauchspeicheldrüse ergibt:

(A) Gut differenziertes infiltrierendes duktales Adenokarzinom [Krebs], Einbeziehung der Bauchspeicheldrüse mit Ausdehnung bis an die Schnittgrenze.

(B) Einzelne befallene Lymphknoten.«

In den anderen entfernten Organen fand sich kein Krebs, sie waren jedoch teilweise entzündet oder enthielten Zysten.

Wie die Patientin berichtet, habe sie nach der Operation gefragt, wie lange sie noch zu leben habe. Man habe ihr geantwortet: »Sie leben vielleicht noch zwei Wochen, zwei Monate oder zwei Jahre. Wir können es nicht sagen.« Die Vorstellung, angesichts der unvollständigen Entfernung der Krebsgeschwulst bei Pankreaskarzinom noch zwei Jahre zu leben, entspricht keinesfalls der statistischen Wirklichkeit, denn tatsächlich überlebt ein Patient mit fortgeschrittenem Bauchspeicheldrüsenkrebs die Operation im Durchschnitt nur um sechs Monate.

Dr. James T. Adams von der *University of Rochester* meint:
»Tatsächlich liegt die Fünf-Jahres-Überlebensrate bei unter zwei Prozent. In einer der wenigen vorliegenden Bestrahlungsstudien lag die durchschnittliche Überlebenszeit bei nicht bestrahlten Patienten bei 6,1 Monaten im Vergleich zu 6,6 Monaten bei den bestrahlten.«[94]

Dieser Patientin wurde keine Bestrahlung oder Chemotherapie angeboten.

Sie erklärt:

»Ich kann mich gut erinnern, wie hoffnungslos ich mich fühlte, als mir der Chirurg, der den Bauchspeicheldrüsenkrebs entdeckt hatte, eröffnete, ich hätte noch ›zwei Wochen, zwei Monate oder zwei Jahre‹ zu leben, vermutlich weil er nicht die gesamte Krebsgeschwulst hatte entfernen können. Mein Internist erklärte mir, er könne nichts für mich tun ...

Ein Verwandter schlug vor, Laetril zu versuchen. Ich hatte nie davon gehört, aber da ich nichts mehr zu verlieren hatte, begann ich mit der Behandlung.«

Diese Frau kam in die Richardson-Klinik und begann am 21. Oktober 1975 mit der Stoffwechsel-Therapie mit Laetril. Die Blutwerte waren normal. Eine Haaranalyse ergab einen ausgeglichenen Mineralstoffhaushalt. Ihr erstes Bioassay betrug 26,2. Sie erhielt 20 Laetril-Injektionen von je neun Milligramm i. v., die später durch orale Gabe von Laetril-Tabletten ergänzt wurden. Ihr jüngstes Bioassay vom 2. November 1976 betrug 19,6 mg/l.

Wir haben sie zum letzten Mal am 31. Januar 1977 in der Richardson-Klinik gesehen. Damals waren seit ihrer Operation bereits 18 Monate vergangen, der Beginn der Stoffwechsel-Therapie, die sie auf Erhaltungsniveau fortgesetzt hatte, lag 15 Monate zurück. Der Durchfall war verschwunden, sie fühlte keine Schmerzen, hatte wieder Appetit und berichtete, sie fühle sich kräftig und gesund. Die Erkrankung scheint unter Kontrolle zu sein.

(Im Anhang findet sich die weitere Geschichte dieser Patientin ab 1977.)

F115L: Inoperabler Leberkrebs, zuvor Brustkrebs

Bei dieser Patientin wurde im September 1969 die rechte Brust radikal amputiert, es folgte eine Strahlentherapie.

Im Juni 1975, also fast fünf Jahre später, wurde bei einer Routineuntersuchung der Patientin eine vergrößerte Leber festgestellt. Eine daraufhin durchgeführte Biopsie war negativ. Es wurde eine Laparotomie durchgeführt, die Diagnose lautete auf Lebermetastasen.

Der Tumor konnte nicht vollständig entfernt werden, nach der Operation wurde die Patientin auf Methosarb gesetzt. Das Medikament musste wegen Verschlechterung der Blutwerte abgesetzt werden.

Später begann sie eine Therapie mit 5-FU. Dazu musste sie eine Pumpe tragen, damit das 5-FU kontinuierlich in die Leberarterie gepumpt werden konnte. Die Arterie wurde thrombosiert, Mitte Oktober 1974 wurde die Chemotherapie endgültig abgebrochen.

Die Patientin berichtet, sie sei nach einem weiteren Versuch mit 5-FU »tief deprimiert« gewesen.

Anfang Dezember 1975 berichtete ihr eine Freundin über ein Symposium, das in der Nähe ihres Wohnorts stattfand. Es gehe dabei um Laetril. Die Frau war von der orthodoxen Medizin aufgegeben worden, deshalb ging sie hin, um zu hören, was da über Laetril gesagt wurde. Aufgrund der Informationen, die sie bei dem Symposium erhielt, entschloss sie sich, es zu versuchen.

Sie war über 60, als sie in die Klinik kam. Sie beschreibt ihre erste Laetril-Spritze, die sie am 26. Dezember 1974 erhielt, als »mein verspätetes Weihnachtsgeschenk«. Sie erzählt: »Ich fühlte mich besser und hatte wieder die Hoffnung, es könne zu einer gewissen Rückbildung kommen; aber angesichts des früheren Scheiterns wollte ich mir nicht zu viel erhoffen.«

Als diese Patientin im Januar 1977 die Klinik besuchte, erschien sie für eine 66-Jährige sehr jugendlich. Zwei Jahre waren vergangen, nachdem sie nur noch mit Laetril und der Stoffwechsel-Therapie behandelt worden war.

Wie sie berichtet, hat sie die Diät sehr gewissenhaft eingehalten. In den ersten beiden Jahren nach Beginn der Behandlung hatte sie nur zwei Mal Fleisch gegessen, einmal zu Thanksgiving [amerikanisches Erntedankfest] und einmal zu Weihnachten. Sie nahm weiterhin die Erhaltungsdosis Laetril ein sowie andere Vitamine und Enzyme. Sie führt ein völlig normales Leben.

Bei einer orthodoxen Therapie bedeutet Leberkrebs den beinahe sicheren Tod. Dr. James T. Adams von der *University of Rochester* erklärt: »Der Verlauf der Krankheit [Leberkrebs] ist sehr rapide, wenn der Tumor nicht resezierbar ist [nicht entfernt werden kann]. Die meisten Patienten sterben innerhalb von sechs Monaten nach der Diagnose.«[95]

(Im Anhang findet sich die weitere Geschichte dieser Patientin ab 1977.)

A139DJ: Metastatischer Leberkrebs, primärer Dickdarmkrebs

Dieser 63-jährige Mann entdeckte im Oktober 1974 hellrote Blutspuren im Stuhl. Da dies auch in der Folgezeit auftrat, suchte er im März 1975 seinen Hausarzt auf. Man entdeckte einen acht Zentimeter großen Tumor im Enddarm, die Biopsie ergab Krebs (invasives Adenokarzinom des Kolons, Grad III).

Ein Auszug aus dem Operationsbericht des *Permien General Hospital* in Andrews, Texas, vom 20. März 1975 lautet wie folgt:

»*Postoperative Diagnose:* Karzinom des Rektums, in regionale Lymphknoten und Leber metastasierend.

Durchgeführte Operation: Abdominale perineale Resektion mit Anlage einer dauerhaften Kolostomie.

Entferntes Gewebe: Distales Colon sigmoideum und Rektum.

Pathologischer Befund: Zu meinem großen Bedauern hat Doug, ein wirklich wunderbarer Mann, mindestens acht bis neun tastbare Knoten, sehr typisch für Krebs, in beiden Leberlappen. Es scheint noch einen oder zwei Knoten auf der rechten Seite des Kolons zu geben, unmittelbar unter dem Peritoneum. Ich habe mich im Fall dieses Patienten dann doch entschlossen, die abdominale Perinealresektion durchzuführen, da Doug bisher nie krank gewesen ist. Ich kann mir einfach nicht vorstellen, dass er langfristig Schleim und Blut aus dem Darm tolerieren würde.«

Herr A. kam am 29. Juli 1975 in die Richardson-Klinik und begann mit der Stoffwechsel-Therapie. Er ist wegen des bei der Operation verbleibenden Tumorgewebes weder bestrahlt noch mit einer Chemotherapie behandelt worden.

In einem Brief an die Richardson-Klinik vom April 1976 schreibt Herr A., er halte sein Gewicht, habe wieder Farbe im Gesicht und erfreue sich eines guten Appetits. Er setzt die Vitamin-Therapie noch immer fort und hält sich an die verordnete Diät.

Seit damals hat er sich regelmäßig von seinem Hausarzt untersuchen lassen. Bis zum März 1976 gibt es keine Anzeichen dafür, dass sich die Knoten in der Leber vergrößert hätten. Zum letzten Mal standen wir ein Jahr nach der Darmoperation und der Diagnose »Inoperabler Leberkrebs« mit ihm in Verbindung. Damals ging es dem Patienten gut, er führte ein normales Leben.

Bei Drucklegung des Buches erhielten wir einen auf den 19. Januar 1977 datierten Brief der Frau des Patienten. Darin hieß es unter anderem:

»Ich möchte, dass Sie alle wissen, wie sehr Doug und ich alles schätzen, was Sie getan haben und noch immer tun, um Menschen zu helfen, die notwendige Diät zu bekommen, die es möglich macht, dass der Körper den bestehenden Mangel überwindet …

Doug begann im Juli 1975 mit der Vitamin-Therapie. Er hat jetzt eine frische Gesichtsfarbe und hält sein Gewicht. Einigen Freunden von uns, die diese Therapie nicht bekommen haben, geht es nicht so gut.

Wir glauben, dass Dougs Zustand darauf zurückzuführen ist, dass er Vitamine erhalten hat, einschließlich Laetril und B15.

Unsere Gebete begleiten Sie in Ihrem Kampf. Haben Sie noch einmal Dank für alles, was Sie tun.«

Das heißt, ein Patient mit einem inoperablen Leberkrebs hat fast zwei Jahre überlebt.

KREBS DER WEIBLICHEN GESCHLECHTSORGANE

FALLGESCHICHTEN ÜBER GEBÄRMUTTERKREBS, GEBÄRMUTTERHALSKREBS, KREBS DER SCHAMLIPPEN, SCHEIDE UND POSITIVE PAP-ABSTRICHE

Die Schulmedizin behauptet, von fünf Patientinnen mit Krebs, der auf den Gebärmutterhals beschränkt ist, stürbe nur eine innerhalb von fünf Jahren.[96] Wir konnten keine statistischen Angaben über Gebärmutterhalskrebs, der bereits in das umgebende Gewebe eingedrungen war, ausfindig machen, aber sie würden wahrscheinlich ergeben, dass die Sterblichkeitsrate mindestens doppelt so hoch ist wie bei örtlich eingegrenzten Fällen. Von drei Patientinnen mit Gebärmutterkrebs, die sich nicht für Laetril entscheiden, sondern stattdessen für eine orthodoxe Behandlung, stirbt eine innerhalb von fünf Jahren.[97] Orthodox behandelter Eierstockkrebs fordert mehr Todesopfer als alle anderen Krebsarten der Geschlechtsorgane zusammen. Von drei Patientinnen mit Eierstockkrebs, die sich nicht mit Laetril, sondern mit orthodoxen Methoden behandeln lassen, sterben zwei innerhalb von fünf Jahren. Über die Hälfte aller Patientinnen mit Scheidenkrebs, die sich orthodox behandeln lassen, sterben innerhalb von 18 Monaten.[98] Diese Daten sollten Sie berücksichtigen, wenn Sie die folgenden Fallgeschichten lesen.

W166I: Gebärmutter- und Gebärmutterhalskrebs

Bei dieser 62-jährigen Frau zeigten sich in nur sechs Monaten auffällige Veränderungen beim Pap-Abstrich und bei Gewebeuntersuchungen. Bis zum März 1976 ließ sie sich regelmäßig untersuchen, wobei die Pap-Abstriche im Normbereich waren. Dann lautete das Ergebnis des Abstrichs plötzlich: »Vorliegen atypischer Zellen. Möglicherweise Adenokarzinom.«

Am 13. Mai 1976 wurde eine Biopsie durchgeführt, im Bericht des Pathologen hieß es später unter anderem:

»*Mikroskopische Diagnose:* Endobiopsie des Endometriums zeigt ein mucin-sekretierendes Adenokarzinom [Krebs], das vom Endometrium oder der Endozervix ausgeht. Trotzdem sollte auch eine metastatische Gewebeveränderung in Erwägung gezogen werden.«

Am 21. Mai 1976 wurde ein weiterer Pathologe hinzugezogen, der aufgrund der Gewebeuntersuchungen die Diagnose Krebs bestätigte.

Diese Frau hatte die empfohlene Behandlung nicht begonnen, sodass sie schließlich am 8. Juni 1976, also drei Monate nach dem pathologisch veränderten Pap-Abstrich, einen Brief ihres behandelnden Arztes von der *Kaiser Permanente Medical Group* in Oakland, Kalifornien, erhielt, in dem es unter anderem hieß:

»Mit diesem Brief möchten wir Ihre gesundheitliche Situation bewerten und unsere Behandlungsvorschläge unterbreiten ...

Der Bericht des Pathologen über die eingesandte Gewebeprobe lautete Adenokarzinom der Gebärmutterschleimhaut. Anschließend wurde weiteres Gewebe aus dem Endocervikalkanal entnommen und auch hier zeigte sich ein Adenokarzinom der Gebärmutterschleimhaut ..., was bedeutet, dass Sie an einem Endometriumkarzinom [Krebs] der Gebärmutter mit Ausdehnung auf den Gebärmutterhals leiden ...

Bereits bei Diagnosestellung habe ich Sie [zusammen mit einem Kollegen] darüber unterrichtet, dass die angemessene Behandlungsmethode für diesen Zustand in der Entfernung der Gebärmutter besteht und anschließend eine Bestrahlung des kleinen Beckens mit Kobalt von außen und mit Radium durch das Scheidengewölbe vorzunehmen ist.«

In diesem Brief wurde auf die Gefahren hingewiesen, die bei Nichtbefolgung der vorgeschlagenen Behandlung bestünden. Der Patientin wurde erklärt, dass man, falls sie die vorgeschlagene Behandlung nicht akzeptiere, für den weiteren Verlauf der Krankheit keine Verantwortung übernehmen könne. Vielleicht sollte man erwähnen, dass die Ärzte selbst dann, wenn die Patientin die vorgeschlagene Behandlung *tatsächlich* akzeptiert hätte, keine Verantwortung für den weiteren Krankheitsverlauf übernommen hätten, aber davon stand nichts in dem Brief.

Diese Frau kam am 14. Juni 1976 in die Richardson-Klinik und begann mit der Stoffwechsel-Therapie einschließlich Laetril. Die Blutwerte waren normal. Sie erhielt 20 Tage lang je neun Gramm Laetril i. v.. Danach wurde die intravenös verabreichte Dosis schrittweise verringert und an den Tagen, an denen sie keine Injektionen erhielt, durch Tabletten ersetzt. Die Patientin gab an, sie habe die vegetarische Ernährung akzeptiert und habe sich daran gehalten, ohne sich auch nur eine einzige Ausnahme zu gestatten.

Am 29. September 1976, etwa drei Monate nach Beginn der Therapie, wurde ein erneuter Pap-Abstrich vorgenommen. Das Ergebnis lautete:»Negativ«. Es war kein Krebs mehr vorhanden.

Auch das Ergebnis einer am 17. Dezember 1976 vorgenommenen Gewebeuntersuchung ergab keinen Hinweis auf Krebs.

Die Patientin schrieb am 12. November 1976 an die Richardson-Klinik. Hier ein Auszug aus dem Schreiben:

»Der Ratschlag der Chirurgen versetzte mich in einen emotionalen Schockzustand. Nach der Konsultation war ich der Meinung, ich müsse mich auf meinen baldigen Tod vorbereiten.

Doch mein erster Besuch in der Klinik von Dr. Richardson änderte meine Einstellung. Ich hatte das Glück, eine junge Frau aus Santa Barbara in Kalifornien zu treffen, die über zwei Jahre lang seine Patientin gewesen war. Sie wirkte gesund und strahlend, voller Energie. Sie hatte sich durch die Vitamintherapie von Brustkrebs erholt ...

In den ersten sechs Wochen der Diät verlor ich an Gewicht – das hatte ich mir schon immer gewünscht. In der ersten Woche fühlte ich mich etwas schwach, ich konnte keine drei Meilen weit joggen wie sonst an jedem Morgen. Aber meiner sehr anstrengenden und stressigen Arbeit konnte ich ohne Unterbrechung nachgehen, niemand merkte mir eine Veränderung an. Tatsächlich habe ich bis heute nur drei Urlaubstage im Sommer und im Herbst genommen.

Das Wichtigste für mich ist, dass ich während der Behandlung mein normales Leben in allen Bereichen weiterführen konnte, ohne mich bei der Arbeit krankmelden zu müssen, und ohne Schmerzen oder andere Probleme zu haben. Ich fühle mich heute gesünder und ausgeglichener als zuvor.«

L152L: Eierstockkrebs

Am 5. November 1975 suchte Frau L., eine Frau von 61 Jahren, wegen eines bräunlichen Ausflusses aus der Scheide ihren Hausarzt auf. Bei der Untersuchung wurde ein Tumor auf der rechten Seite des Beckens festgestellt.

Die Patientin wurde zu einer explorativen Operation ins Krankenhaus eingewiesen. Am 17. November 1975 wurden ihr die Gebärmutter, beide Eileiter und beide Eierstöcke entfernt. Der Gefrierschnitt durch die acht Zentimeter große Eierstockmasse zeigte ein Adenokarzinom [Krebs]. Die endgültige Diagnose der Pathologen vom *Dameron Hospital* in Stockton, Kalifornien, lautete: »Eindeutiges Zellkarzinom (›Mesonephrom‹), Stufe 1-C«.

Zusätzlich zum Eierstockkrebs wurden auch Krebszellen in der Peritonealflüssigkeit festgestellt.

Als sich die Patientin sechs Wochen später zu einer Nachuntersuchung bei ihrem Hausarzt vorstellte, fühlte dieser einen kleinen Knoten nahe der chirurgischen Nahtstelle.

Wie die Patientin berichtet, bestand ihr Hausarzt auf einer Bestrahlung. Als sie ihm erklärte, die könne sie sich nicht leisten, riet er zumindest zu einer Chemotherapie, die nicht so teuer sei. Frau L. erzählt, ihr Arzt habe sie gewarnt: Ohne Bestrahlung oder Chemotherapie habe sie nur noch ein Jahr zu leben.

Ungefähr einen Monat nach der Operation kam die Patientin zur Stoffwechsel-Therapie mit Laetril in die Richardson-Klinik. Sie hat sehr gut auf die Behandlung angesprochen und ist trotz der düsteren Warnung ihres Arztes bei guter Gesundheit und führt ein normales Leben ohne Schmerzen und ohne die Nachwirkungen, die nach einer Bestrahlung oder Chemotherapie üblicherweise aufgetreten wären.

(Im Anhang findet sich die weitere Krankengeschichte der Patientin seit 1977.)

M158SX: Eierstockkrebs

Diese Frau wurde im Juni 1973 im Alter von 71 Jahren als Notfall in das *Hollywood Community Hospital* eingeliefert. Sie hatte zunehmende Bauchschmerzen, der Leib war stark geschwollen. Außerdem musste sie stark husten und hatte keinen Stuhlgang.

Im Operationsbericht hieß es unter anderem:
»Es fand sich ein massiver gekammerter, solider, nekrotisierender Tumor des Eierstocks. Außerdem lagen multiple Verwachsungen von Eierstock und Darm sowie eine große Menge [4000 Milliliter] Aszitesflüssigkeit vor. Der Tumor am rechten Ovar ... war mit dem vom rechten Harnleiter verbacken und musste abgetrennt werden ... Der pathologische Bericht lautete: Adenokarzinom des rechten Eierstocks mit ausgedehnter Blutung, Nekrose und zystischer Degeneration.«

Die übrigen relevanten Labor- und Röntgenbefunde stellten sich wie folgt dar: (1) Thorax-Röntgen: bilaterale pulmonale Stauung; (2) Barium-Einlauf: multiple Dickdarm-Divertikel; (3) IVP-Pyelogramm: Harnleiter beidseitig normal, aber unvollständige Entleerung des rechten Nierenbeckens; (4) Knochenscan: Anzeichen für einen neoplastischen Prozess [Krebs] des Wirbelknochens D6; (5) Blutwerte bei Aufnahme: 11,9 Gramm Hämoglobin, Zahl der Leukozyten: 32 300, davon 80 segmentkernige. Die Alkalische Phosphatase betrug 3,3; (6) in der aus dem Bauchraum entnommenen Flüssigkeit fanden sich pathologische Zellfraktionen der Klasse III.

Wegen der Besonderheit der Operation (der Harnleiter musste freigelegt werden) verblieb Zellgewebe im Körper. Da die Röntgenbilder den hochgradigen Verdacht einer Wirbelsäulenmetastase (bei D6) nahe legten, wurde eine Anschlussbehandlung empfohlen. Im Entlassungsbericht vom Juli 1973 heißt es:

»Postoperativ soll wahrscheinlich eine Bestrahlung des Beckens mit Kobalt und eine anschließende Chemotherapie vorgenommen werden, da man davon ausgeht, dass die Patientin dem zustimmen wird. Mit der Familie gab es ein Gespräch über die wenig aussichtsreichen Heilungschancen.«

Nach Aussage der Tochter wurde die Familie davon unterrichtet, dass die Patientin möglicherweise nicht einmal mehr drei Monate zu leben hatte. Die Tochter berichtet:

»Trotz meiner Weigerung legte der Arzt einen Termin für eine Kobaltbestrahlung für Mutter fest. Wir haben abgesagt. Vor ihrer Krankheit hatte sie 140 Pfund gewogen. Im Krankenhaus nahm sie bis auf 125 Pfund ab, und als wir schließlich in die Richardson-Klinik kamen, wog sie nur noch 110 Pfund.«

Im August 1973 begann Frau S. in der Richardson-Klinik mit der Stoffwechsel-Therapie. Innerhalb eines Monats hatte sie 15 Pfund zugenommen und war wieder so kräftig wie vor der Operation.

Frau S. hat auch weiterhin Laetril und die empfohlenen Vitamine und Mineralstoffe eingenommen; außerdem hält sie die empfohlene Diät ein.

Bei Drucklegung dieses Buches hat diese 73-jährige Frau – der man noch drei Monate zu leben gegeben hatte – diese düstere Prognose bereits um dreieinhalb Jahre überlebt. Dies ist wirklich beeindruckend angesichts der Tatsache, dass bei ihr ein unvollständig entferntes Eierstockkarzinom mit möglicher Metastasierung in die Wirbelsäule vorlag. Allen ungünstigen Prognosen zum Trotz berichtete sie bei ihrem letzten Kontakt mit der Richardson-Klinik, sie fühle sich inzwischen kräftig genug, per Flugzeug kreuz und quer durch die Vereinigten Staaten zu reisen, um Familienangehörige und Freunde zu besuchen. Sie sei weiterhin symptomfrei, ihre Krankheit scheine unter Kontrolle zu sein.

(Im Anhang findet sich die weitere Krankengeschichte der Patientin seit 1977.)

M122T: Gebärmutterhalskrebs, Stadium 1

Diese 55-jährige Patientin hatte erstmals Mitte Januar 1975 immer wieder Ausfluss aus dem Gebärmutterhals. Bei einer anschließenden Untersuchung im *Kaiser Hospital* in Oakland, Kalifornien, wurde Gebärmutterhalskrebs Stadium 1 festgestellt. Für den 10. März 1975 wurde eine Operation geplant. Am 22. Februar 1975 vermerkte der Arzt: »Patientin wird wegen Krebs operiert; Beteiligung der Gebärmutter; radikale Hysterektomie geplant. Mit Rücksicht auf seine Herzerkrankung hat Frau M. noch nicht mit ihrem Mann darüber gesprochen.«

Später erklärte Frau M., sie habe sich entschlossen, sich nicht operieren zu lassen, weil sie miterlebt habe, wie ihre Mutter nach Operation und Bestrahlung an Krebs gestorben sei. Sie hatte gehört, wie ihre Mutter vor ihrem Tod gesagt hatte, wenn sie es nochmals mit dieser Krankheit zu tun hätte, würde sie sich niemals wieder operieren lassen, sie hätte »lieber mit der Geschwulst gelebt«.

Die Patientin begann am 4. März 1975 in der Richardson-Klinik mit der Stoffwechsel-Therapie. (Sie hatte sich für die Klinik entschieden, nachdem sie in der Tom-Snyder-Fernseh-Talkshow von Laetril gehört hatte.)

Am 27. März 1975 brachte der Gynäkologe vom *Kaiser Hospital* in einem Schreiben an Frau M. seine Sorge darüber, dass sie den Operationstermin nicht eingehalten hatte, mit den folgenden Worten zum Ausdruck:

»Hiermit möchte ich Ihnen mitteilen, dass Sie an einem invasiven Karzinom des Gebärmutterhalses leiden. Sie haben zwei Aufnahmetermine für eine Operation zur Behandlung dieses Karzinoms verstreichen lassen. Ich konnte Sie telefonisch nicht erreichen. Ich bitte Sie dringend, sich mit meinem Büro in Verbindung zu setzen, um einen Termin für die weitere Besprechung und Behandlung zu vereinbaren.«

Die Patientin berichtet, man habe ihr auch mitgeteilt, sie wäre »in drei Monaten tot«, wenn sie sich nicht operieren oder bestrahlen ließe.

Trotz dieser Ermahnungen setzte die Patientin die Stoffwechsel-Therapie fort und lehnte Operation und Bestrahlung ab. Im Bericht des Pathologen über einen Pap-Abstrich vom 18. März 1975 heißt es: »Negativ. Keine atypischen Zellen vorhanden [kein Krebs mehr vorhanden].« Das war nur zwei Wochen nach Beginn der Stoffwechsel-Therapie.

Im Bericht über die am 25. September 1975 vorgenommene Untersuchung vermerkt Dr. Richardson: »Patientin blutet noch immer leicht. Kein sichtbarer Tumor.« Das war sieben Monate nach der Diagnose »Gebärmutterhalskrebs Stadium 1«.

In einem Brief an die Klinik vom 13. März 1976 (also ein Jahr nach Diagnosestellung) schreibt Frau M.:

»Ich habe mich für Laetril entschieden, weil die FDA meiner Meinung nach kein logisches Argument dagegen vorbringen konnte.

Ich habe am 4. März 1975 mit der Laetril-Behandlung begonnen. Meinen ersten Operationstermin hatte ich abgesagt und einen neuen Termin für den 21. März 1975 vereinbart. Nach drei Wochen Laetril-Behandlung fühlte ich mich jedoch so energiegeladen, dass ich die Operation erneut abgesagt habe. Die beiden Ärzte haben mich zu Hause und an meiner Arbeitsstelle angerufen. Sie haben mit meinem Mann gesprochen [obwohl die Frau ihn damit wegen seiner Herzkrankheit nicht belasten wollte] und ein Arzt erklärte mir, der Tumor werde mich in drei Monaten umbringen, wenn ich mich nicht operieren ließe.

Mit wenigen Ausnahmen halte ich mich an die Diät. Im ersten Jahr gab es für mich kein Fleisch, keinen Kaffee, keinen Alkohol und keine Milchprodukte. Ich nehme täglich Laetril und andere zusätzliche Vitaminpräparate ein. Noch immer erhalte ich wöchentlich eine Injektion von zehn Millilitern (drei Gramm) Laetril.

Ich bin nicht wieder zu einer Untersuchung im *Kaiser* [*Hospital*] gewesen, weil ich mich gut und gesund fühle. Ich gehe jeden Tag zur Arbeit und bin in meiner Gemeinde aktiv.

Es haben sich keine weiteren Knoten gebildet. Ich habe nicht abgenommen. Ich fühle mich kräftig. Für mich ist das Beweis genug dafür, dass der Krebs unter Kontrolle ist.

Als mich mein Arzt [der mir die Operation empfohlen hatte] fragte, ob ich wisse, wie qualvoll es sei, an Krebs zu sterben, habe ich ihm geantwortet, dies wisse ich in der Tat.»Meine Mutter hatte Brustkrebs gehabt. Sie war zersäbelt und verbrannt worden und einen langsamen und qualvollen Tod gestorben. Wegen der Kobalt-Verbrennungen mussten wir ihren Arm 24 Stunden am Tag kühlen. Meiner Mutter wurde nicht geholfen, sie wurde nicht gerettet. Und genau aus diesem Grund habe ich Operation und Bestrahlung abgelehnt.«

Jetzt, im Januar 1977, ist Frau M. noch immer eine gesunde, aktive Frau – zwei Jahre nach der Diagnose Gebärmutterhalskrebs. Sie ist in die *Community Development Agency* eines der größten Landkreise von Nordkalifornien gewählt worden und hat sich an der Planung für die Renovierung älterer Häuser in ihrer Gemeinde beteiligt. Zurzeit setzt sie sich für die Einrichtung eines Gemeinschaftszentrums in ihrer Heimatstadt ein. Außerdem malt sie in ihrer »freien« Zeit Bilder.

B133L: Gebärmutterhalskrebs

Im November 1975 suchte diese 28-jährige Patientin ihren Hausarzt auf. Sie klagte über starke Schmerzen im Bereich des Gebärmutterhalses, starken Ausfluss aus der Scheide und extreme Müdigkeit. Das Ergebnis des Pap-Abstrichs lautete Pap III. Der Patientin wurde geraten, einen erneuten Abstrich, eine Kolposkopie (Betrachtung des Gebärmutterhalses) und eine Biopsie vornehmen zu lassen. Die Patientin ließ jedoch nur den zweiten Abstrich vornehmen.

Auf Drängen ihrer Familie begab sie sich schließlich in die *University of California Medical Clinic* in San Francisco, ließ einen dritten Abstrich und dieses Mal auch eine Kolposkopie sowie eine Biopsie vornehmen, bei der Gebärmutterhalskrebs diagnostiziert wurde. Die Diagnose der Pathologie vom 28. Januar 1975 lautete: »Cervix-Plattenepithelkarzinom in situ«. Man riet dringend zu einer Operation.

Die Patientin begab sich hingegen im Januar 1976 zu einer Stoffwechsel-Therapie mit Laetril in die Richardson-Klinik. In einem Brief vom April 1976 berichtet sie: »Ich habe mich sehr schnell erholt, sowohl körperlich wie emotional. Die Schmerzen sind verschwunden, ebenso der Ausfluss und die Müdigkeit. Ich fürchte mich nicht mehr vor dem Krebs.«

Die Patientin suchte im April 1976 denselben Arzt an der *University of California Medical Clinic* zu einer neuerlichen Untersuchung auf. Die Patientin berichtet, der Gynäkologe (der wusste, dass sie eine Vitamintherapie machte) habe sie sofort lachend gefragt: »Ich wette, Sie glauben, der Krebs ist weg, oder?«

Er *war* weg. Der Doktor konnte nichts finden, was auf Krebs hindeutete. Selbst die Biopsie-Wunde war verheilt. Ein weiterer Pap-Abstrich wurde vorgenommen. Wie die Patientin erzählt, verließ der Arzt sofort, nachdem er den Abstrich abgenommen hatte, den Raum; er wollte keine Diskussion über die Vitamintherapie.

Das Material aus dem Gebärmutterhals der Patientin wurde beschrieben als »weißes Epithel, von der Zervix abgestreift« und am 14. April 1976 zur pathologischen Bewertung eingeschickt. Der Bericht der Pathologie lautete auf »dysplastisches Zervixepithel (weißes Epithel)«. Der Pap-Abstrich wurde nicht klassifiziert, es fand sich kein Hinweis auf Krebs, was bedeutet: eine Veränderung von eindeutigem Krebs zu keinem erkennbaren Krebs in nur drei Monaten.

Die Patientin war im Januar 1977 zum letzten Mal in der Richardson-Klinik. Damals deutete alles darauf hin, dass der Krebs erfolgreich unter Kontrolle war.

A101AJ: PaP-Abstrich, Stadium V

Die 41-jährige Frau A. war am 24. Mai 1973 zu einer Routineuntersuchung bei ihrem Arzt. Der dabei entnommene Pap-Abstrich ergab Stadium IV+. Der Bericht des Pathologen lautete: »Viele Zellen abnormalen Plattenepithels, von höchstwahrscheinlicher Malignität. Empfehle SOFORTIGEN erneuten Abstrich zur zytologischen Bestätigung.«

Ein am 30. Mai 1973 erneut entnommener Pap-Abstrich ergab Stadium V für ein beginnendes Karzinom (Carcinoma in situ). Der Pathologe stellte fest: »Viele Zellgruppen, die auf Malignität hindeuten. Ich rate zu D&C [Ausdehnung und Kürettage] und Konisation.«

Im März 1974 wurde sie erneut von ihrem Hausarzt untersucht, das Ergebnis des Pap-Abstrichs lautete erneut Stadium V. Der Arzt erklärte:

»Ein erneuter Pap-Test durch Dr. [Name wird hier nicht genannt] ergab dasselbe Resultat wie auch die Biopsie. Es bestand keinerlei Zweifel daran, dass es sich um ein sehr kleines Karzinom ohne Gewebeinfiltration handelte.«

Die Patientin wollte keinen chirurgischen Eingriff und begab sich mit erheblicher zeitlicher Verzögerung zu einer Stoffwechsel-Therapie in die Richardson-Klinik. Damit wurde am 10. März 1975 begonnen.

Der Bericht des Pathologen über einen Pap-Abstrich vom 1. April 1975 (drei Wochen nach Beginn der Therapie) lautete: »Stadium II atypisch, vorliegende Zellen entsprechend einer benignen [kein Krebs] Zellveränderung.«

Am Ende der ersten Phase der Stoffwechsel-Therapie wurde ein erneuter Abstrich entnommen. Der Bericht der Pathologie vom 28. Mai 1975 über den Pap-Abstrich lautete: »Stadium I, keine atypischen Zellen vorhanden.« Es gab keinen Hinweis mehr auf Krebs.

In einem Brief vom 3. März 1976 erklärt die Patientin, sie sei »vor etwa drei Monaten« bei ihrem Hausarzt gewesen und er habe ihr versichert, alles sehe gut aus. Sie berichtet außerdem, der damals entnommene Pap-Abstrich sei Stadium I (kein Krebs) gewesen.

In diesem Fall drängen sich zwei Gedanken auf. Der eine ist, dass Frauen Gebärmutterhalskrebs haben können, der nur langsam fortschreitet. Der zweite Gedanke ist nicht so offensichtlich. Bei dieser Frau hätte man vielleicht auch nach einer Bestrahlungstherapie einen Pap-Abstrich Stadium I festgestellt. Allerdings mit der Folgeerscheinung einer ausgedehnten Irritation des Scheidenwandgewebes, was Geschlechtsverkehr sehr schmerzhaft oder unmöglich machen würde. Das ist vielleicht für den Radiologen nicht von Belang, gewiss aber für die Patientin und ihren Ehemann.

K124M: Pap-Abstrich, Stadium IV+

Bei dieser Patientin wurde im Alter von 49 Jahren erstmals ein Gruppe IV+ (vorhandene Krebszellen) positiver Pap-Abstrich entnommen. Das war im Juni 1973. Eine Ausschabung des Gebärmutterhalses wurde vorgenommen, das Ergebnis war positiv. Auch das Zerogramm war positiv. Der Arzt bestand darauf, sie solle eine Radikaloperation vornehmen lassen; ihr Mann riet ihr dringend, den Ratschlag des Arztes zu befolgen.

Wie die Patientin berichtet, habe damals »die Frau eines Patienten von Dr. Richardson ihre Tochter besucht, die in meiner Heimatstadt Davenport [Iowa] lebt. Sie erfuhr von meinem Befund und rief mich zu Hause an, um mir von der Stoffwechsel-Therapie zu berichten. Sie ermunterte mich nicht nur dort hinzugehen, sondern hatte auch schon das Nötige vorbereitet. ›Was haben Sie denn zu verlieren?‹, fragte sie mich.«

Ihre Familie lehnte ihre Entscheidung ab, und zwar so vehement, dass sie ihr jede Hilfe verweigerte. Sie nahm den Bus und kam allein nach Kalifornien.

Am 12. Juli 1973, nur neun Tage nach Beginn der Stoffwechsel-Therapie, hatte sie den ersten negativen Pap-Abstrich Stadium I (normal, keine Krebszellen).

Die Mitarbeiter der Richardson-Klinik berichten, sie habe vor Freude geweint. Nachdem die Freudentränen getrocknet waren, habe sie eine Fotokopie des Pap-Abstrichs erhalten, die sie »mit freundlichen Grüßen« unterschrieben ihrer Familie mit der Post zugeschickt habe. Am Ende der ersten Phase der Stoffwechsel-Therapie gab es eine glückliche Versöhnung in Davenport.

Alle Routine-Abstriche während der folgenden drei Jahre waren negativ. Die Patientin berichtet, sie halte sich zwar nicht an die Diät, nehme aber weiter die meisten Vitamine und acht Aprikosenkerne täglich ein.

Der Hausarzt der Familie hat für die negativen Pap-Abstriche keine Erklärung. Die Patientin berichtet, er weigere sich standhaft, über Laetril zu diskutieren; für ihn laute die einzige Antwort: »Sie sind der eine Fall von einer Million, bei der eine Ausschabung zur Heilung führt.«

(Im Anhang findet sich die weitere Krankengeschichte der Patientin seit 1977.)

P162N: Pap-Abstrich, Vorliegen maligner [Krebs-] Zellen

Die Patientin war 34 Jahre alt, als im Rahmen einer Routineuntersuchung in der *Mason Clinic* in Seattle, Washington, am 9. September 1974 ein Pap-Abstrich entnommen wurde. Der Pap-Abstrich war positiv, laut Bericht fanden sich »viele maligne Plattenepithelzellen [Krebs]«.

Sie machte einen Termin für eine Konisation [Entfernung eines Gewebekegels] und eine Biopsie aus dem Gebärmutterhals. Die Patientin erklärt, man habe ihr wegen der Krebszellen in dem Pap-Abstrichmaterial erklärt, wahrscheinlich sei eine Radikaloperation erforderlich.

Dieser Frau waren Laetril und die Stoffwechsel-Therapie bekannt, deshalb entschied sie sich, die Konisation abzusagen, sehr zum Missfallen ihres Hausarztes. Sie kam am 10. Oktober 1974 in der Richardson-Klinik an und begann mit der üblichen Serie von 20 Injektionen von je neun Gramm Laetril i. v. Die Mineralstoffgabe wurde aufgrund einer Haaranalyse ausbalanciert. Die Blutwerte waren weitgehend normal, mit Ausnahme der SGO-Transaminase, die bei 175 mE/ml lag (Normalwert: sieben bis 40).

Am 7. Januar 1975 ergab sich bei einer erneuten Blutuntersuchung ein Anstieg der SGO-Transaminase auf 206 mE/ml. Ebenfalls am 7. Januar 1975 wurde ein erneuter Pap-Abstrich vorgenommen. Im Bericht der Pathologie heißt es: »Stadium III, atypische Zellen entsprechend dem Bild einer Plattenepitheldysplasie«.

Diese Patientin sprach weit langsamer auf die Stoffwechsel-Therapie an als andere Patientinnen nach ähnlichen Pap-Abstrichen. Wir nehmen ihren Fall dennoch hier auf, um zu betonen, wie unterschiedlich schnell Patienten auf die Stoffwechsel-Therapie reagieren.

Es folgt die Liste der Pap-Abstriche in chronologischer Reihenfolge:

9. September 1974: Viele maligne [Krebs-] Zellen.

7. Januar 1975: Stadium III, atypische Zellen, entsprechend dem Bild einer deutlichen Plattenepitheldysplasie.

18. November 1976: Stadium IV, pathologische Zellen, die auf ein Karzinom hindeuten.

15. März 1976: Gruppe III, mäßige Dysplasie [pathologische Zellen, die aber kein Krebs sind].

3. November 1976: Stadium I, negativ [normal, keine Krebszellen vorhanden].

Diese Frau wurde wegen ihres Gebärmutterhalskrebses ausschließlich mit Stoffwechsel-Therapie inklusive Laetril behandelt.

1976 schrieb sie Folgendes auf die Rückseite ihrer Weihnachtsgrußkarte an Dr. Richardson und seine Frau:

»Danke für die gute Nachricht ... Bitte benutzen Sie meinen Fall in Ihrem Buch, ich bin Ihnen zu tiefstem Dank verpflichtet.«

Sie fügte ein Foto bei, das sie mit ihren drei kleinen Töchtern zeigt. Auf dem Bild strotzt sie geradezu vor Gesundheit.

(Im Anhang findet sich die weitere Krankengeschichte der Patientin seit 1977.)

KREBS DER MÄNNLICHEN GESCHLECHTSORGANE

FALLGESCHICHTEN ÜBER PROSTATAKREBS

Prostatakrebs ist die häufigste Krebserkrankung bei Männern im Alter von über 50 Jahren. Bei orthodoxer Behandlung ist es die zweithäufigste zum Tode führende Krebsart bei Männern.[99] Praktisch 100 Prozent aller Männer sind nach einer Operation impotent.[100] Wenn sich erst einmal Metastasen gebildet haben, sterben fast 100 Prozent der Patienten, die sich für eine orthodoxe Behandlung entscheiden, innerhalb von drei Jahren.[101] Diese Daten sollten Sie berücksichtigen, wenn Sie die folgenden Fallgeschichten lesen.

P107J: Inoperabler Prostatakrebs

Dieser Mann war 61 Jahre alt, als er sich im August 1973 in das *Kaiser Hospital* in der kalifornischen Stadt Sacramento begab. Er klagte über Schmerzen im Schambereich.

Zahlreiche Untersuchungen wurden durchgeführt, einschließlich einer Biopsie beider Lappen der Prostatadrüse. Die pathologische Diagnose lautete auf »gut differenziertes Adenokarzinom« [Krebs] des rechten und des linken Prostatalappens.

Im September 1973 wurde eine Knochenszintigrafie durchgeführt. Im Bericht hieß es: »Pathologisches Knochenszintigramm, das eine verstärkte Aufnahme des Kontrastmittels in der anteriorsuperioren Beckenwirbelsäule [Teil des Hüftknochens] zeigt. Keine weiteren Anomalien.«

Im Konsultationsbericht des Urologen vom Oktober 1973 war unter anderem zu lesen:

»Das Knochenszintigramm zeigt einen Herd über dem anteriorsuperioren Becken. Aufgrund des zusätzlichen Befunds einer erhöhten Sauren Phosphatase des Knochenmarks scheidet der Patient für eine Operation aus ... Wir werden ihn regelmäßig beobachten; sollten sich weitere Knochenmetastasen zeigen oder Schmerzen in den Knochen einstellen oder sollte es zu einem Anstieg der Sauren Phosphatase im Plasma kommen oder der Tumor sich weiter ausbreiten oder es zu obstruktiven Symptomen kommen, werden wir mit der täglichen Gabe von Stilbestrol [weibliches Hormon] beginnen, abhängig vom Befund mit oder ohne Orchiektomie [Entfernung der Hoden].«

Der Patient berichtet, die Ärzte hätten ihm gesagt, eine Operation würde sein Leiden nur noch verschlimmern. Deshalb würden sie abwarten, bis die Symptome für ihn unerträglich würden. Dann würde man mit der oben beschriebenen möglichen Behandlungsmethode beginnen. Wie der Patient sagt, war er ihnen für ihre Aufrichtigkeit sehr dankbar.

Der Patient erzählt auch, dass er seinen Arzt gefragt habe, »wie viel Zeit« er noch habe. Die Antwort habe gelautet: »Sie stehen bei eins plus auf einer Skala von vier.«

In einem Brief an die Richardson-Klinik beschreibt der Patient, wie die folgenden vier Wochen für ihn aussahen:

»Mein Zustand verschlechterte sich nach den Untersuchungen sehr schnell. Ich hatte ständige, starke Schmerzen, mein Körper wurde von Krämpfen geschüttelt, ich hatte leichte rektale Blutungen. Schließlich war ich so schwach, dass ich kaum noch aus dem Sessel aufstehen und umhergehen konnte. Damals hörte ich von Freunden, in welcher Klinik ich mit Laetril behandelt werden könnte.

Bei unserer eineinhalbstündigen Fahrt in die San Francisco Bay steuerte meine Frau den Wagen. Am 25. Oktober 1973 erhielt ich die erste Laetril-Injektion. Ich war zu schwach, um das Auto selbst zu fahren; auf der Fahrt zur täglichen Behandlung oder auf der Heimfahrt wurde ich im Auto mehrmals ohnmächtig.

Innerhalb von zehn Tagen zeigte sich eine Besserung und nach etwa 30 Tagen steuerte ich den Wagen selbst. Ich freute mich wieder über jeden neuen Sonnenaufgang, weil ich froh war, am Leben zu sein.«

Der Patient machte sich zunächst Sorgen darüber, dass ihm die Ärzte im *Kaiser Hospital* weitere Untersuchungen verweigern könnten, wenn sie erführen, dass er Laetril einnahm, doch die Ärzte haben ihn auch weiterhin untersucht und freuen sich über seine offensichtlich gute Gesundheit.

Dieser Patient wurde am 29. Oktober 1975, also zwei Jahre nach der Diagnose eines inoperablen Prostatakrebses, ausführlich befragt. Er sah gut aus, seine Haut war glatt und er führte ein angeregtes Gespräch. Stolz zeigte er der Krankenschwester einige Schrammen am Arm und erklärte, sie kämen vom Holzhacken. Er erzählte noch einmal, dass ihm die Ärzte noch etwa ein Jahr zu leben gegeben hatten (das Gespräch fand zwei Jahre später statt), und schloss dann mit den Worten:

»Ich glaube, ich werde noch ein weiteres Jahr durchhalten. Nun ja, alle drei Monate gehe ich wieder zu meinen alten Ärzten, damit die sehen, wie gut es mir geht, und damit sie wissen, dass sie auch nicht alles können.

Ich bin der sechste von elf Geschwistern, der Krebs hat.«

Der Patient ist inzwischen seit über drei Jahren praktisch symptomfrei. Er sagt: »Mir geht es so gut, dass es meiner Frau schon fast zu viel ist, denn ich bin den ganzen Tag aktiv und brauche nur vier Stunden Schlaf. Da kann sie nicht mithalten.« Das sagt ein Mann, der vor dreieinhalb Jahren zu schwach war, um selbst mit dem Auto in die Klinik zu fahren!

(Im Anhang findet sich die weitere Krankengeschichte des Patienten seit 1977.)

H151W: Prostatakrebs

Bei diesem Mann zeigten sich die ersten Symptome, als er 69 Jahre alt war. Sein Hausarzt glaubte zunächst an eine Entzündung der Prostatadrüse. Die Symptome begannen im Januar 1974, er suchte schließlich am 8. Oktober 1974 den Arzt auf, weil er kein Wasser mehr lassen konnte. Die Behandlung mit Tetrazyklin brachte keine wesentliche Besserung. Weil sich sein Zustand nicht besserte, wies ihn der Hausarzt in ein nahe gelegenes Krankenhaus in Stockton in Kalifornien ein, wo weitere Untersuchungen durchgeführt wurden. Eine zytoskopische Untersuchung ergab eine »komplette Harnleiter-Stenosierung durch eine massiv vergrößerte Prostata«. Beide Seiten der Prostata wurden herausgeschnitten, man fand Krebsgewebe (gut und schlecht differenziertes Adenokarzinom).

Im Krankenhaus verabreichte man ihm Estradurin-Injektionen und verordnete ihm die Einnahme von einer Estinyl-Tablette (0,05 Milligramm) pro Tag. Bei den darin enthaltenen Wirkstoffen handelt es sich um weibliche Hormone, von denen man annimmt, dass sie die Ausbreitung des Krebses über die Prostata hinaus *für einige Zeit* eindämmen können.

Ein Radiologe riet ihm zu einer Röntgenbestrahlung der Brust, um zu verhindern, dass die weiblichen Hormone, die er erhielt, zur Bildung eines Busens führten. Er riet auch zu einer Bestrahlungsserie der Lymphknoten im Beckenbereich. Bei der Untersuchung des Patienten hatte man keine Metastasen gefunden, das Knochenszintigramm war negativ.

Der Patient wollte keine Strahlenbehandlung. Wie er dem Radiologen erklärte, hatte er erlebt, dass ein anderer Mann sehr schlecht auf die Kobalt-Bestrahlung reagiert hatte und wollte das bei sich selbst nicht erleben.

Die Saure Phosphatase war bei ihm auf 3,1 Einheiten gegenüber einem Normalwert von zwei erhöht.

In einem Brief an die Richardson-Klinik erklärte sein Hausarzt am 14. Januar 1975:

»Ich hoffe, dass es sich bei Herrn H. um einen sehr langsam wachsenden Tumor handelt und dass er auf die Östrogen-Behandlung ansprechen wird. Aufgrund seines emotionalen Zustandes scheint er derzeit weder ein Kandidat für eine Strahlentherapie noch für eine Orchiektomie [Entfernung der Hoden] zu sein. Wenn er weiterhin einmal täglich die Östrogen-Tabletten einnähme, glaube ich, dass im Moment alles in Ordnung wäre.«

Der Patient lehnte jedoch nicht nur die Bestrahlung und die

sogenannte »therapeutische« Entfernung der Hoden ab, sondern setzte nach nur zwölf Tagen auch die Östrogen-Tabletten ab.

Am 3. Januar 1975 kam Herr H. zu einer Stoffwechsel-Therapie mit Laetril in die Richardson-Klinik.

Wie er erzählt, hält er sich strikt an das Vitaminprogramm und hält auch die Diät ein – zumindest in der Hälfte der Zeit.

Im März 1976 schrieb Herr H. an die Richardson-Klinik: »Wie Sie wissen, ist auch der Rest des Tumors bei mir verschwunden. Mein Gesundheitszustand ist heute besser als vor der Operation. Ich habe viel mehr Energie und keinerlei Schmerzen. Ich bin jetzt 71 Jahre alt und arbeite auf einer Ranch fast genauso hart wie vor 20 Jahren.«

Bei diesem Mann zeigen sich auch zwei Jahre nach Diagnosestellung und der unvollständigen Entfernung der Prostata keine Symptome.

B144J: Prostatakrebs

Dieser Mann war 62 Jahre alt, als er sich erstmals wegen eines Prostataproblems in ärztliche Behandlung begab. Das war im Herbst 1968.

Sein Hausarzt stellte die Diagnose Krebs. Wie der Patient erzählt, sagte man ihm, er würde nicht mehr lange leben, wenn er nicht in eine Operation oder Strahlentherapie einwilligte. Der Patient beschrieb die Größe des Tumors als ungefähr so groß wie »ein Stück Seife«.

Herr B. suchte zunächst einen anderen Arzt in der Region San Francisco auf. Er begann damals mit einer strikt vegetarischen Ernährung, die er noch immer einhält. Von Januar 1969 bis Januar 1970 erhielt er alle vier Tage eine Laetril-Injektion.

Seit September 1971 ist Herr B. mit Unterbrechungen Patient der Richardson-Klinik.

Im Februar 1976 ist Herr B. 70 Jahre alt. Er arbeitet noch immer auf seiner Farm. Er ist noch immer den ganzen Tag aktiv, und das *acht Jahre* nachdem man ihm erklärt hat, ohne Behandlung hätte er nur noch wenige Monate zu leben.

Die einzige Behandlung, die er erhalten hat, ist eine Stoffwechsel-Therapie mit Laetril.

(Im Anhang findet sich die weitere Krankengeschichte des Patienten seit 1977.)

A140R: Prostatakrebs, möglicherweise Leberkrebs

Als Herr A. am 13. Oktober 1975 erstmals seinen Hausarzt aufsuchte, konnte er überhaupt kein Wasser mehr lassen, hatte aber damit schon zwei Jahre lang immer wieder Schwierigkeiten gehabt. Bei der Untersuchung wurde eine vergrößerte Prostata festgestellt. Die Biopsie bestätigte die Diagnose Krebs. Mehrere Lymphangiogramme deuteten darauf hin, dass der Krebs bereits auf die ableitenden Lymphknoten übergegriffen hatte.

Am 20. Oktober 1975 bestätigte eine explorative Operation, dass bei dem Patienten eine ausgedehnte Beteiligung der Lymphknoten und Leberkrebs vorlag. Die Ausbreitung des Krebses machte eine chirurgische Entfernung unmöglich. Man empfahl weder Bestrahlung noch Chemotherapie.

Der Patient berichtet, dass man ihn zu weiteren Untersuchungen in die *Stanford University* in der kalifornischen Stadt Palo Alto geschickt habe. Die dortigen Ärzte empfahlen, mit einer Behandlung mit weiblichen Hormonen so lange zu warten, bis es dem Patienten »schlechter ginge«. Der Grund für dieses Warten liegt darin, dass die Behandlung mit weiblichen Hormonen das Krebswachstum anscheinend nur für eine begrenzte Zeit verlangsamen kann.

Der Patient hat seine Reaktion auf die eingeschränkte Behandlungsmöglichkeit so beschrieben: »Sie haben mir erklärt, sie könnten nichts mehr tun. Ich kann unmöglich beschreiben, was ich dabei fühlte. Ich habe nicht gedacht, da jemals wieder herauszukommen.« Seine Tochter gab ihm ein Buch über Laetril. Ermutigt durch das, was er da las, entschloss er sich, diese Therapie zu versuchen.

Zum ersten Mal kam Herr A. am 19. November 1975 in die Richardson-Klinik. Damals war er noch schwach von der Bauchoperation und hatte noch immer Schwierigkeiten beim Wasserlassen. Sechs Wochen nach Beginn der Stoffwechsel-Therapie arbeitete er wieder Vollzeit, die Schwierigkeiten beim Wasserlassen waren verschwunden und er erklärte, er fühle sich »großartig«.

Die Prostata ist etwas geschrumpft. Die einzige Behandlung, die der Patient erhalten hat (nach der unvollständigen operativen Entfernung des Krebses), ist eine Stoffwechsel-Therapie. Er arbeitet noch immer Vollzeit und freut sich bei bester Gesundheit seines Lebens.

B109WJ: Prostatakrebs

Bei diesem 75-jährigen Mann wurde im Februar 1973 eine Biopsie der Prostata vorgenommen. Das Ergebnis lautete: Krebs. Er verweigerte Operation oder Bestrahlung. Die damaligen Lymphangiogramme ergaben keinerlei Hinweise auf Metastasen.

Dieser Patient kam am 12. Juli 1973 in die Richardson-Klinik. Bei einer ersten Untersuchung zeigte sich im rechten Prostatalappen eine kleine verhärtete Masse. Etwa fünfeinhalb Wochen nach Beginn der Stoffwechsel-Therapie ergab eine Untersuchung, dass diese Masse kleiner geworden war.

Im Oktober 1973 berichtete der Patient, er sei gerade von einer Ferienreise mit seinem Sohn zurückgekehrt, bei dem er seinen Sohn »beim Golf geschlagen« hätte. Er sagte: »Ich wüsste gar nicht, was ich tun sollte, wenn es mir noch besser ginge.«

Dieser Patient suchte am 16. Januar 1974 die Richardson-Klinik erneut auf. Bei diesem Besuch berichtete er, er habe eine linksseitige Bruchoperation hinter sich. Der Heilungsprozess verlief ohne Probleme, er hatte lediglich leichte Schmerzen im linken Bein. Der Patient erzählte darüber hinaus, der Chirurg habe gemeint, der

Prostatatumor sei sehr klein, es gebe keine sichtbaren Anzeichen für Metastasen.

Am 3. März 1976 (also drei Jahre nachdem er erfahren hatte, dass er Krebs hatte), fasste er in einem Brief an die Richardson-Klinik seine Erfahrungen folgendermaßen zusammen:

»Ich habe erlebt, wie meine Mutter an Krebs gestorben ist. Sie ist operiert und bestrahlt worden. Das hat ihr Leben vielleicht um ein Jahr verlängert, aber sie hat mehr unter der Behandlung als unter dem Krebs gelitten. Damals habe ich den Entschluss gefasst, dass ich, falls ich selbst je an Krebs erkranken sollte, lieber der Natur ihren Lauf lassen würde, als so etwas durchzumachen. Deshalb habe ich auch in den ersten Monaten gar nichts unternommen, aber schließlich ging es mir so schlecht, dass ich doch wieder zu meinem Arzt Dr. [Name wird hier nicht genannt] ging und mir von ihm ein Rezept für weibliche Hormone ausstellen ließ [wie er zuvor vorgeschlagen hatte]. Die habe ich dann ungefähr einen Monat lang eingenommen. Erstens ging es mir durch die Hormone nicht besser und zweitens fühlte ich mich dadurch, als wäre ich kastriert worden, irgendwo zwischen Mann und Frau. Außerdem wuchs mir ein Busen.

Inzwischen ging es mir so schlecht, dass ich nur ein paar Stunden arbeiten konnte und mich dann eine Zeit lang hinlegen oder gar ins Bett gehen musste. [Der Patient beschreibt dann die medizinischen Ratschläge bezüglich Bestrahlung und schließlich seine Entscheidung, in die Richardson-Klinik zu kommen.]

Ich habe Sie [Dr. Richardson] im Juli 1973 aufgesucht. An dem Tag warteten so viele Patienten in dem Sprechzimmer Ihrer Ambulanz, dass ich mehrere Stunden warten musste, bis Sie sich mir widmen konnten. Die Zeit war aber sehr nützlich, denn ich habe Berichte von einigen der Patienten gehört, die mich in Erstaunen versetzt haben. Damals habe ich mich entschlossen, meinen Bestrahlungstermin abzusagen ...

Mitte August fuhren meine Frau und ich zurück nach Pennsylvania, wo wir meine Tochter und ihren Mann besuchten ... Ich war so beschwingt, sie konnten kaum glauben, dass ein Mann mit über 70 so viel Durchhaltevermögen zeigen konnte wie ich, beim Golfspielen, beim Tanzen usw. …

Ich bin jetzt 75 Jahre alt. Ich arbeite noch immer und habe viel Freude dabei. Natürlich freue ich mich darüber, was die Vitamin- und Ernährungstherapie bei mir bewirkt hat.

Ich bin sicher: Keiner Ihrer Patienten hält die Diät strikter ein als ich. Und ich muss sagen: Je länger ich sie einhalte, desto besser schmeckt es mir.

Eine letzte Beobachtung. Wären die Vitamintherapie und die Verwendung von Laetril bei der Krebsbehandlung tatsächlich Quacksalberei, gäbe es doch sicher endlose Beschwerden von Patienten und deren Angehörigen. Von Ihren Patienten hört man keine Klagen, sondern Klagen hört man nur von den Ärzten, die Bestrahlung, Chemotherapie und Operation anbieten – und welche Erfolge haben die schon vorzuweisen? Wären die Ergebnisse der Laetril-Therapie nur halb so schlecht wie die Behandlungsergebnisse dieser Ärzte, dann würden diese Leute Sie auf dem Scheiterhaufen verbrennen. Diese Kreise beschuldigen die Laetril-Ärzte, mit einer wirkungslosen Behandlung der Öffentlichkeit etwa 40 Millionen Dollar jährlich ›aus der Tasche zu ziehen‹. Ich habe meine eigene Meinung darüber, wer hier wem etwas ›aus der Tasche zieht‹, und zwar nicht in der Größenordnung von 40 Millionen, sondern vielmehr von 16 Milliarden Dollar.«

(Im Anhang findet sich die weitere Krankengeschichte des Patienten seit 1977.)

L123A: Prostatakrebs

Dieser 62-jährige Mann ging im November 1974 zu einer Routineuntersuchung bei seinem Hausarzt. Der Arzt tastete einen Knoten in der Prostata. Der Patient wurde daraufhin an einen Urologen überwiesen, der eine Biopsie empfahl. Im Biopsiebericht vom 28. Februar 1975 wurde die Diagnose gestellt: »Mäßig differenziertes Prostatakarzinom [Krebs].«

In einem Brief vom 7. März 1975 beschrieb der Urologe den Zustand von Herrn L. wie folgt:

»Da die perineale Nadelbiopsie bei Herrn L. ein Karzinom zeigte, und da die rektale Palpation vermuten ließ, dass das Karzinom sich bereits über die Prostatakapsel hinaus ausgedehnt (sie aber zumindest mit einbezogen) hatte, habe ich ihm nach einer gründlichen Abklärung möglicher Metastasen zu einer Bestrahlung geraten.«

Aus einem weiteren Brief vom 28. März 1975 geht hervor, dass die Lage des Patienten noch düsterer war.

»Leider zeigte das Lymphangiogramm den Befall mehrerer Lymphknoten und die Röntgenaufnahme des Abdomens deutete auf Dünndarm-Metastasen hin. Das schließt eine Bestrahlungsbehandlung aus.

Ich habe in der Praxis mit Herrn L. und seinem Sohn gesprochen. Da eine Hormontherapie, die in diesem Fall die Behandlungsmethode der Wahl wäre, nur eine zeitlich begrenzte Wirksamkeit hat, sollte meiner Meinung nach erst dann damit begonnen werden, wenn bei ihm Symptome auftreten oder ein Fortschreiten des Tumors erkennbar wird. Entsprechend werde ich ihn in drei Monaten erneut untersuchen und ihn weiter beobachten. Er scheint den Befund mit den daraus resultierenden Konsequenzen gefasster aufzunehmen, als ich nach all den Problemen, die er bewältigen musste, erwartet hatte.«

Zu den erwähnten »Problemen«, die dieser Mann hatte, gehörte auch, dass er entlassen worden war, sobald sein Arbeitgeber erfahren hatte, dass er Krebs hatte.

Herr L. berichtet: »Der Vorschlag, das es keine Hilfe für mich gab, hat mich schockiert. Meine psychische Verfassung war unbeschreiblich.«

Damals entschied er sich als letzte Option für eine Vitamintherapie.

Am 8. April 1975 wurde bei Herrn L. mit der Stoffwechsel-Therapie begonnen. Nach zwei Monaten stellte der Patient eine deutliche Verbesserung seines Gesundheitszustands fest. In einem

Brief vom 25. August 1975 bemerkte der beratende Urologe: »Herr L. scheint sich wacker zu halten.«

Bei einer Untersuchung der Prostata am 17. November 1975 (sieben Monate nach Beginn der Stoffwechsel-Therapie) zeigten sich keine Anzeichen für eine Schwellung.

Im Dezember 1976 (also eineinhalb Jahre nach der Diagnose eines inoperablen und nicht bestrahlbaren Krebses) erklärte Herr L. erneut, es ginge ihm gut und sein Krebs sei anscheinend erfolgreich unter Kontrolle.

(Im Anhang findet sich die weitere Krankengeschichte des Patienten seit 1977.)

K114M: Prostatakrebs

Dieser 66-jährige Patient unterzog sich im Juli 1974 einer Routineuntersuchung. Dabei tastete sein Hausarzt einen Knoten in der Prostata und überwies ihn an einen Urologen.

Der Urologe überwies ihn weiter an das *Mercy Hospital* in der kalifornischen Stadt Carmichael, wo eine Nadelbiopsie vorgenommen wurde. In dem Biopsie-Bericht vom 29. Juli 1974 ist die Rede von »Prostatagewebe mit Anzeichen von Adenokarzinom«. Die Ärzte empfahlen Bestrahlungen, die der Patient aufgrund der möglichen Nebenwirkungen von Sterilität und Impotenz aber ablehnte.

Der Patient entschloss sich, eine Stoffwechsel-Therapie zu versuchen, mit der am 26. August 1974 begonnen wurde. Ungefähr ein Jahr später, am 16. Juli 1975, wurde bei einer Tast-Untersuchung keinerlei Schwellung mehr festgestellt.

Zum Zeitpunkt der Abfassung dieses Berichts, also mehr als zweieinhalb Jahre nach der Biopsie, zeigt der Patient keine Symptome und ist gesund.

(Im Anhang findet sich die weitere Krankengeschichte dieses Patienten seit 1977.)

B108C: Prostatakrebs

Bei diesem 68-jährigen Mann wurde am 29. Mai 1975 im *Washoe Medical Center* in Reno, Nevada, eine Prostata-Biopsie entnommen. Im Bericht des Pathologen hieß es unter anderem: »Linksseitige Nadelbiopsie der Prostata ... Tumorherd eines gut differenzierten Prostatakarzinoms«. Man stellte ihn vor die Wahl: Operation oder Bestrahlung.

Der Patient entschied sich stattdessen, zu einer Stoffwechsel-Therapie in die Richardson-Klinik zu gehen. Bei seinem ersten Besuch war er im Wesentlichen symptomfrei, mit Ausnahme eines tastbaren Tumors im linken Prostatalappen. Er wollte jedoch eine – wie man ihm vorher erklärt hatte, unvermeidliche – Verschlechterung seines Zustands vermeiden. Deshalb wurde am 8. Juli mit der Stoffwechsel-Therapie begonnen.

Am 31. Juli 1975 stellte der Arzt nach einer Untersuchung fest: »Es gibt keinerlei Anzeichen für eine verbleibende Gewebeveränderung.« Der Patient hält weiterhin seine Diät ein und nimmt seine Vitamine ein. Er zeigt auch weiterhin keine Symptome und ist gesund.

(Im Anhang findet sich die weitere Krankengeschichte des Patienten seit 1977.)

KREBS DES HARNTRAKTES

FALLGESCHICHTEN ÜBER BLASENKREBS

Von 100 Patienten mit Blasenkrebs, die sich nicht für eine Behandlung mit Laetril, sondern für eine orthodoxe Therapie entscheiden, sterben 57 bis 90 innerhalb von fünf Jahren.[102] *Die orthodoxe Therapie hat viele schwere und schmerzhafte Nebenwirkungen. Daran sollte man beim Lesen der folgenden Fallgeschichten denken.*

E148M: Blasenkrebs, zuvor Gebärmutterhalskrebs

Frau E. war 48 Jahre alt, als bei ihr im September 1972 die Diagnose »schlecht differenziertes invasives Endozervikalkarzinom« gestellt wurde. Eine Kürettage der Gebärmutter ergab ein Adenoakanthom. Eine am 15. September 1972 vorgenommene beidseitige Biopsie der Leistenknoten war negativ.

Bei einer Untersuchung erwies sich der Gebärmutterhals am umliegenden Gewebe festgebacken, unregelmäßig wachsend und weitgehend durch einen nekrotischen Tumor verschoben. Der Radiologe erklärte: »Meiner Ansicht nach liegt eine Beteiligung des medialen Parametriums vor.« (Das heißt, er glaubte, der Krebs habe auch auf das Gewebe und die glatte Muskulatur in der Umgebung der Gebärmutter übergegriffen.)

Der Arzt der Patientin, Radiologe am *St. Joseph's Hospital* in der kalifornischen Stadt Stockton, erklärte in einem Brief vom 22. September 1972:

»Ich plane eine Bestrahlung des gesamten Beckens mit 3500 rad. Eventuell werde ich noch zusätzliche 500 rad auf den linken parametrialen Bereich anwenden. Im Anschluss daran wahrscheinlich noch zwei getrennte Radiumanwendungen von 5000 bis 5500 Milligramm/Stunde.

Sie versteht, dass es bei aller Vorsicht zu Komplikationen kommen kann, und auch, dass ihre Chancen ziemlich gut stehen, dass eine Heilung jedoch keinesfalls garantiert werden könne. Meiner Meinung nach versteht sie diese Fragen sehr gut.«

Der Patientin wurden wegen ihres Gebärmutterhalskrebses Stadium II von September bis Dezember 1972 Implantate von Kobalt-60 und Radium eingesetzt.

Zwei Jahre später, im Juli 1974, wurde die Patientin von ihrem Frauenarzt an einen Urologen in Stockton, Kalifornien, überwiesen, weil bei ihr Blut im Urin aufgetreten war.

Die Blase wies eine Gewebeveränderung auf, bei der es sich nach Ansicht des Urologen um Krebs handelte. Wie die Patientin berichtete, riet man ihr zu keiner Behandlung – möglichwise wegen der vorherigen ausgedehnten Bestrahlung des Gebiets. Die Patientin sagt, man habe ihr bestenfalls noch ein paar Monate zu leben gegeben.

Frau E., eine Witwe und Großmutter, »war dabei, ihre Angelegenheiten zu regeln«, als eines Tages ein Verkäufer vor der Haustür stand und eine mehrbändige Kinderbibel anbot. Die Patientin war von diesen Bänden beeindruckt und wollte sie für ihre Enkelkinder erwerben. Sie erklärte dem Verkäufer jedoch, sie könne diese Kinderbibeln nicht kaufen, obwohl sie es sehr gern täte, denn sie habe kaum eine Chance, lange genug zu leben, um die Abzahlungen zu leisten.

Frau E. erzählte dem Verkäufer, sie stürbe an Krebs. Er fragte sie, ob sie jemals von Laetril gehört hätte. Als die Patientin dies verneinte, verschwand der Verkäufer und kam einige Stunden später mit Büchern über Laetril zurück, die Frau E. lesen solle.

Das, was sie da las, und ihre bei der orthodoxen Behandlung hoffnungslose Lage bewogen Frau E. dazu, einen Termin bei der Richardson-Klinik zu vereinbaren. Am 7. August 1974 begann sie eine Phase der Stoffwechsel-Therapie mit Laetril.

Die Patientin sprach sehr gut auf die Behandlung an, wie aus einem Brief ihres Urologen vom 19. November 1975 (also 16 Monate, nachdem man ihr erklärt habe, ihre Krankheit sei im Endstadium) an die Richardson-Klinik hervorgeht. Es folgt ein Auszug aus dem Brief:

»Ich habe Frau E. am 15. Juli 1974 zum ersten Mal untersucht, nachdem ihr Gynäkologe sie wegen Anzeichen einer Blasenirritation und tagelanger massiver Hämaturie an mich überwiesen hatte.

Eine am 22. Juli 1974 in meiner Praxis durchgeführte Zystoskopie [Blasenspiegelung] ergab eine ulzerierende und blutende Läsion am hinteren Blasenboden, die alle Anzeichen einer Tumorausweitung aufwies. Darüber hinaus wies die Blase nur ein geringes Fassungsvermögen für Urin auf, ohne Zweifel eine Zystitis als Spätfolge der Bestrahlung ... Aufgrund meiner 16-jährigen Erfahrung erschien mir die Gewebeveränderung wie ein Neoplasma.

Frau E. erschien am 12. November 1974 wieder in meiner Praxis und verlangte eine erneute Zystoskopie. Damals hatte die Patientin jeden Morgen eine massive Hämaturie [Blut im Urin] mit Blutgerinnseln; sie wurde zu der Zeit seit etwa drei Monaten von Ihnen [das heißt der Richardson-Klinik] behandelt.

Frau E. kam am 17. November 1975 wegen eines ›Ziehens‹ in der mittleren Beckenregion erneut in meine Praxis. Seit etwa einem Jahr hatte sie keine Hämaturie mehr gehabt. Bei einer erneuten Zystoskopie zeigten sich *dieses Mal keine Läsionen des Blasenbodens*, obwohl an der Stelle der ursprünglichen Gewebeveränderung jetzt eine weißliche Stelle auszumachen war, deren Ränder man klar erkennen konnte. Es sah aus wie glattes und glänzendes Narbengewebe. Bei der erneuten Untersuchung des Beckens war das Gebiet weich, es zeigte sich jedoch eine noch längere Vaginalverengung [aufgrund der früheren Bestrahlungen]. Bei einer bimanualen rektalen Untersuchung ergab sich kein Hinweis auf Tumorgewebe jenseits von Zervix und Blasenboden ...« [Hervorhebung durch die Autorin – P. G.]

Der Urologe abschließend: »Ich brauche nicht zu betonen, dass ich über den gegenwärtigen Zustand von Frau E. höchst erfreut war und ihr alles erdenklich Gute wünschte.«

B104G: Rezidivierender Blasenkrebs

Dieser Mann begab sich im Alter von 63 Jahren erstmals in ärztliche Behandlung, nachdem er Blut im Urin festgestellt hatte. Im Oktober 1974 wurde eine Röntgenaufnahme gemacht und eine Zystoskopie (Blasenspiegelung) durchgeführt. Blasentumoren wurden entfernt. Im Bericht der Pathologie wurde das Gewebe als »papillärer Typ eines Übergangzellkarzinoms der Blase, Stadium I bis II« klassifiziert. Laut Operationsbericht wurden etwa acht bis zehn Gramm Tumorgewebe entfernt.

Drei Wochen später wurde der Patient operiert und weitere Tumormasse entfernt. Man riet dem Patienten, einem Investmentberater aus der Nähe von St. Louis in Missouri, dringend dazu, die Blase entfernen zu lassen, was er jedoch ablehnte. Deshalb wurde eine Bestrahlung angesetzt.

Vom 26. November 1974 bis zum 15. Januar 1975 wurde er über einen Zeitraum von 57 Tagen mit einer Dosis von 6500 rad Kobalt bestrahlt. Der Patient berichtet, er sei in dieser Zeit schwach und lustlos gewesen, habe an starken Bauchkrämpfen gelitten, in seinem Urin hätten sich immer wieder Blutgerinnsel und frisches Blut gefunden. Wegen eines akuten Harnverhaltens musste er in dieser Zeit auch stationär im Krankenhaus behandelt werden.

Im März 1975, vier Monate nach Beendigung der Bestrahlungen, musste erneut weiteres Tumorgewebe entfernt werden, so auch im November 1975. Damals, so berichtet der Patient, »hat der Arzt gesagt, ich solle mich alle drei Monate untersuchen lassen. Für mich war das ein böses Zeichen, ich habe mich deshalb ohne weiteres Zuwarten für eine Vitamintherapie entschieden.«

Am 15. Januar 1976 begann Herr B. mit der Stoffwechsel-Therapie mit Laetril. Er betont, er habe die Einnahme aller Vitamine gewissenhaft fortgeführt und sich strikt an die vegetarische Diät gehalten. Das ist für jemanden, der ständig unterwegs ist und daher oft nicht zu Hause essen kann, gar nicht so einfach.

Am 15. März 1976 wurde Herr B. erneut von seinem Hausarzt untersucht; wie der Patient berichtet, wurden dabei kleine Tumorinseln Stadium II gefunden. Acht Monate später wurde er noch einmal untersucht, dabei wurde ihm mitgeteilt, der Krebs sei nicht mehr weiter fortgeschritten.

Es sei noch einmal betont, dass der Patient während der »orthodoxen« Behandlung fünf Mal im Krankenhaus aufgenommen werden musste und dass er 57 Tage lang ambulant mit Kobalt bestrahlt wurde. Aufgrund dieser Bestrahlungen mussten nachher zwei Operationen durchgeführt werden.

Während der zwölfmonatigen Therapie mit Laetril fielen zusätzlich nur noch die Behandlungskosten für zwei Blasenspiegelungen bei seinem Hausarzt an.[103]

In einem Brief an die Richardson-Klinik vom 5. Januar 1977 (also ein Jahr nach Beginn der Stoffwechsel-Therapie) schrieb Herr B. abschließend:

»Ich bin von Ihnen behandelt worden und habe seit einem Jahr die von Ihnen empfohlene Ernährung eingehalten. Ich muss sagen, ich habe mehr Energie als je zuvor. Ende November 1976 habe ich eine Blasenspiegelung vornehmen lassen, der Krebs war anscheinend nicht weiter fortgeschritten. Ich wurde in Rekordzeit aus dem Krankenhaus entlassen.

Ich werde mich für den Rest meines Lebens an die empfohlene Ernährung halten. Wir beten dafür, dass Sie Ihre Arbeit ungehindert fortsetzen können.«

(Im Anhang findet sich die weitere Krankengeschichte des Patienten seit 1977.)

H143E: Blasenkrebs

Dieser Mann entwickelte zum ersten Mal 1971 krebsverdächtige Blasentumoren. Damals war er 58 Jahre alt. (Er hatte 1965 an einem Plattenepithelkarzinom der Lippe gelitten, das operativ entfernt worden war.)

Im August 1971 fand sich bei Herrn H. erstmals Blut im Urin. Bei einer anschließenden Untersuchung wurde ein Blasenkrebs

»Stadium IV, Gruppe A, auf die Blasenwand übergreifend« festgestellt. Die Tumoren wurden zusammen mit einem Teil der Blase entfernt.

Ein Jahr später kehrten die Symptome zurück. Im Aufnahmebericht des *St. Mary's Hospital* in Reno, Nevada, vom 22. Juni 1973 heißt es unter anderem:

»Der Patient stellte sich bei mir erstmals im August 1972 wegen massiver Hämaturie [Blut im Urin] vor ... Ich habe den Patienten eingehend untersucht; dabei stellte ich ein erneutes Auftreten des Tumors fest. Dieser wurde entfernt. Der pathologische Befund zeigte ein Übergangszell-CA [Krebs] Stadium III bis IV an verschiedenen Stellen der Blasenwand. Er wurde zu einer erneuten Resektion eingewiesen, wieder CA Stadium III ..., darüber hinaus ... im September 1972 Resektion der Prostata. Dem Patienten wurde mitgeteilt, dass mikroskopisch kleine Stellen eines gut differenzierten Adenokarzinoms [in der Prostata] vorlagen ... Der Patient hat die Radiotherapie [5400 rad] im Februar dieses Jahres [1973] abgeschlossen.«

Am 26. Juni 1973 (vier Monate nach der Bestrahlung) wurde die vierte Blasenoperation vorgenommen. Es wurden zahlreiche Blasen-Biopsien entnommen, anschließend wurden die beiden vom Krebs befallenen Regionen koaguliert (Verbrennung von Gewebe mit hochfrequenten elektrischen Blitzen). Im Bericht der Pathologie heißt es, das untersuchte Gewebe sei ein »Übergangskarzinom [Krebs], Stadium II«.

Am 19. November 1973 wurde die Blase des Patienten erneut untersucht, wobei zwei Tumore festgestellt wurden. Den Krankenakten aus dem Krankenhaus in Nevada ist nicht zu entnehmen, welche Behandlung zu diesem Zeitpunkt durchgeführt wurde.

Ende 1974 stellte der Patient wieder Blut im Urin fest. Wie er berichtet, habe sein Arzt ihm erklärt, er könne nicht weiter bestrahlt werden, weil er bereits die höchst zulässige Dosis erhalten habe.

Anscheinend wurde für den Patienten nichts weiter getan, als seine Schmerzen mit Percodan zu bekämpfen. Es bestand jedoch der Verdacht von inguinalen Lymphknoten-Metastasen. Außerdem hatte der Patient Schmerzen in der rechten Hüfte. Damals durchgeführte Lymphangiogramme waren aber aufgrund der vorhergehenden Bestrahlung des Gebiets nicht beurteilbar.

Dieser Patient kam zu dem Schluss, dass nun alle Möglichkeiten der Schulmedizin ausgeschöpft seien, und er entschied sich deshalb für die Stoffwechsel-Therapie mit Laetril. Damit wurde am 16. Januar 1975 begonnen.

Innerhalb von zwei Wochen brauchte er das Schmerzmittel Percodan nicht mehr. Anstatt der regelmäßigen roten Blutkoagel im Urin fanden sich nur noch gelegentlich kleine Gerinnsel, die nach seinen Angaben die Größe eines »Streichholzkopfes« hatten.

Der Patient nimmt weiterhin die Erhaltungsdosis an Vitaminen ein und war bei Abfassung dieses Berichts im Wesentlichen symptomfrei. Das bedeutet, dass er während der Behandlung mit Laetril zwei Jahre lang keine Probleme mit der Blase hatte. (Dagegen musste er in den zwei Jahren davor, also von August 1971 bis August 1973, vier Mal operiert und mit einer Dosis von 5400 rad bestrahlt werden – mit dem Ergebnis, dass nach wie vor Blasentumore und damit Blut im Urin nachweisbar waren. Außerdem brauchte er das starke Schmerzmittel Percodan.)

A141JA: Blasenkrebs

Dieser Patient suchte im Oktober 1974 im Alter von 64 Jahren aufgrund von Beschwerden im Blasenbereich seinen Hausarzt auf. Bei der Untersuchung wurde eine vergrößerte Prostata festgestellt.

Am 21. Oktober 1974 führte der Chirurg eine transurethrale Entfernung der Prostatadrüse und die Entfernung eines Blasentumors durch. Die postoperative Diagnose lautete papilläres Karzinom (Krebs) der Harnblase und benigne Prostatahypertrophie (gutartige Vergrößerung der Prostatadrüse).

Am 18. Februar 1975 und am 17. Juni 1975 wurde jeweils eine Blasenspiegelung durchgeführt. Im Arztbericht hieß es:

»Der erste Tumor lag hinter dem ursprünglichen Resektionsgebiet, ein weiteres kleines Gebiet wurde im vorderen Bereich des Blasenscheitels entdeckt. Diese Tumoren hatten sich vom 18. Februar bis zum 17. Juni dieses Jahres vergrößert.«

Da der Mann bereits nach seiner ersten Krebsoperation erlebt hatte, dass die Tumoren zurückgekehrt waren, entschied er sich anstelle einer erneuten Operation für die Stoffwechsel-Therapie. Er begann damit am 22. Juli 1975. Den letzten Kontakt mit diesem Patienten hatten wir im Januar 1977, eineinhalb Jahre später. Damals hielt er sein Behandlungsprogramm ein, zeigte keinerlei Symptome; der Krebs schien unter Kontrolle.

(Im Anhang findet sich die weitere Krankengeschichte des Patienten seit 1977.)

C134CR: Blasenkrebs

Diese 72-jährige Patientin hatte bereits mehrere Operationen hinter sich, die meisten davon wegen einer Krebserkrankung.

1948 – Entfernung von Gebärmutter und Eierstöcken, die Gründe dafür sind der Patientin nicht bekannt. Eine Krankenakte liegt nicht vor.

1959 – Entfernung der linken Brust wegen Krebs.

1967 – Blasenspiegelung: Entfernung eines Polypen.

1968 – Dickdarmoperation: Entfernung eines gut 30 Zentimeter langen krebsbefallenen Darmabschnitts. Ihr wurde erklärt, ihre Lebenserwartung betrüge vielleicht noch fünf Jahre.

1971 – Blasenspiegelung.

1973 – Blasenspiegelung: Der Patientin wurde erklärt, bei dem nächsten Eingriff müsse die Blase entfernt werden.

Juni 1975 – Blasenoperation aufgrund einer Verletzung bei einem vorhergehenden Eingriff. Bösartige Wucherungen entdeckt. Der Patientin wurde erklärt, diese seien inoperabel. Der Arzt riet dringend zu Bestrahlung und Chemotherapie. Die Patientin lehnte beides ab.

In dieser Zeit reflektierte Frau C., eine praktizierende Rechtsanwältin, folgendermaßen über ihre Krankheit:
»Ich fühlte mich durch die ständigen Operationen wie erschlagen. Ich fragte mich, wieso man bei all den vielen Forschungsgeldern jemals weder Ursache noch Heilung für den Krebs gefunden hatte. Mir schien, dass die Ärzte nur an den Symptomen herumdokterten; niemand hatte eine Erklärung dafür, warum der Krebs immer wieder auftrat.«
Die Patientin erzählt, von Freunden in Oakland habe sie von Laetril gehört; diese Freunde hätten sie dann auch gedrängt, sich mit Dr. Richardson in Verbindung zu setzen. Im März 1975 begann sie mit der Vitamintherapie – zwei Monate, bevor zum letzten Mal bei ihr Krebs festgestellt wurde. Das macht den Fall jedoch nicht weniger aussagekräftig. Dieser Blasenkrebs brauchte zu seiner Entwicklung mehr als zwei Monate und üblicherweise verläuft die Rückbildung einer Krebsgeschwulst nach aller Erfahrung dieser Klinik stetig, aber langsam. Man sollte jedoch betonen, dass es der Klinik nicht nur um die Rückbildung des Knotens geht, sondern darum, für den Patienten ein angenehmes soziales Umfeld zu schaffen, um seine psychische Verfassung zu stabilisieren. Das steht in deutlichem Widerspruch zum knoten-orientierten Denken der Schulmedizin, die behauptet, es stünde nicht im Vordergrund, wie der Patient aussehe oder sich fühle; wichtig sei, etwas gegen den Tumor zu unternehmen.
Bei unserem letzten Kontakt mit der Patientin hatte sie eine einjährige Stoffwechsel-Therapie hinter sich. Sie erklärt, ihr Leben habe sich »völlig verändert«. Sie hat die Anwendung der Stoffwechsel-Therapie mit ihrem Hausarzt besprochen, der jedoch immer noch zurückhaltend reagiert. Sie hält sich gewissenhaft an die Diät, ausgenommen einiger Änderungen, die aufgrund ihres zu niedrigen Blutzuckers erforderlich sind. Sie nimmt auch weiterhin die empfohlenen Nahrungsergänzungen ein.
In einem am 28. März 1976 abgestempelten Brief berichtete die Patientin mit den folgenden Worten über die Wirkung der Vitamintherapie und über ihre Lebensqualität:

»Ich musste nicht mehr operiert werden. Ich fühle mich heute besser als mit 40 und bin doch schon 72. Ich bin Rechtsanwältin im Ruhestand und widme mich heute der Arbeit in zahlreichen öffentlichen und kirchlichen Kommissionen und Ausschüssen. Ich arbeite in meinem großen Gemüse-, Obst- und Blumengarten und spiele die Orgel in einer Kapelle der Rettungsmission. Außerdem reise ich viel und erteile noch immer juristischen Rat an Klienten oder an Anwälte in Santa Barbara [Kalifornien].«

Fürwahr ein ansehnliches Pensum für eine 72-jährige Dame, die jahrelang Krebs hatte!

(Im Anhang findet sich die weitere Krankengeschichte des Patienten seit 1977.)

Hautkrebs

Die Fallgeschichten beschreiben ausschliesslich Fälle eines malignen Melanoms

Bei Patienten mit einem malignen Melanom, die sich nicht mit Laetril, sondern orthodox behandeln lassen, gelten die folgenden Todesraten abhängig von der Ausdehnung ihrer Gewebeveränderungen: (1) Von zwei Patienten mit einem lokal begrenzten Tumor stirbt einer innerhalb von fünf Jahren; (2) Von zehn Patienten, bei denen Krebszellen in den regionalen Lymphknoten festgestellt werden, sterben mehr als acht im Verlauf von fünf Jahren; (3) Von den Patienten mit Metastasen in anderen Organen überlebt kein einziger fünf Jahre lang.[104] *Vor dem Hintergrund dieser Statistik sollte man die folgenden Fallgeschichten lesen.*

A100WPX: Krebs der Kopfhaut, der Halswirbelsäule und Teilen des Hüftknochens (amelanotisches Melanom mit Metastasen)

Bei dieser Patientin traten im Juni 1972 erste Symptome auf. Im Arztbericht des *University of Oregon Medical Centers* vom 19. August 1972 werden sie folgendermaßen beschrieben:

»*Subjektiv:* Die 20 Jahre alte Schwesternschülerin wurde wegen Schmerzen in den Beinen, unerklärlicher neurologischer Symptome und einer erhöhten Blutsenkung eingewiesen. Sie fühlte sich zunehmend unwohl, schwach und hatte seit etwa sechs Monaten an Gewicht abgenommen ... Etwa einen Monat vor der stationären Aufnahme [am 30. Juli 1972] wurde eine okzipitale Schwellung [am Hinterkopf] bemerkt.

Objektiv: ... das Gehirnszintigramm war normal, zeigte aber eine intensive radioaktive Verdichtung im Bereich der Schwellung am Hinterkopf im subkutanen okzipitalen Bereich. Die Biopsie der Kopfhautmasse ergab einen undifferenzierten malignen Tumor, Ursprung unbekannt.

Krankenhausbefund: Tumorherde an Kopfhaut, Halswirbelsäule und rechtem Acetabulum [Teil des Hüftknochens]. Der Primärtumor ist zwar nicht bekannt, es spricht aber vieles für die Möglichkeit eines amelanotischen Melanoms ...

Der Patientin und ihrer Mutter sind die Malignität und auch die schlechte Prognose bekannt. Trotz ihrer schweren Erkrankung bewahrt die tief religiöse Patientin eine positive Einstellung ...

Im Entlassungsbericht heißt es: Eine definitive Zuordnung des Tumors konnte nicht gestellt werden, folgende Möglichkeiten werden diskutiert: (1) amelanotisches Melanom; (2) Retikulumzellsarkom; (3) Histiozytom und (4) ein mögliches embroynales Rhabdomyosarkom.

Eindruck: Am ehesten handelt es sich um ein hochgradig malignes anaplastisches Karzinom [undifferenzierter Zellkrebs] unbekannten Zelltyps; zunächst hatte man daran gedacht, dass es sich um ein amelanotisches Melanom handelt [dem aber die typische Färbung fehlt].«

Innerhalb einer Woche hatte der Tumor am Hinterkopf wieder an Größe zugenommen. Es bestand die große Gefahr, dass es durch den Druck auf die Halswirbelsäule zu einer Lähmung kommen könnte. Im September 1972 wurde die Patientin bestrahlt und der Tumor verschwand fast vollständig.

Gleichzeitig bekam sie aber starke Rückenschmerzen. Der Radiologe war der Meinung, es gäbe Anzeichen für eine Metastase in dieser Region und dehnte die Bestrahlung entsprechend aus. Gegen die Schmerzen erhielt die Patientin Dilaudid (Hydromorphon).

Am 16. Juli 1973 waren die Symptome wieder da und im Krankenhaus verordnete man ihr eine sogenannte MOPP-Kur, bestehend aus Stickstofflost i. v., Vincristine i. v., Procarbazin i. v. und Prednison.

Die Patientin zeigte die übliche Reaktion auf Stickstofflost, nämlich starken Brechreiz und Erbrechen. Ihre Schmerzen blieben, sie klagte auch weiterhin über allgemeines Unwohlsein, Bauchschmerzen, Schlaflosigkeit und Verstopfung.

Ein Eintrag vom 31. Juli 1973 lautete: »Patientin zeigt Anzeichen einer massiven toxischen Reaktion auf die Chemotherapie. Deshalb wird sie in den nächsten zwei Wochen keine Medikamente erhalten.«

Die Patientin, eine Schwesternschülerin, beschrieb die Wirkung der Chemotherapie mit den folgenden Worten:

»Meine Reaktion auf das alle sechs Wochen verabreichte CCNU [eine Abkürzung für ein derzeit verwendetes Medikament] war ein starkes Angstgefühl. Zwölf Stunden lang habe ich ständig erbrochen, obwohl ich mit Secobarbital und Compazin ruhig gestellt worden war. Ich habe es als notwendig hingenommen, denn ich war entschlossen, meine Ausbildung zur Krankenschwester fortzusetzen und ich kannte keine andere Behandlungsmethode.

Die Behandlung mit CCNU wurde bis Mai 1973 fortgesetzt, ich zeigte keine Zeichen der Besserung. Immer wiederkehrende Schmerzen im Thorax- und Lumbalbereich führten zu einer weiteren Woche Bestrahlungen.

Im Juni 1973 erhielt ich mehrere Male Bleomycin, um die schlechten Blutwerte zu bessern, damit wieder mit der MOPP-Kur [Nitrogen Mustard Stickstofflost; Vincristine (Oncovin), Procarbozin und Prednison] begonnen werden konnte. Dies geschah Ende Juni.

Mit MOPP ging es mir sehr schlecht; alles, was ich zuvor zugenommen hatte, nahm ich jetzt wieder ab, ich hatte keinen Appetit. Damals begann auch die Verstopfung. Mein Mund war ganz wund. Ich konnte kaum noch etwas essen und hatte keine Energie mehr.

Anfang August [1973] kehrte ich nach Hause zurück, da ich die Schule nicht mehr besuchen konnte. Mir wurde gesagt, falls ich die Chemotherapie unterbräche, hätte ich noch ungefähr drei Wochen zu leben. Auf Verordnung meines Arztes in Roseburg, Oregon, nahm ich die Tabletten noch eine Woche lang ein. Dann habe ich sie – gegen seinen Rat – abgesetzt.

Der Arzt beurteilte meine Zukunft äußerst pessimistisch. Ich war aber davon überzeugt, dass die Qualität der mir noch verbleibenden Tage wichtiger war als die Quantität. Ich vertraute darauf, dass Gott mir für das Kommende Kraft verleihen würde. Ich hatte keine Angst – ich fühlte nur Frieden und die Zufriedenheit darüber, dass die Medikamentenhölle nun hinter mir lag.«

Diese Patientin kam im September 1973 zum ersten Mal in die Richardson-Klinik. Damals war sie so schwach, dass ihre Eltern sie stützen mussten, als sie die Klinik betrat. Infolge der Chemotherapie war sie glatzköpfig, hatte keinen Appetit, war bettlägerig. Sie wog noch etwa 107 Pfund.

Am 9. September 1973 wurde mit der Stoffwechsel-Therapie begonnen. Die Patientin hatte den Wunsch, vor ihrem Tod noch einmal das Weihnachtsfest mit ihren Eltern verbringen zu können. Sie hat tatsächlich dies Weihnachtsfest [1973] mit ihren Eltern verbracht, aber gestorben ist sie nicht. In einem Brief vom 22. März 1976 (zweieinhalb Jahre nachdem man ihr eröffnet hatte, sie hätte nur noch zwei Monate zu leben) beschreibt sie ihre Erfahrungen im ersten Monat der Stoffwechsel-Therapie:

»Nach drei Tagen Laetril-Behandlung [und der Stoffwechsel-Therapie-Kur] hatte ich keine Schmerzen mehr. Energie und Courage kamen langsam zurück. Ende September konnte ich ohne Probleme wieder ganztätig die Krankenpflegeschule besuchen … Angesichts meiner Erholung musste ich jetzt darauf achten, dass ich keine Ressentiments gegen die übliche Krebsbehandlung entwickelte, denn ich erlebte so oft, wie sie versagte.«

Aus einer medizinischen Untersuchung an der *University of Oregon Medical School* am 22. April 1974 stammt die folgende Beobachtung:

»Im Frühjahr 1973 hatte sie das Gefühl, es entwickelten sich neue Metastasen in der Hals- und Lendenwirbelsäule. Sie wurde deshalb erneut bestrahlt. Seit ungefähr August 1973 hat die Patientin eine weitere Chemotherapie abgelehnt, es geht ihr aber trotzdem immer noch gut. Bei der letzten Untersuchung in der Chemotherapie-Klinik im Februar 1974 schien der Tumor in der

Okzipitalregion ihres Schädels zu schwinden, neue Herde konnten nicht ausgemacht werden.«

Mit einigen Einschränkungen hat sie die vegetarische Ernährung eingehalten, ebenso die Stoffwechsel-Therapie. Ende 1974 sprach sie mit Dr. Richardson darüber, dass sie und ihr Mann sich ein Kind wünschten. Im September 1975 gebar diese junge Frau nach einer problemlosen, völlig normalen Schwangerschaft ein gesundes Mädchen.

Bei dem letzten Kontakt mit ihr, im Dezember 1976, war sie völlig symptomfrei – mehr als drei Jahre nachdem die Ärzte ihr prophezeit hatten, sie werde in kurzer Zeit sterben.

Kopf- und Halskrebs

Fallgeschichten über Krebs von Nase, Zunge, Rachen, Stimmbändern und Rachenmandeln

Drei von vier Patienten mit Krebs der Mandeln und befallenen Lymphknoten, die sich nicht mit Laetril, sondern mit der orthodoxen Therapie behandeln lassen, sterben innerhalb von fünf Jahren.[105] *Von zehn Patienten mit Krebs der Stimmbänder, die sich für eine orthodoxe Behandlung entscheiden, sterben zwei innerhalb von fünf Jahren.*[106] *Patienten, die eine Therapie wegen eines Krebses im Gesicht überleben, leiden meistens an schweren kosmetischen Entstellungen. Vor dem Hintergrund dieser Tatsachen sollte man die folgenden Fallgeschichten lesen.*

P103CMX: Krebs des Lymphsystems im Hals und Krebs des Zungengrunds

Im April 1964 entdeckte diese damals 37-jährige Patientin einen vergrößerten Lymphknoten an der Nackenseite. Die Biopsie ergab ein »schwach differenziertes Plattenepithelzellkarzinom«. Die Patientin wurde operiert – sämtliche Lymphknoten im Nacken wurden entfernt –, gleichzeitig wurden die gesamte rechte und ein Teil der linken Seite der Schilddrüse entfernt. Die spätere pathologische Untersuchung des gesamten Schilddrüsengewebes ergab »Thyroiditis« [Entzündung der Schilddrüse], jedoch keinen Hinweis auf Krebs.

Einige Jahre später wurde bei ihr ein gutartiger Tumor, ein Neurofibrom, entfernt. Die Operation führte allerdings zu einer Lähmung ihres linken Stimmbands und einer Lähmung des Zwerchfells.

Neun Jahre später, im Mai 1973, entwickelte sich eine Gewebeveränderung am Zungengrund. Die Patientin war inzwischen 46 Jahre alt. Die Biopsie ergab ein »schwach differenziertes Plattenepithelzellkarzinom, Übergangszelltyp«. Das örtliche Krankenhaus überwies sie an das *Massachusetts General Hospital, Harvard Medical School.*

Bei der Untersuchung fand sich eine zwei mal zwei Zentimeter große, irreguläre Tumormasse am Kieferbogen. Bei der Untersuchung des Mundes wurde ein etwa zwei mal drei Zentimeter großer Tumor am linken Zungengrund festgestellt, der »bis in die Epiglottis [Kehlkopf] hinunterreichte«.

Im Pathologiebericht und in der zusammenfassenden Beurteilung der Primärstelle hieß es: »Schwach differenziertes Plattenepithelzellkarzinom [Krebs] Übergangszelltyp an der Zungenwurzel mit Metastasen im seitlichen Halsbereich«.

Die Patientin wurde täglich mit 200 rad Kobalt-60 bestrahlt, die Gesamtdosis betrug 6500 rad.

Ungefähr nach zwei Dritteln der Behandlungszeit bildete sich ein neuer Tumor im Bereich der rechtsseitigen unteren Halslymphknoten. Der obere Bereich war zuvor mitbestrahlt worden. Jetzt planten die Ärzte eine weitere Runde. Im Radiologiebericht heißt es:

»Dies wird durch ein einziges anterior-tangentiales Portal erfolgen – 1500 rad pro Woche, bis zu einer Gesamtdosis von mindestens 5000 rad. Es wird darauf geachtet, dass es zwischen den einzelnen Bestrahlungsfeldern nicht zu einer Überlappung kommt.«

Die Bestrahlung war am 20. Juli 1973 abgeschlossen, die Patientin wurde aufgefordert, nach drei Wochen nochmals zu kommen. In dieser Zeit verlor sie vollständig das Sprechvermögen, was ihr einem Krankenhausbericht zufolge »große Sorgen bereitete«, denn ohne sprechen zu können, konnte sie nicht arbeiten.

Nach der ausgedehnten Bestrahlung machte die Patientin recht gute Fortschritte. Bis zum 12. Oktober 1973 (zweieinhalb Monate nach der Bestrahlung) wurden keine neuen Schwellungen der Halslymphknoten oder der Lymphknoten in der Achselhöhle beobachtet.

Zwischen dem 12. Oktober 1973 und dem 7. November 1973 brachten weitere Untersuchungen jedoch schlechte Ergebnisse. In einem Brief vom 7. November 1973 informierte die Radiologie-Abteilung des *Massachusetts General Hospital* die Patientin wie folgt:

»Der Knoten in ihrer rechten Achselhöhle ist von derselben Art wie vorher die Drüsen auf der linken Seite Ihres Halses. Meiner Ansicht nach sind deshalb weitere Maßnahmen erforderlich. Ich würde Sie gerne an der Stelle, wo die Drüse entfernt worden ist, erneut bestrahlen. Dafür haben Sie bei uns einen Termin am 14. November um 10.30 Uhr. Wir möchten Sie dann über einen Zeitraum von etwa drei Wochen drei Mal wöchentlich zur Behandlung sehen. Ich plane auch eine medikamentöse Behandlung, die ich aus Gründen zusätzlicher Sicherheit für angezeigt halte.«

Da beschloss die 46-jährige Witwe, sie habe nun genug von der orthodoxen Behandlung. Ein Stimmband war gelähmt, sie konnte nicht mehr sprechen, ihr Zwerchfell war gelähmt, sie war zwei Mal am Hals operiert worden, der Großteil ihrer Schilddrüse war entfernt worden, ihre Haut war durch die Bestrahlungen verbrannt, ihre Speicheldrüsen arbeiteten nicht mehr – übrigens bis zum heutigen Tage nicht. Heute hat sie immer einen Wasserzerstäuber dabei, den sie alle paar Minuten benutzt, um ihre Mundhöhle anzufeuchten.

Sie lehnte das Angebot der *Harvard Medical School* ab und entschied sich für Laetril in der Hoffnung, die bösartigen Lymphknoten in der Achselhöhle unter Kontrolle zu bringen.

1974 suchte sie zur Laetril-Behandlung einen Arzt im Südosten der USA auf, im September 1975 kam sie zur Fortsetzung der Erhaltungstherapie in die Richardson-Klinik.

Unser letzter Kontakt mit dieser Patientin bestand am 5. Januar 1977 – zwei Jahre und zwei Monate nachdem sie die zusätzliche Bestrahlung des neuen Tumors, der sich unter ihrem Arm entwickelte, abgelehnt hatte. (Die einzige Behandlung, die dieser Bereich bekommen hat, war die Stoffwechsel-Therapie.) Damals berichtete sie, sie sei gesund, sie könne wieder sprechen, und der Krebs sei anscheinend unter Kontrolle gebracht.

(Im Anhang findet sich die weitere Krankengeschichte der Patientin seit 1977.)

P117J: Krebs der Stimmbänder

Dieser Mann begab sich im August 1971 wegen ständiger Heiserkeit und Schwierigkeiten beim Sprechen in das *Kaiser Hospital* in Santa Clara in Kalifornien.

Es wurde eine Biopsie der Stimmbänder entnommen, der Bericht des Pathologen vom 13. August 1971 lautet folgendermaßen: »Die drei Proben werden in der Reihenfolge ihrer Untersuchung beschrieben.

Mikroskopische Diagnose: (1) Kein nachweislicher epithelialer Atypismus in der rechten hinteren Kommissur des Stimmbands.

(2) Plattenepithelkarzinom [Krebs], rechte mittlere Kommissur des Stimmbands.

(3) Plattenepithelkarzinom, rechte vordere Kommissur des Stimmbands.«

Eine Biopsie gilt als 100 Prozent richtig, wenn ein positiver Befund vorliegt.[107]

Entgegen den Empfehlungen der Mediziner willigte dieser Patient jedoch weder in eine Operation, Bestrahlung oder Chemotherapie ein.

Er begann am 18. August 1971 mit der Stoffwechsel-Therapie. Nach etwa acht Wochen Stoffwechsel-Behandlung war seine Stimme wieder normal.

Er hat immer wieder Kehlkopfentzündungen gehabt. Bei seiner Arbeit muss er sehr viel sprechen. Bei wiederholten laryngoskopischen Untersuchungen der Stimmbänder in den folgenden Jahren haben sich jedoch nie Anzeichen für ein Tumorrezidiv ergeben.

Der Tumor des Patienten hat sich zurückgebildet und ist nicht mehr zurückgekommen. Seit der ursprünglichen Diagnose sind fünfeinhalb Jahre vergangen. Die *einzige* Behandlung, die er bekommen hat, ist die Stoffwechsel-Therapie.

C147DR: Krebs der rechten Rachenmandel mit Metastasen im rechten Halsbereich

Dieser damals 76-jährige Patient suchte im März 1974 seinen Hausarzt auf. Weil er schon seit zwei bis drei Jahren schlecht hörte, wollte er seine Ohren untersuchen lassen. Bei der Untersuchung wurde auch eine vergrößerte rechte Rachenmandel und ein vergrößerter Lymphknoten im rechten Nackenbereich festgestellt.

Am 4. März 1974 wurde der Mann in das *St. Joseph's Hospital* in der kalifornischen Stadt Eureka aufgenommen, wo seine rechte Rachenmandel entfernt wurde. Die pathologische Diagnose des Gefrierschnitts lautete: »… lymphozytisches Lymphosarkom, gut differenziert«. Es folgt ein Auszug aus dem Operationsbericht:

»Man war der Ansicht, dass eine Exzisionsbiopsie mit höherer Wahrscheinlichkeit Aufschluss über die Natur der Rachenmandelvergrößerung geben würde. Deshalb wurde eine rechtsseitige Tonsillektomie durchgeführt … Es wurde ein Gefrierschnitt der entnommenen Rachenmandel durchgeführt. Die Diagnose der Pathologie lautete mäßig bis gut differenziertes Lymphom. Der Eingriff wurde daraufhin abgebrochen, da angenommen werden muss, dass der vergrößerte Lymphknoten dieselben Tumorzellen aufweist.«

Der Hausarzt hatte geplant, ihn zu einer umfassenden Lymphom-Behandlung an einen anderen Arzt zu überweisen. Denn der Nachweis positiver Lymphknoten bedeutet eine schlechte Prognose. Die Heilungsraten (bei einer orthodoxen Behandlung) betragen nur fünf Prozent.[108]

Am 19. April 1974 schrieb die Sekretärin des Hausarztes einen Brief an Herrn C., in dem es unter anderem hieß:

»Es ist sehr wichtig, dass Sie wegen Ihrer Krebserkrankung einen Arzt aufsuchen. Dr. [Name wird hier nicht genannt] ist sehr interessiert daran, dass Sie sich helfen lassen.«

Dem Hausarzt wurde mitgeteilt, der Patient wolle in die Richardson-Klinik gehen und er erhielt daraufhin seine Krankenunterlagen.

Der Patient beendete die erste Phase der Stoffwechsel-Therapie und kehrte danach nach Hause zurück.

Herr C. schrieb im April 1976 – also zwei Jahre nach der Operation und des diagnostischen Hinweises auf Krebs im Nackenbereich – einen Brief an die Richardson-Klinik. Er nehme noch immer die empfohlenen Vitamine ein und befolge die vegetarische Diät. Er sei für einen 78-Jährigen bei guter Gesundheit, sein Krebs scheine unter Kontrolle zu sein.

Er ist weder bestrahlt noch mit einer Chemotherapie behandelt worden und wurde auch nicht erneut operiert.

L128WX: Basalzellkarzinom und bösartiges Melanom der Nase

Diese Frau war 74 Jahre alt, als am 12. August 1971 zum ersten Mal eine Biopsie der rechten Seite der Nase entnommen wurde. Die Diagnose lautete Basalzellkarzinom. In einem Brief vom 24. August 1971 berichtete der überweisende Arzt:

»Die Patientin leidet an einem Basalzellkarzinom des Gesichts unter Beteiligung der linken Nasolabial-Region mit Ausdehnung auf den linken Nasenflügel. Der Tumor wächst infiltrierend, scheint aber noch nicht auf die unterliegende muköse Schicht überzugreifen.

Wegen der Beteiligung des Nasenflügels halte ich eine Bestrahlung nicht für die Behandlungsmethode der Wahl. Die Verunstaltung nach einer Bestrahlung wäre ziemlich gravierend und ich glaube, dass durch eine chirurgische Entfernung ein besseres kosmetisches Resultat erzielt werden kann. Zur Schließung der Wunde wird möglicherweise eine Verschiebeplastik im Gesicht erforderlich sein.«

Die Patientin ist Krankenschwester und entschloss sich aufgrund ihrer Erfahrung, eine Operation zu verweigern. Man warnte sie, ihr Gesicht würde allmählich zerfressen, wenn sie sich nicht operieren ließe.

Die Dame entschied sich für eine fleischfreie Ernährung plus Hefe, Vitamin C und etwa 30 Aprikosenkerne pro Tag, die sie in Portionen von wenigen Kernen über den Tag verteilt aß. (*Es ist wichtig, innerhalb von zwei Stunden nicht mehr als fünf oder sechs Kerne zu essen.*) Diese selbstverordnete Kur befolgte sie von September 1971 bis August 1974.

Im August 1974 begann sie mit der Stoffwechsel-Therapie an der Richardson-Klinik. Damals hatte der Krebs an der Seite ihrer Nase etwa die Größe einer Vierteldollar-Münze. Nach Angaben der Patientin war er etwas kleiner als zwei Jahre zuvor.

Nach einer am 10. Dezember 1974 entnommenen Biopsie fand Dr. Richardson neben der Diagnose eines Basalzellkarzinoms zusätzlich ein bösartiges Melanom.

Die Patientin setzte ihre Diät fort und nahm weiterhin Laetril und Vitamine ein. Am 11. November 1975 war die Stelle der vormaligen krebsartigen Erosion fast vollständig verschwunden; nur eine winzige Narbe war dort noch zu sehen.

Die 74-jährige Patientin arbeitet Vollzeit als Krankenschwester, sie betreut einen gebrechlichen 86-Jährigen. Einen Brief vom November 1975 an die Klinik schloss die Patientin mit den folgenden Worten:

»Ich habe den Eindruck, dass die Behandlung diese gefürchtete Krankheit unter Kontrolle gebracht und darüber hinaus meinen Gesundheitszustand allgemein verbessert hat. Wäre ich eher mit diesem Krebs gekommen (hätte ich früher von Dr. Richardson gehört), dann wäre er wahrscheinlich bei dieser Behandlung komplett verschwunden. Ich bin dankbar, dass ich sie bekommen habe, und ich wünschte mir, dass auch andere Patienten, die bei der Krebsbehandlung schwer leiden müssen, diese Vorteile kennen würden.«

B113M: Krebs der Nase, Wange, des Rachens und des Gehirns

Bei dieser Frau wurde 1962 ein Tumor aus dem Nasenloch entfernt. Wie sie berichtet, hat ihr dieselbe Stelle schon zwei Monate nach der Operation von 1962 Beschwerden gemacht, damals sei sie mit Kortison und Bestrahlungen behandelt worden.

1968 suchte sie einen plastischen Chirurgen in Oklahoma City im US-Bundesstaat Oklahoma auf, der einen zweiten Tumor und einen Teil ihrer Nase entfernte. Innerhalb von drei Monaten hatte die Patientin erneut Schmerzen an der früheren Operationsstelle und wurde wieder bestrahlt. Die Bestrahlungen konnten die Schmerzen der Patientin aber nicht eindämmen.

Im Oktober 1970 wurde sie an das *Stanford Medical Center* in der kalifornischen Stadt Palo Alto überwiesen und erhielt eine Bestrahlung mit dem Linearbeschleuniger mit einer Dosis von 6000 rad. Damals erklärte man ihr, sie könne in diesem Bereich nicht mehr weiter bestrahlt werden. Durch die Bestrahlung war die Patientin bis 1973 schmerzfrei.

In der Zeit von 1970 bis 1973 wurde die Patientin routinemäßig alle sechs Monate untersucht, dabei wurden Röntgenaufnahmen der Nase gemacht. Obwohl sie 1973 wieder Schmerzen hatte, erklärte man ihr, es sei alles »in Ordnung«. Als die an das Operationsgebiet angrenzende Stelle zu nässen begann, wurden weitere Untersuchungen angestellt. Man erklärte der Patientin nun, der Krebs sei zurückgekehrt.

Die Patientin ging im Mai 1974 in das *Stanford Medical Center*, wo der Rest der Nase und ein Teil des Wangenknochens entfernt wurden. Vier Monate später, im September 1974, hatte sie schon wieder Schmerzen. Sie rief im *Stanford Medical Center* an und fragte, ob es möglich sei, weitere Bestrahlungen zu erhalten, um die Beschwerden zu lindern. Man erklärte ihr, sie habe bereits die Höchstdosis erhalten. Man legte ihr jedoch nahe, wieder ins Krankenhaus zu kommen und den anderen Wangenknochen entfernen zu lassen.

Zu diesem Zeitpunkt erwog Frau B. auf Anraten eines Familienmitglieds die Möglichkeit einer Stoffwechsel-Therapie mit Laetril. Am 7. Oktober 1974 begann sie mit der Stoffwechsel-Therapie. Sie war damals 75 Jahre alt.

In einem Brief vom 4. März 1976 (also zweieinhalb Jahre später) an die Richardson-Klinik beschreibt die Patientin mit folgenden Worten, wie sie auf die Behandlung reagiert hat:

»Zu Beginn der Anwendung [von Laetril] erhielt ich vier Spritzen [vier Tage lang eine Spritze täglich] in die Vene, und fühlte mich sofort besser ... Ich bekam pro Woche eine Spritze in den Muskel, außerdem zwei Tabletten täglich und hatte überhaupt keine Schmerzen mehr.

Bevor ich Laetril bekam, hatte ich einen wunden Mund und Rachen; der Krebs hatte auch auf mein Gehirn übergegriffen. Das wurde von den Ärzten in Stanford bestätigt, als mir die Nase entfernt wurde.

Mein Gefühl ist, dass Laetril den Krebs zwar nicht beseitigt, ihn aber unter Kontrolle gebracht hat.

Ich habe vor sechs Monaten Dr. G., meinen Hausarzt, aufgesucht. Nach der Untersuchung meiner Nase sagte er: ›Frau B., was immer Sie machen, tun Sie es weiter.‹«

(Im Anhang findet sich die weitere Krankengeschichte der Patientin seit 1977.)

KREBS DES ZENTRALNERVENSYSTEMS

FALLGESCHICHTEN ÜBER KREBSERKRANKUNGEN DES GEHIRNS

In den allermeisten Fällen ist die vollständige chirurgische Entfernung eines Glioms (Gehirnkrebs) nicht möglich.[109] Vier von fünf Patienten mit einer Krebserkrankung des Gehirns, die sich nicht für eine Behandlung mit Laetril, sondern stattdessen für eine Operation und Bestrahlung entscheiden, sterben innerhalb von zwei Jahren.[110] Vor dem Hintergrund dieser Tatsache sollte man die folgenden Fallgeschichten lesen.

C165GX: Gehirntumor: Astrozytom, Stufe II

Bei dieser Patientin setzten die ersten Symptome ein, als sie 32 Jahre alt war. Bevor sie am 7. Mai 1975 ins Krankenhaus aufgenommen wurde, hatte sie schon sechs Monate lang Kopfschmerzen gehabt. Sie hatte auch mehrfach über starkes Erbrechen geklagt.

Im Aufnahmebericht hieß es unter anderem:

»Die Untersuchung ergab eine Stauungspapille [Schwellung des Sehnervs an der Eintrittsstelle in den Augapfel]. Eine zerebrale Angiografie [Röntgenaufnahme der Blutgefäße im Gehirn] zeigte einen Tumor in der temporal parietalen Region links [oberhalb des Ohrs].«

Der Patientin und ihren Eltern wurden die Gefahren einer Gehirnoperation erläutert. Sie entschieden sich für die Operation.

Im Operationsbericht vom 10. Mai 1975 heißt es unter anderem:

»Der Tumor maß in der größten Ausdehnung etwa acht Zentimeter ... Während auf den Bericht über den Gefrierschnitt gewartet wurde, wurde der Versuch unternommen, den Tumor von dem umgebenden normal erscheinenden Gehirngewebe abzutrennen ... Es zeigte sich schon bald, dass dieser Tumor keine wirkliche Grenze zu dem gesunden Gehirngewebe hatte.

Nachdem klar war, dass der Tumor nicht deutlich abzugrenzen war, wurde ... die Entfernung des Tumors durch Absaugen fortgeführt, bis eine ›normal scheinende‹ weiße Masse austrat.«

Die Operation wurde beschrieben als »links temporal parietale Kraniotomie mit *unvollständiger* Entfernung des Astrozytoms, wenig differenziert«.

Im Bericht der Pathologie hieß es: »Fibrilläres Astrozytom mit Bildung von Mikrozysten (Stufe II)«.

Auf die Operation folgten 27 Bestrahlungen, die die Patientin ziemlich gut vertrug. Die erste wurde am 21. Mai 1975 vorgenommen.

Nach Angaben der Ärzte Dr. Joseph McDonald und Dr. Lowell Lapham »kommen die meisten Glioblastome [Astrozytome] zurück und die Patienten sterben innerhalb des ersten Jahres«.[111]

Bei dieser Frau kamen die Symptome zwei Monate nach der Operation und den Bestrahlungen zurück. Die linke Seite ihres Gesichts schwoll an, sie litt auch wieder an Kopfschmerzen und Brechreiz.

Es wurde kein Versuch unternommen festzustellen, ob die Probleme daher rührten, dass der Tumor zurückgekommen war oder ob es sich um Bestrahlungsschäden (Gewebetod aufgrund einer Bestrahlungsbehandlung) handelte.

Nachdem der Chirurg der Patientin erklärt hatte, dass nichts mehr für sie getan werden könnte, wurde sie am 3. Juli 1975 in die Richardson-Klinik gebracht.

Die Blutwerte waren weitgehend normal. Die Haaranalyse ergab einen ausgeglichenen Mineralhaushalt. Die Patientin erhielt 20 Tage lang jeweils neun Gramm Laetril i. v. täglich. Anschließend wurde die i. v.-Dosis schrittweise verringert und an den Tagen, an denen sie keine Injektion erhielt, durch die orale Gabe ersetzt. Die Kopfschmerzen wurden langsam weniger intensiv und waren nach fünf Monaten ganz verschwunden.

Die Bioassays seit Beginn der Stoffwechsel-Therapie waren wie folgt: (1) 3. Juli 1975: 19,0; (2) 25. Juli 1975: 16,7; (3) 22. August 1975: 14,9; (4) 19. September 1975: 14,5; (5) 26. Januar 1976: 14,6; und (6) 9. Juni 1976: 15,7.[112]

Fast zwei Jahre nach der unvollständigen Entfernung eines Gehirntumors lebt diese Frau noch und ist gesund.

In einem an Dr. Richardson gerichteten Brief schrieb der Vater der Patientin am 22. Januar 1977:

»Am Ende der Behandlung sagte mir unser Arzt [der Chirurg], meine Tochter solle versuchen, es sich so lange wie möglich gut gehen zu lassen, denn sie hätte noch sechs Monate, vielleicht ein Jahr oder höchstens noch zwei Jahre zu leben.

Das bedeutete, dass die orthodoxe Medizin nichts mehr für sie tun konnte. Als wir nicht mehr weiter wussten, brachten wir unsere Tochter in Ihre Klinik. Das war am 3. Juli 1975. Im Oktober 1975 konnte sie wieder Vollzeit arbeiten, sie führt seither ein normales Leben.

Meine Tochter und ich sind empört darüber, dass Big Brother gegen Sie vorgeht, weil Sie Leben retten. Wir versprechen Ihnen, dass wir mit Ihnen um unser Recht auf Leben kämpfen werden.«

(Im Anhang findet sich die weitere Krankengeschichte der Patientin seit 1977.)

S135G: Krebserkrankung des Gehirns

Bei Herrn S. wurde im Dezember 1970 ein Krebs im Gehirn festgestellt. Er wollte sich mit einer Stoffwechsel-Therapie mit Laetril behandeln lassen, aber in der Richardson-Klinik riet man ihm, sich zunächst, wie von seinem Arzt empfohlen, operieren zu lassen und dann in die Klinik zu kommen.

Die Operation fand am 7. Januar 1971 statt. Dem Patienten wurde erklärt, man habe den Krebs nicht vollständig entfernen können und selbst mit einer Bestrahlung hätte er wohl noch kaum mehr als sechs Monate zu leben.

Dieser Patient kam Anfang 1971 in die Richardson-Klinik und hat seither die Stoffwechsel-Therapie gewissenhaft eingehalten.

Vier Jahre später, im Juli 1975, erhielt das *Sutter Hospital* in Sacramento, Kalifornien, einen neuen Scanner. Bei dem Patienten [Herrn S.] wurde damals ein Gehirnszintigramm durchgeführt. Anschließend teilt man ihm mit, man habe keine Spuren von Krebs gefunden.

Er ist noch immer bei guter Gesundheit und führt ein normales, aktives Leben.

KNOCHENKREBS

Patienten mit einem Osteosarkom (Knochenkrebs), die sich nicht mit Laetril behandeln lassen, sondern sich für eine Operation und/oder Bestrahlung entscheiden, sterben im Allgemeinen innerhalb von zwölf bis 18 Monaten nach der Diagnosestellung.[113] *Vor diesem Hintergrund sollten die folgenden Fallgeschichten gelesen werden.*

H150S: Osteosarkom des rechten Humerus (Krebs des rechten Oberarmknochens) mit Metastasen

Dieser kleine Junge war sechs Jahre alt, als die ersten Symptome auftraten. Er war ein normales, aktives Kind gewesen und war dann innerhalb kurzer Zeit ganz lustlos geworden und hatte über Schmerzen in den Oberschenkeln und im Arm geklagt. Die Eltern suchten im Juli 1973 den Kinderarzt auf und wurden an einen Knochenspezialisten weiter verwiesen. Der Orthopäde meinte, man müsse sich keine Sorgen machen und riet den Eltern nach deren Angaben, einen geplanten Urlaub anzutreten. Offenbar wurde keine Röntgenaufnahme gemacht.

Das Kind wurde während des Urlaubs so schwach, dass es bei einem Besuch in Disneyland im Rollstuhl sitzen musste. Als die Eltern wieder zu Hause in Nevada waren, suchten sie einen Physiotherapeuten auf, denn der Junge konnte nicht mehr gerade stehen oder laufen.

Im Oktober 1973 kam ein weiteres Symptom hinzu. Der kleine Shane war Rechtshänder, versuchte aber jetzt, die linke Hand zu benutzen. Die Mutter beschreibt, wie sie ihn eines Tages beim Abendessen beobachtet und ihn gefragt hatte, warum er mit der linken Hand aß. Seine Antwort bestand darin, dass er sie mit einem hilflosen, verwunderten Ausdruck ansah, was darauf hinwies, dass er selbst nicht wusste, wie er das Problem beschreiben sollte. Er konnte nur mit den Schultern zucken. Dann nahm er seinen linken Arm, hob damit seinen rechten Arm und legte ihn auf den Tisch.

Die Mutter bat ihn aufzustehen und ihr zu zeigen, wie hoch er den rechten Arm heben konnte. Ihr wurde bang ums Herz. Er konnte den Arm nur aus dem Ellbogengelenk, nicht aber aus der Schulter heben. Da ein Orthopäde aber zuvor versichert hatte, alles sei in Ordnung, sei sie »furchtbar verwirrt« gewesen, wie sie sagt.

Am 6. November 1973 suchten die Eltern wieder einen Physiotherapeuten auf und baten den Arzt erneut, Shane noch einmal zu untersuchen. Der Bereich des Humerus [rechter Oberarmknochen] fühlte sich warm an, der Arzt schickte den Jungen zum Röntgen. Bei dieser Aufnahme fand man keinen Bruch, sondern vielmehr einen Entzündungsherd am Knochen, deshalb wurde das Kind noch am selben Abend zu einer eingehenden Untersuchung ins Krankenhaus aufgenommen.

Die auf die Röntgenaufnahmen und eine Knochenmarksbiopsie gestützte Diagnose der Ärzte lautete: Osteosarkom des rechten Oberarmknochens und des dritten Lumbalwirbels (Wirbelsäule). Den Eltern erklärte man daraufhin, die Aussichten für ihr Kind seien »düster«.

Im Pathologiebericht des *Mercy Hospitals* aus Sacramento in Kalifornien über die Knochenmarksbiopsie vom 9. November 1973 heißt es:

»Die Probe bestand aus etwa 20 unregelmäßig geformten Massen von weichem, grauem, neoplastischem Gewebe. Das größte maß 20 mal neun mal fünf Millimeter. Es fanden sich auch einige sehr winzige Knochennadeln ...

Mikroskopisch bestanden die Massen fast ausschließlich aus ziemlich großen runden und spindelförmigen neoplastischen Zellen. Die Tumorzellen wiesen pleomorphe, mäßig hyperchrome Kerne auf. Viele dieser Zellen waren plattenförmig angeordnet, durchsetzt von osteoidem Gewebe, teilweise Ossifikation. Große Anzahl von mitotischen Veränderungen. Die Tumorzellen waren zwischen Knochenfasern infiltriert. Einige Abschnitte des Tumors schienen kartilaginös, aber die zahlreichen Herde osteoiden Gewebes deuteten darauf hin, dass es sich bei der Läsion um ein Osteosarkom handelte. Die Läsion wies nicht die in Chondroblastomen gefundenen Riesenzellformationen und die herdförmige Kalzifikation auf.

Diagnose: Osteosarkom (osteogenes Sarkom) [Krebs] im rechten Humerus.

Kommentar: Die Schnitte wurden von meinem Mitarbeiter [Name wird hier nicht genannt] begutachtet, der die Diagnose bestätigt.«

Im Bericht des Krankenhauses vom 11. November 1973 hieß es:

»Bei diesem armen Kind scheint der Primärtumor bereits Fernmetastasen gebildet zu haben oder in nächster Zukunft zu entwickeln ... Pulmonale Metastasen sind bei einem metastasierenden Osteosarkom sehr häufig. *Leider kommt bei dem Patienten eine kurative Behandlung nicht in Frage*, die Hauptfrage ist, wie man dieses Kind palliativ behandeln kann, um ihm so lange wie möglich ein praktisch schmerzfreies Leben zu ermöglichen.« [Hervorhebung durch die Autorin – P. G.]

Die Behandlungsmethode der Wahl war die Bestrahlung. Der Radiologe wies jedoch darauf hin, dass es nicht ratsam sei, ihm vor einer Amputation eine hohe Bestrahlungsdosis (5000 bis 8000+ rad pro Stelle) zu verabreichen, da bei dem Kind *zusätzlich* zu dem Krebs im rechten Oberarmknochen eine Metastase im dritten Lendenwirbel (Krebs des Wirbelknochens) vorlag. Das Kind werde an den Metastasen sterben, was immer man auch am Arm täte. Der Radiologe plante 2500 rad für den Arm und 2000 rad für die Wirbelsäule bei L3, um den Krebs »einzudämmen« (nicht zu heilen). Diese Bestrahlungen waren am 16. November 1973 abgeschlossen. Der Radiologe berichtete: »Obwohl es sich nicht um einen Tumor handelt, der gut auf eine Strahlenbehandlung anspricht, glaube ich, dass eine Bestrahlung der bekannten erkrankten Bereiche das Tumorwachstum etwas verlangsamen [und] ... die schmerzfreie Zeit für den Patienten verlängern kann.«

Im November 1973 wurde den Eltern gesagt, das Kind habe noch sechs bis neun Monate zu leben. Die tumurösen Anteile seien zu ausgedehnt, um sie langfristig unter Kontrolle zu halten.

Wie die Mutter berichtet, hat sich die Nachricht über diese Tragödie sehr schnell herumgesprochen, viele Menschen boten ihre Hilfe an. Man erzählte ihr von den Erfolgen, die sich bei Krebspatienten in mexikanischen Laetril-Kliniken eingestellt hatten. Später hörte sie von der Richardson-Klinik, die näher an ihrem Wohnort gelegen war.

Der kleine Shane begann am 29. November 1973 mit der Stoffwechsel-Therapie mit Laetril. Die Alkalische Phosphatase zu Beginn der Behandlung lag bei kaum vorstellbaren 1250 mE/ml (Normalwert: 30 bis 85 mE/ml). Eine erneute Analyse bestätigte den ursprünglich ermittelten Wert. Hämoglobin, Hämatokrit und Segmentkernige [Zellen] waren alle leicht erniedrigt. Die Lymphozyten betrugen 63 Prozent (Normalwerte: 20 bis 40 Prozent).

Innerhalb eines Monats nach Beginn der Stoffwechsel-Therapie konnte Shane den Arm wieder ein wenig benutzten und musste ihn nicht mehr in einer Schlinge tragen. Die Schmerzen ließen allmählich nach, seine Energie kam zurück. Die Alkalische Phosphatase war bis zum 21. März 1974 auf einen Wert von 195 mE/ml gesunken.

Die Mutter des kleinen Patienten schrieb im Mai 1976, also zweieinhalb Jahre nachdem man ihr eröffnet hatte, die Aussichten für ihr Kind seien »düster«, einen Brief an die Richardson-Klinik, in dem es unter anderem hieß:

»Jetzt versucht er sogar, [mit dem rechten Arm] einen Ball zu werfen. Er hat zugenommen und scheint aufzublühen und zu wachsen wie ein ganz normales Kind. Mir kommt das Geschehene geradezu fantastisch vor.

Wir haben ihn auf ärztliches Verlangen im April 1974 bei ... [einem Arzt am Ort] vorgestellt. Er hat Shane geröntgt und eine Verbesserung festgestellt. Er wollte zwar die Verbesserung nicht der Vitamintherapie zuschreiben, sagte aber so etwas wie ich solle nicht aufhören zu tun, was ich täte.«

Die Mutter des Patienten war wegen finanzieller Probleme im März 1976 gezwungen, die Vitamingabe zeitweilig einzuschränken, versuchte aber dafür zu sorgen, dass ihr Kind die Diät so weit wie möglich einhielt. Es ist nicht einfach, einen lebhaften Neunjährigen von einer Diät zu überzeugen, die unter anderem jeglichen raffinierten Zucker verbietet.

Die Mutter schloss ihren Brief mit den Worten: »Aufgrund meiner religiösen Überzeugung könnte ich den Tod ertragen, aber nicht die Schmerzen – nicht bei einem kleinen Kind. Ich kann keinen Grund darin sehen, dass ein Sechsjähriger vor seinem Tod so leiden muss.« Die Liebe zu ihrem Kind und die Tatsache, dass sie nicht mit ansehen wollte, wie ihr Kind leiden musste, brachte sie zu Laetril. Der Mutter war es egal, ob ihr Hausarzt verärgert darüber war, dass sie sich nicht für eine »orthodoxe« Behandlung entschieden hatte.

Der Junge kam im Januar 1977 zu einer Nachuntersuchung in die Richardson-Klinik. Er wurde zum Röntgen in das *Albany Hospital* in Albany, Kalifornien, geschickt. Der Arm sah so gut aus, dass der Radiologe sagte, er könne gar nicht glauben, dass das Kind ein Osteosarkom gehabt habe. Er wusste nicht, dass die Diagnose der Knochenmarksbiopsie von zwei Pathologen bestätigt worden war. Er wusste auch nicht, dass das Kind keinen vollen Bestrahlungszyklus hinter sich hatte. Im Röntgenbericht vom 24. Januar 1977 heißt es unter anderem:

Rechter Humerus: Die Aufnahmen des rechten Humerus zeigen eine deutliche Verkürzung des Knochens. In einer Aufnahme ist eine Knochenstufe zu sehen, die für eine frühere Fraktur spricht. Mehrere deutlich ausgeprägte Zysten im Schaft. Epiphyse sklerotisch, die Epiphysenlinie wahrscheinlich offen. Es gibt einen unregelmäßigen Bereich von Knochenzersetzung, anscheinend eine marginale Erosion an der Epiphysenlinie. Kein subperiostaler neuer Knochen und kein Weichteilgewebe.

Schlussfolgerung: Ergebnisse wie oben. Zustand nach osteogenem Sarkom mit Bestrahlungstherapie. Klinischer Verlauf und Ergebnisse atypisch; es stellt sich die Frage, ob es sich nicht vielmehr um ein eosinophiles Granulom oder ein Ewing-Sarkom gehandelt hat.«

Das osteogene Sarkom gilt als bestrahlungsresistent. Wie bereits erwähnt, wird dennoch eine Bestrahlung in hohen Dosen (5000 bis 8000+ rad) verabreicht, um den Patienten vor einer chirurgischen Entfernung durch eine Amputation »ruhig« zu stellen.[114] Bei einem inoperablen osteogenen Sarkom liegt die Überlebensrate praktisch bei Null.

Drei Jahre nach der ersten Diagnose lebt dieses Kind und ist gesund. Bis Laetril als anerkanntes Therapieverfahren akzeptiert sein wird – und damit von den Krankenversicherungen übernommen und auch steuerabzugsfähig wird, sodass die finanzielle Bürde geringer wird –, wird das Leben von Kindern wie Shane unnötigerweise geopfert werden müssen.

Bilder von Shane und Abbildungen seiner Röntgenaufnahmen von 1973 und 1977 erscheinen an anderer Stelle in diesem Buch.

(Im Anhang findet sich die weitere Krankengeschichte des kleinen Patienten seit 1977.)

R160PA: Metastatischer Knochenkrebs, zuvor Prostatakrebs

Bei Herrn A. wurde 1966 die Prostata entfernt. Laut dem Krankenhaus in Walnut Creek in Kalifornien lautete die Diagnose Adenokarzinom.

1974 wurde bei diesem Patienten ein Knochenszintigramm durchgeführt. In einem Bericht des Krankenhauses vom 7. Januar 1976 heißt es unter anderem:

»Damals habe der Patient stärkere Schmerzen gehabt, ein Knochenszintigramm zeigte zahlreiche Kontrastmittelanreicherungen im Brustkorb und Brustbein sowie der Brustwirbelsäule und im hinteren Beckenbereich. Der mediale Abschnitt des rechten Knies zeigte ebenfalls eine deutliche Verdichtung. Röntgenbilder zeigten eine diffuse Sklerose der dorsalen Wirbelknochen. Man vermutete, dass es sich um eine osteoblastische Metastasierung

[Krebs] handeln könnte, denn diese Sklerose war auf ein Jahr zuvor gemachten Aufnahmen nicht zu sehen. Dementsprechend wurde am 24. September 1974 mit der Gabe von einem Milligramm Stilbestrol pro Tag begonnen, was zu einem deutlichen Rückgang der Schmerzen geführt hat.

Bei der jüngsten Untersuchung am 3. Oktober 1975 gab es keine Anzeichen für weitere Symptome, allerdings hatte er immer noch Schmerzen, möglicherweise aufgrund seiner bereits vorher bestehenden Arthritis, besonders des Knies.«

Der Patient berichtet, die Diagnose Knochenkrebs habe ihn »in eine tiefe Depression gestürzt«. Er verlor den Appetit, hatte Gleichgewichtsstörungen, litt an Schlaflosigkeit, konnte die Blase nicht mehr kontrollieren und fühlte sich »insgesamt schlapp«.

Einige dieser Symptome sind typisch für Patienten, die mit Stilbestrol behandelt werden. Eines der Unternehmen, die Stilbestrol herstellen, listet unter den »Nebenwirkungen« des Medikaments Folgendes auf: (1) Angstzustände, (2) Vertigo (Schwindel bzw. Gleichgewichtsstörungen), (3) Schlaflosigkeit und (4) Mattigkeit (ein Gefühl »allgemeiner Schlappheit«, um den Ausdruck des Patienten zu gebrauchen).

Der 78-jährige Mann berichtet, er habe beschlossen, in die Richardson-Klinik zu gehen, nachdem ihn viele andere Patienten, denen die Vitamintherapie geholfen hatte, dazu ermuntert hatten. Am 30. Dezember 1975 wurde mit der Stoffwechsel-Therapie mit Laetril begonnen.

Der Patient berichtet, ihm sei es 1976, dem ersten Jahr der Stoffwechsel-Therapie, viel besser gegangen als 1975. Er beschrieb die Wirkung auf Geist und Körper als »spektakulär«. Er hatte wieder viel mehr Energie. Wie er sagt, hatte er keine Depressionen, keine Schmerzen und keine Magenverstimmungen mehr.

Stilbestrol hält bestenfalls die Symptome von Knochenkrebs eine Zeit lang unter Kontrolle.[115] Außerdem besteht bei der Anwendung dieses Medikaments das Risiko der Bildung einer Thrombose[116] (Blutgerinnsel), was besonders für ältere Menschen gefährlich ist, deren Blutgefäße möglicherweise bereits teilweise verengt sind. Ein Patient kann *gerade wegen* der Einnahme weiblicher Hormone, die seinen Knochenkrebs eindämmen (nicht heilen) sollen, einen Herzinfarkt oder Schlaganfall erleiden. Denn wenn so ein Blutgerinnsel erst einmal ein Gefäß verstopft, dann kann es zu einem Herzinfarkt oder Schlaganfall kommen. Dann würde der Patient in der Herzinfarkt- oder Schlaganfallstatistik auftauchen, nicht aber in der Statistik von Todesfällen bei Krebs.

Bei einem Patienten wie Herrn A. besteht aufgrund seiner einjährigen symptomfreien Therapie mit Laetril ein solches Risiko nicht.

KREBS DER ENDOKRINEN DRÜSEN

FALLGESCHICHTE ÜBER SCHILDDRÜSENKREBS

Der Schilddrüsenkrebs wächst sehr langsam, es ist deshalb nicht ungewöhnlich, dass man Fälle mit einer Fünf-Jahres-Überlebensrate bei orthodoxer Behandlung findet. Die chirurgische Entfernung der Schilddrüse kann jedoch zu einer Lähmung der Stimmbänder führen.[117] Es hat sich erwiesen, dass Leukämie nach einer Radio-Jod-Therapie der Schilddrüse vermehrt auftreten kann.[118] Vor diesem Hintergrund sollte die folgende Fallgeschichte gelesen werden.

A156JC: Schilddrüsenkrebs

Im März 1973 tastete Frau A. einen Knoten am Hals. Der Knoten wurde entfernt und da er als Krebs diagnostiziert wurde, wurde zwei Tage später eine weitere Operation durchgeführt. Nach der Operation war das Szintigramm der Schilddrüse negativ.

Entgegen der Versicherung ihres Arztes, es wäre alles in Ordnung, beschrieb sich die Patientin als ständig müde; außerdem habe sie im Sommer 1973 einen Knoten am Hals gespürt.

Im September 1973 wurde ein zweites Szintigramm der Schilddrüse durchgeführt; dieses Mal war das Ergebnis positiv, was auf Krebs hindeutete. Deshalb wurde eine radikale Entfernung der Schilddrüse, einschließlich Muskelgewebe und Lymphknoten, vorgenommen. Das war im Oktober 1973. Auf die Operation folgte ein »Atomcocktail« (vermutlich ein Getränk mit radioaktivem Jod), der nach ihren Worten »den Rest des Krebses wegputzen« sollte.

Was dann geschah, beschreibt die Patientin selbst mit den folgenden Worten:

»Im Verlauf des Winters 1973 ging es mir langsam besser …

Aber im Juli 1974 ging es gesundheitlich bergab. Ich verlor fast 30 Pfund. Meine Haut war dunkelgelb[119], ich hatte schwarze Ringe unter den Augen. Ich war ständig müde. Ich habe viel geschlafen und fühlte mich für den Rest des Tages schläfrig. Damals hörte ich zum ersten Mal von Laetril. Nach meinem Gefühl hatte die bisherige Behandlung keinen Erfolg gehabt, also entschloss ich mich, in die Richardson-Klinik zu gehen [im Oktober 1974].

Dr. Richardson machte mir keine Versprechungen, aber innerhalb von *zehn* Tagen nach Beginn der Ernährungstherapie mit Laetril spürte ich eine deutliche Besserung. Meine Haut und meine Augen nahmen wieder ihre normale Farbe an. Ich nahm nicht weiter ab, das furchtbare Müdigkeitsgefühl verschwand und auch die Schmerzen ...

Freunde und Familienmitglieder, die meinen Fortschritt beobachtet haben, sind erstaunt darüber, wie gut ich aussehe ... Wir hatten einige Krebsfälle in unserer Familie – in meiner und in der meines Mannes. Als Einzige habe ich Laetril eingenommen und als Einzige habe ich überlebt.

(Im Anhang findet sich die weitere Krankengeschichte dieser Patientin seit 1977.)

KREBS DES LYMPHSYSTEMS

FALLGESCHICHTEN ÜBER DIE HODGKINSCHE KRANKHEIT

Patienten mit der Hodgkinschen Krankheit, die sich nicht mit Laetril, sondern mit orthodoxen Methoden behandeln lassen, haben statistisch eine bessere Überlebenschance als Patienten mit den meisten anderen Krebserkrankungen. Das liegt daran, dass sich diese Krankheit normalerweise nur langsam entwickelt. Von fünf Personen wird jedoch eine an den Nebenwirkungen der Bestrahlung oder Chemotherapie sterben.[120] (Typische Todesursachen sind Lungenentzündung, Blutvergiftung, Tuberkulose oder Pilzinfektionen.) Festzuhalten ist auch, dass viele Hodgkin-Patienten, die Bestrahlung und Chemotherapie akzeptieren, 29 Mal häufiger Krebs an anderen Körperstellen entwickeln als diejenigen, die überhaupt keine Behandlung akzeptieren.[121] Bei der Anwendung von Laetril und der Stoffwechsel-Therapie bestehen solche Risiken nicht. Diese Tatsachen sollte man im Hinterkopf behalten, wenn man die folgenden Fallgeschichten liest.

J154LT: Nodulär sklerosierende Hodgkinsche Krankheit, Stadium IV-B

Kurz vor ihrem Geburtstag wurde bei diesem zuvor stets aktiven und aufgeweckten 16-jährigen jungen Mädchen die Hodgkinsche Krankheit festgestellt.

Im März 1974 wurde in einem nahe gelegenen Krankenhaus in ihrer Heimatstadt Coeur D'Alene in Idaho bei ihr eine Biopsie des Nackenlymphknotens gemacht. Als das Ergebnis der Biopsie vorlag, begann für diese junge Dame ein Albtraum.

Im April 1974 wurde ihr die Milz entfernt; den Eltern des Mädchens wurde mitgeteilt, sobald sie sich von der Operation erholt habe, werde man sie einen Monat lang jeden Tag mit Kobalt bestrahlen. Das geschah von Mitte April bis Mitte Mai 1974. Später erklärte man der jungen Patientin und ihren Eltern, nun sei eine Chemotherapie erforderlich, bestehend aus Stickstofflost[122], Procarbazin und Prednison. Die Chemotherapie dauerte von Ende August bis Ende September 1974.

Während der Chemotherapie schwankte die Zahl der Blutplättchen von 815 000 bis 165 000 (Normalwerte: 140 000 bis 400 000). Die Leukozyten schwankten von 17 300 (was mit einer Veränderung des Röntgenbildes der Lunge vom 9. September 1974 einherging, die auf eine mögliche Entzündung hinwies) bis auf 5500 am 2. September 1974 (Normalwerte: 4000 bis 10 000/mm^3).

Mit der Bitte um eine Begutachtung schickte das Krankenhaus in Idaho am 5. Juli 1974 zehn Gewebeproben der Patientin zur Untersuchung an das *Stanford University Medical Center* in Los Altos in Kalifornien. Nach Ansicht des Krankenhauses in Idaho handelte es sich bei ihr um »Hodgkinsche Krankheit mit Einbeziehung des Mediastinums, der Milz und der intraabdominellen Lymphknoten mit beginnender Lähmung des sechsten Hirnnervs ... Bei einer kürzlich durchgeführten Nadelbiopsie des linken hinteren Beckenkamms fand sich ein beunruhigender Knochenherd.« In Stanford wurden die Gewebeproben wie folgt diagnostiziert:

»1. Biopsie von Gewebe aus dem linken zervikalen Nackenbereich – entspricht dem Bild der Hogdkinschen Krankheit, nodulär sklerosierender Typ.

2. Milz, Zustand nach Splenektomie [operative Entfernung der Milz] – nodulär sklerosierende Hogdkin'sche Krankheit.

3. Knochenmark, Beckenkamm, Nadelbiopsie – herdförmiger Befall durch Hodgkinsche Krankheit.«[123]

Die technischen Angaben all dieser Daten verraten jedoch nichts darüber, was dieses 16-jährige Mädchen aufgrund ihrer Diagnose und aufgrund der gut gemeinten Anstrengungen der Ärzte, ihr Leben zu retten, erdulden musste. Die folgende Beschreibung dessen, was die junge Patientin durchmachte, stammt aus einem Brief, den ihr Vater an den Versicherungsträger seiner Firma richtete. Zunächst beschreibt er, wie er ihre orthodoxe Behandlung erlebte:

»Mit den Bestrahlungen sollte begonnen werden, sobald sie sich von der Splenektomie [der Operation, bei der die Milz entfernt wurde] erholt hatte. In dieser Zeit wuchs der Tumor in ihrem Nacken auf das Vier- bis Fünffache an, gerade so, als wäre er erbost über die Störung.

Durch die Bestrahlung schrumpfte zwar die Schwellung, doch die Behandlung führte zu Erbrechen und allgemeinem Appetitverlust. Am Ende der 26 Bestrahlungen wog unsere Tochter nur noch 105 Pfund.

Unsere Tochter hatte Schüttelfrost und Fieber, im Nacken und unter ihren Armen hatte sie Verbrennungen. In mancher Nacht waren Bettwäsche und Nachthemd klatschnass und mussten drei bis vier Mal gewechselt werden. Manchmal gingen die Schwitzanfälle innerhalb von 20 Minuten in einen Schüttelfrost über, bei dem sie mit den Zähnen klapperte.

Meine Frau und ich haben versucht, den Schüttelfrost dadurch zu lindern, dass wir Bettlaken im Wäschetrockner angewärmt haben, in vielen Nächten mussten wir die Bettlaken eine Stunde lang alle fünf bis zehn Minuten wechseln. Der Doktor empfahl Aspirin zur Fiebersenkung.

Gleichzeitig hatte unsere Tochter damals so starke Schmerzen in den Beinen, dass sie mit Tränen in den Augen gekrümmt da saß. Der Arzt sagte, die Ursache für diese Beinschmerzen sei das Fieber, sie solle zur Schmerzlinderung Aspirin einnehmen.

Im Anschluss an die Bestrahlungen begann sie während einer Ruhephase in der Behandlung doppelt zu sehen, wenn sie geradeaus blickte, außerdem konnte sie mit dem linken Auge nicht mehr nach links sehen. Der Arzt, der die Augen untersuchte, erklärte unserer Tochter, sie werde nie wieder normal sehen können. Sie suchte einen Neurologen auf, der viele Tests unternahm, einschließlich eines Elektroenzephalogramms (EEG) und einer Lumbalpunktion. Man konnte uns keine Erklärung für das Augenproblem geben.

In der ganzen Zeit wurde sie immer schwächer und hatte überhaupt keinen Appetit mehr, obwohl die Bestrahlungen mittlerweile abgeschlossen waren. Noch immer hatte sie Schüttelfrost und Fieber sowie Schmerzen in den Beinen. Die Haare am Hinterkopf fielen aus.

Da auch die Knochenmarkuntersuchungen positiv waren, wurde eine Chemotherapie verordnet.

Eines der Medikamente verursachte eine hässliche Akne im Gesicht. Man erklärte uns, das sei normal.

Vor jeder Injektion von Stickstofflost wurde ihr Kopf 30 Minuten lang in Eis gepackt und auch noch 15 Minuten danach, um den Haarausfall möglichst zu vermeiden. Fünf Minuten vor jeder Injektion wurde ein kleiner Gummischlauch fest um ihren Kopf gebunden, um die Blutzirkulation zu verringern.

Die Injektionen griffen auch die gesunden Blutkörperchen an und schädigten die Venenwände, sodass es sehr schwierig wurde, die nötigen täglichen Blutproben zu entnehmen. Die Blutgefäße im Arm unserer Tochter färbten sich braun. Der Arzt erklärte uns, sie seien zerstört, das sei aber kein Grund zur Beunruhigung, denn es gäbe noch ausreichend Venen für die Durchblutung.

Während der ›Ruhephase‹ des ersten Zyklus' der Chemotherapie (zwischen dem 14. und 28. Tag) entwickelte sie einen trockenen Husten. Röntgenbilder zeigten Verschattungen in der Lunge, der Arzt konnte ohne einen explorativen Eingriff nicht sagen, ob diese vom Kobalt oder vom Krebs herrührten. Einem solchen Eingriff haben wir nicht zugestimmt. Unsere Tochter Lee hatte ja schon so viel gelitten.

Während und nach dem zweiten Chemotherapie-Zyklus verschlimmerte sich der trockene Husten immer weiter. Als wir uns entschieden, in die Richardson-Klinik zu gehen, hustete unsere Tochter ständig, höchstens unterbrochen von Pausen von allenfalls drei Minuten.

Am Ende des zweiten Chemotherapie-Zyklus' hatte Lee bis zu 40 Grad Fieber, noch stärkeren Schüttelfrost und schwere Krämpfe in den Beinen. Tag und Nacht nahm sie alle vier Stunden

Aspirin. Sie war äußerst schwach, hatte keinen Appetit und trank den ganzen Tag nur ein Glas Wasser.

Von Beginn des Herbst-Schuljahres im August 1974 bis zum 4. November 1974 konnte sie nur drei Tage lang die Schule besuchen.

Sie war so schwach, dass sie selten länger als vier Stunden am Tag auf war. Sie ging nur in die Praxis des Arztes und wieder nach Hause. Dann legte sie sich wieder hin.

Meine Frau und ich hatten das Gefühl, dass das Leben unserer Tochter durch die Chemikalien vergiftet und durch die Bestrahlungen verbrannt wurde.«

Das ist der Hintergrund, vor dem die Entscheidung für die Stoffwechsel-Therapie gefällt wurde. Das junge Mädchen kam in die Richardson-Klinik und begann am 2. Oktober 1974 mit der Behandlung. Lee wurde von ihren Eltern praktisch in die Klinik getragen, weil sie so schwach war, dass sie kaum laufen konnte.

Der Vater der Patientin erklärt in einem Brief vom 16. April 1975, was nach dem Wechsel der Behandlungsmethode geschah:

»Sechs Tage nach Beginn der Stoffwechsel-Therapie war der Husten verschwunden und trat nur einmal im Laufe einer Erkältung im Winter wieder auf.

Sie erhielt eine Kalziumspritze, die ihre Schmerzen in den Beinen sofort linderte.

Als sie nach den ersten 20 Injektionen nach Hause zurückkehrte, ging Lee wieder zur Schule. Damals hatte sie schon keine hohen Fieberschübe und keinen Schüttelfrost mehr, ebenso keinen ständigen Husten und keine Schmerzen in den Beinen. Ihr Appetit nahm wieder zu.

Im Januar 1975 kam sie zu einer Nachuntersuchung nach Albany in Kalifornien zurück. Sie hatte elf Pfund zugenommen, hatte immer noch kräftigen Appetit und weiterhin weder Fieber, Schüttelfrost noch andere Beschwerden.

Im Winterhalbjahr fehlte sie nur zwölfeinhalb Tage in der Schule, fünf davon, weil sie wegen eines Herpes zu Hause bleiben musste, drei, weil sie zum Arzt in Kalifornien musste, zwei, weil sie unter der Grippe litt, und einen, weil sie eine Ohrenentzündung hatte.

Während ich diese Zeilen schreibe, wird sie immer kräftiger, fühlt sich rundherum wohl, geht mit ihrem Freund aus und hat sich für einen Abendkurs eingetragen, der zwei Mal in der Woche drei Stunden dauert.«

Der Brief wurde in der Hoffnung geschrieben, dass die Versicherungsgesellschaft bereit sein würde, für die Stoffwechsel-Therapie aufzukommen, die nur etwa halb so teuer war wie die vorherige Behandlung mit Kobalt und Chemotherapie. (Die Operationen und diagnostischen Untersuchungen wurden in diese Kalkulation nicht einbezogen. Sonst wäre die Kostendifferenz noch größer ausgefallen.) Bedauerlicherweise hätte aber die Versicherung den doppelten Preis für eine zusätzliche Chemotherapie bezahlt, weigerte sich aber, auch nur einen Cent für die Stoffwechsel-Therapie zu zahlen.

Heute arbeitet die Patientin halbtags und setzt ihre Schulausbildung fort. Es ist jetzt über zwei Jahre her, seit sie die orthodoxe Therapie zugunsten einer Stoffwechsel-Therapie aufgegeben hat. Sie führt noch immer das symptomfreie und aktive Leben eines normalen, gesunden Teenagers.

K112MJ: Hodgkinsche Krankheit, Stadium II-B

Diese 26-jährige Frau war schwanger, als sie erstmals hinten im Rachen einen Knoten spürte.

Diagnostische Röntgenaufnahmen wurden auf die Zeit nach der Geburt Mitte Oktober 1975 verschoben. Die Röntgenbilder und eine Biopsie des größten Lymphknotens im Nacken der Patientin bestätigten die Diagnose Hodgkinsche Krankheit, wahrscheinlich Stadium II-B.[124]

In den Berichten des *University Hospital, University of Washington* in Seattle im US-Bundesstaat Washington war unter anderem zu lesen:

»Thoraxaufnahme, 4. November 1975
Befund: Große vordere mediastinale und retrosternale Lymphknoten, dem Bild eines Lymphoms entsprechend.
Biopsie eines supraklavikularen Knotens, 6. November 1975
Befund der Pathologie: Hogdkinsche Krankheit vom nodulär sklerosierenden Typ.
Leberszintigramm, 10. November 1975
Befund: Normales Szintigramm von Leber und Milz.
Knochenmark-Stanze, 10. November 1975
Befund: Kein Hinweis auf Befall des Knochenmarks.
Lymphangiogramm, 12. November 1975
Befund: Normale Lymphangiografie ohne Hinweis auf abdominale Hodgkinsche Krankheit.«
Man riet dringend zu einer explorativen Operation, die die Patientin aus religiösen Gründen jedoch ablehnte.

Die Patientin erwog, in die empfohlene Bestrahlung und Chemotherapie einzuwilligen, als sie von der Stoffwechsel-Therapie und Laetril hörte. Am 8. Januar 1976 kam sie zum ersten Mal in die Richardson-Klinik. Sie berichtet:

»Es schien mir so einleuchtend, und nach vielen Gebeten entschieden wir uns dafür, einen Termin mit Dr. Richardson zu vereinbaren. In den ersten Tagen war es ein bisschen ›unheimlich‹ [weil man die Ratschläge des Hausarztes nicht befolgte], aber unser Zutrauen wuchs, nachdem ich einige Tage im Wartezimmer mit den verschiedenen Menschen gesprochen hatte, denen die Vitamintherapie wirklich geholfen hatte. Nach drei Wochen Behandlung war ich überzeugt.«

Wie die Patientin erklärt, ist ihr Hausarzt über ihre offensichtliche Besserung erfreut, denn die Lymphknoten sind kleiner geworden.

Sie werde noch immer leicht müde und versuche dann, kurz zu schlafen. Sie hielte sich jedoch weiterhin an die Diät und nehme ihre Vitamine ein. Ihr Zustand bessere sich merklich.

(Im Anhang findet sich die weitere Krankengeschichte der Patientin seit 1977.)

Krebs des Blutes und der blutbildenden Systeme

Die Leukämien

Verlässliche Statistiken über die Todesraten von Patienten mit chronischer Leukämie sind schwer zu finden. Die Schulmedizin spricht von einer »mittleren Überlebenszeit« von lediglich drei Jahren[125] und räumt ein, dass die Wirkung der heute allgemein akzeptierten Behandlungsmethoden nicht angemessen untersucht worden ist.[126] Bei der Anwendung des gebräuchlichen Chemotherapie-Medikaments der Wahl, Leukeran [Chlorambucil], besteht das Risiko einer unumkehrbaren Schädigung des Knochenmarks. Ein weiteres Chemotherapie-Medikament, Cytoxan, hat bei Ratten und Mäusen Krebs verursacht. Bei Menschen haben Cytoxan [Cyclophosphamid] und andere zu folgenden Reaktionen geführt: Übelkeit, Erbrechen, Blutung aus dem Darm und Darmentzündung, schwere Blasenblutung und bei Männern möglicherweise unumkehrbarer Verlust der Spermaproduktion.[127] Bei der Laetril-Therapie bestehen diese Risiken nicht. Vor diesem Hintergrund sollte man die folgenden Fallgeschichten lesen.

R106B: Chronische lymphatische Leukämie

Am 3. Juli 1973 suchte dieser 62-jährige Mann seinen Hausarzt auf, weil sich bei ihm im Nacken ein Knoten gebildet hatte. Eine Woche später wurde eine Biopsie entnommen, aufgrund des Ergebnisses wurde er an einen Blut- und Krebsspezialisten in Sacramento in Kalifornien überwiesen. In dem Bericht des konsultierten Arztes vom 6. August 1973 heißt es unter anderem:

»Ich bin davon überzeugt, dass er an einer chronischen lymphatischen Leukämie erkrankt ist. Wie Sie wissen, können die Pathologen aufgrund einer Biopsie histologisch nicht entscheiden, ob es sich um ein Lymphosarkom oder eine chronische lymphatische Leukämie handelt. In den letzten Jahren werden beide zu der sogenannten Gruppe der lymphoproliferativen Erkrankungen zusammengefasst. Meiner Ansicht nach hängt die endgültige Diagnose davon ab, in welchem Umfang abnormes lymphoides Gewebe vorliegt.

Bei der Untersuchung habe ich eine linksseitige axilläre und inguinale Adenopathie festgestellt, ebenso eine Biopsienarbe eines Knotens im rechten supraklavikulären Gebiet.

Meiner Ansicht nach scheint auch seine Milz vergrößert zu sein.

Am 27. Juli 1973 ermittelten wir einen Hämoglobinwert von 15 g bei einem Hämatokrit von 47 Prozent. Die Zahl der weißen Blutkörperchen war 24 000 [Normalwert: 5000 bis 10 000] aufgrund einer zu 84 Prozent fortgeschrittenen Lymphozytose. Die Zahl der Blutplättchen betrug 211 000, der Anteil der Reticulozyten 1,4 Prozent. Der Coombs-Test war negativ. Serumharnsäure 6,3 mg%, Kreatinin 1,1 mg%.

Ich habe ein Leber-Milzszintigramm angefertigt, eine Kopie ist diesem Schreiben beigefügt. Wie Sie sehen, war die Milz deutlich vergrößert.

Ich nahm eine Knochenmarkstanze vor, die eine etwa 60-prozentige Infiltration des Knochenmarks durch reife Lymphozyten aufwies.«

Zu Beginn erhielt der Patient einmal wöchentlich zwei Milligramm Vincristin i. v., eine Woche lang täglich drei Mal Cytoxan – allerdings mit der Empfehlung, es danach auf zwei Mal täglich 50 Milligramm zu senken, und morgens und abends 15 Milligram Prednison.

Wie Herr R. berichtet, sprach ein Freund ihn und seine Frau wenige Tage, nachdem der Knoten als chronische lymphatische Leukämie diagnostiziert worden war, an und erzählte den beiden von Laetril. Herr R. erklärt, er sei für diese Information »ewig dankbar«. Am 23. Juli 1973 begann er mit der Stoffwechsel-Therapie mit Laetril.

In einem Brief an die Richardson-Klinik vom 20. Februar 1976 fasst er seine Reaktion auf die Diagnose und die vorgeschlagene Behandlung zusammen:

»Ich ließ mich nur drei Tage lang mit einer Chemotherapie behandeln. Ich hatte am 23. und 24. Juli [1973] mit der Laetril-Therapie begonnen und ging dann [zum letzten Mal] am 27. Juli 1973 zur Chemotherapie. Ein Widerspruch? Ja. Aber was soll man denn zur Krebsbehandlung unternehmen, wenn man gar nicht weiß, wo man anfangen soll?

Am dritten Tag meiner Chemotherapie habe ich nur ein paar Minuten in *Physician's Desk Reference* gelesen, da wusste ich, was ich tun wollte und was nicht. In dem Buch stand Folgendes über meine Medikamente:

Ovocen (Vincristin): ›Die Wirkungsweise ist unbekannt, wird aber untersucht ... Bei der Berechnung der Dosis ist extreme Sorgfalt erforderlich ... Überdosierung kann ernste oder gar fatale Folgen haben.‹

Cytoxan: ›Der Wirkungsmechanismus ist nicht bekannt.‹

Prednison, über das ich ähnliche Sachen gelesen hatte, wollte ich auch nicht einnehmen.

Ich wollte nicht sterben, nicht am Krebs und ganz bestimmt nicht an den Giften, die sie mir geben wollten, um mich von der Krebskrankheit zu heilen.«

Der Patient erklärt, er habe zwar jeden Tag hart gearbeitet, habe sich aber vor der Stoffwechsel-Therapie nicht vollkommen gesund gefühlt.

Dieser inzwischen 65-jährige Herr und seine Frau wurden im November 1975, also zwei Jahre und vier Monate nach Beginn der Stoffwechsel-Therapie, ausführlich befragt. Die Augen des Patienten strahlten wie bei einem jungen Mann, seine Haut war straff und sah gut aus. Er hatte einen hübschen grauen Bart, der jeden Fotografen entzückt hätte. Er bewegte sich äußerst lebhaft.

Wie er berichtete, sei er vor Beginn der Stoffwechsel-Therapie mit Laetril und vor Aufnahme der vegetarischen Diät ziemlich verunsichert gewesen, seine Gemütslage sei »nicht so toll« gewesen. Er betont, nun gehe es ihm viel besser, wie er nachfolgend ausführt:

»Es gibt kein Opfer, das ich auf kulinarischem Gebiet nicht gern brächte, um gesund und vital zu sein. Ich kann nicht verstehen, dass Menschen behaupten, sie könnten so nicht leben. Die verwechseln doch nur Maßlosigkeit mit Eigenliebe. Wenn man sich selbst liebt, dann sollte es einem doch nicht schwer fallen, etwas Selbstdisziplin aufzubringen und die alten Gewohnheiten aufzugeben, darunter auch Kaffee, Alkohol und Zigaretten, damit man mehr Freude am Leben hat. Das ist der Weg des Herrn, und Seinem Weg folge ich.«

Er und seine Ehefrau, mit der er viele Jahre verheiratet war, wandten einander die ergrauten Köpfe zu und lächelten sanft. Er nahm ihre Hand, sah mich an und sagte: »Dank Dr. Richardson bin ich heute ein vollständiger Mann.«

Herr R. führt auch dreieinhalb Jahre nach der Diagnose Leukämie ein aktives Leben. Mit Ausnahme der drei Tage Chemotherapie hat er keine andere Behandlung erhalten als die Stoffwechsel-Therapie mit Laetril.

(Im Anhang findet sich die weitere Krankengeschichte des Patienten seit 1977.)

H155C: Leukämie

Dieses kleine Mädchen war gerade einmal zwölf Jahre alt, als bei ihm eine Leukämie festgestellt wurde. Sie wurde daraufhin etwa ein Jahr lang mit einer Chemotherapie mit Methotroxat und Cytoxin behandelt.

Die Eltern waren mit der Besserung der Gesundheit ihrer Tochter nicht zufrieden, denn sie wurde immer noch schwächer. Sie brachten sie deshalb zunächst nach Mexiko zu Dr. Contreras und später in die Richardson-Klinik, wo sie am 22. Januar 1975 mit der Stoffwechsel-Therapie mit Laetril begann. Die Alkalische Phosphatase betrug damals 134 i.E./l (Normalwert: 30 bis 85 i.E./l). Wegen der vorhergegangenen Chemotherapie war die Zahl der weißen Blutkörperchen erniedrigt

Die Patientin hat seither das Erhaltungsprogramm mit Diät und Vitaminen eingehalten. Sie geht wieder in die Schule und reitet sehr gern.

Die Untersuchung einer Blutprobe, die am 12. April 1976 im Haus der Patientin entnommen und an die Richardson-Klinik geschickt worden war, ergab eine Alkalische Phosphatase von zwölf i.E./l. Die weißen Blutkörperchen betrugen 5000 (Normalwert: 4800 bis 10 800).

Der Hausarzt der kleinen Patientin aus New Jersey schrieb in einem Brief vom 20. Juli 1976 (also eineinhalb Jahre nachdem die Patientin mit der Stoffwechsel-Therapie begonnen hatte):

»Bei der letzten Untersuchung von Dr. [Name wird hier nicht genannt] am 7. Juli 1976 war sie bei bester Gesundheit. Tastbar vergrößerte Lymphknoten oder Organe sind nicht nachzuweisen. Ihre Haut zeigte keine Hämatome.«

Wie die Mutter im Februar 1977 an die Richardson-Klinik schrieb, ist ihre Tochter noch immer ein gesunder, aktiver Teenager, bei dem sich keine Spuren der früheren Krankheit mehr zeigen.

K127J: Chronische lymphatische Leukämie

Bei diesem 53-jährigen Patienten wurde am 9. Mai 1975 im *St. John's Hospital* in Longview im US-Bundesstaat Washington ein Abstrich des peripheren Knochenmarks vorgenommen. Die Diagnose lautete chronische lymphatische Leukämie. Der Kommentar des damaligen Arztes war wie folgt:

»Die Leukämie scheint in einem Frühstadium und gut differenziert zu sein. Wenn es keine weiteren klinischen Probleme oder Anzeichen der Erkrankung gibt, dann wäre es angebracht, den Patienten eine Zeit lang zu beobachten und in Abständen von drei bis sechs Monaten eine Blutbildkontrolle durchzuführen.«

Der Patient entschloss sich hingegen, nicht abzuwarten, bis sich sein Gesundheitszustand verschlechterte, sondern lieber sofort mit der Stoffwechsel-Therapie zu beginnen. Mit der Behandlung wurde am 29. Mai 1975 begonnen. Schon nach einer Woche merkte der Patient, dass er wieder mehr Energie hatte und besser schlafen konnte.

In einem Brief an die Richardson-Klinik vom 19. April 1976, also fast ein Jahr später, berichtete der Patient, er achte sorgsam darauf, die Diät und das Erhaltungsprogramm mit Laetril, anderen Vitaminen und Enzymen einzuhalten. Sein allgemeiner Gesundheitszustand ist weiterhin gut, er zeigt keine Symptome der Leukämie. Die weißen Blutkörperchen sind schrittweise von 15 000 auf 12 000 gesunken (der obere Normwert liegt bei 10 000).

(Im Anhang findet sich die weitere Krankengeschichte des Patienten seit 1977.)

W130B: Chronische myeloische Leukämie

Bei einer Routineuntersuchung im Januar 1973 wurde bei dieser 39-jährigen Frau ein erhöhter Wert der weißen Blutkörperchen von 73 000 festgestellt. Anschließende Knochenmarkuntersuchungen, die in drei verschiedenen Labors durchgeführt wurden, bestätigten alle die Diagnose Leukämie.

Weitere Untersuchungen an der *Virginia Mason Clinic* in Seattle, Washington, bestätigten erneut diese Diagnose. Nachdem man sie über mögliche Nebenwirkungen aufgeklärt hatte, verabreichte man ihr Myleran [Busulfan] und Zyloprim [Allopurinol].

Bis Juli 1975 befolgte Frau W. den Rat der *Virginia Mason Clinic*, dann ging sie zur Stoffwechsel-Therapie in die Richardson-Klinik. Bis zur Drucklegung dieses Buches hält sich die Anzahl der weißen Blutkörperchen im Normbereich und die Patientin erklärt, es ginge ihr »so viel besser« als vor der Stoffwechsel-Therapie. Natürlich kann es sich hier um eine natürliche Remission handeln, und die Anzahl der weißen Blutkörperchen kann in Zukunft wieder steigen. Doch die Patientin hat sich schon jetzt zehn Monate eine Palliativbehandlung mit Myleran erspart. Zu den möglicherweise toxischen Nebenwirkungen des darin enthaltenen Wirkstoffes Busulfan gehören: eine Hyperpigmentierung der Haut (Veränderung der Hautfarbe), eine irreversible Lungenfibrose (Bildung von Narbengewebe im Bindegewebe der Lungen, was es dem Patienten dauerhaft unmöglich macht, normal zu atmen), und eine renale Schädigung (Nierenschädigung).

A102SM: Chronische lymphatische Leukämie

Bei diesem 62-jährigen promovierten Chiropraktiker traten im Oktober 1972 erstmals Symptome wie extreme Müdigkeit und Nachtschweiß auf. Zuvor hatte er bereits nach und nach 25 Pfund an Gewicht verloren.

Im Dezember 1972 suchte er seinen Hausarzt auf. Die anschließende Laboruntersuchung ergab einen erhöhten Wert der weißen Blutkörperchen von 627 200 und einen Hämoglobinwert von 9,0 g. Die Diagnose wurde gestellt: chronische lymphatische Leukämie. Die Röntgenbilder des Thorax zeigten weder Knoten im Mediastinum noch einen Befall der Lunge. Am 16. Januar 1973 war die Zahl der weißen Blutkörperchen weiter gestiegen, und zwar auf 710 000, das 71-Fache des Normalwertes.

Am 1. Februar 1973 suchte er erstmals die Richardson-Klinik auf. Hauptsächlich klagte er über extreme Müdigkeit. Seine Haut war gelblich verfärbt, Leber und Milz waren vergrößert. Der Patient begann schon beim ersten Besuch mit der Stoffwechsel-Therapie.

Im Verlauf der nächsten sechs Monate wurde er wieder stärker und konnte seinen Beruf als Chiropraktiker weitgehend wieder normal ausüben. Die Gelbsucht ging allmählich zurück, die Vergrößerungen der Leber und Milz waren nicht mehr zu tasten. Die Leber tastete sich jedoch im Juli 1973 noch relativ weich.

Zusätzlich zur Stoffwechsel-Therapie nahm der Patient jeden

zweiten Tag Prednisolon ein als Mittel gegen seine Hämolyse-Neigung (die Zerstörung der roten Blutkörperchen). Die Zahl der weißen Blutkörperchen war nach wie vor hoch (sie lag bei etwa 200 000 pro mm^3), der Patient zeigte aber nicht die üblichen Symptome einer chronisch lymphatischen Leukämie, als da sind: Vergrößerung von Leber und Milz, extreme Schwäche, Gelbsucht und Blutungen.

Im Februar 1974 entschloss sich der Patient, die Laetril-Behandlung abzubrechen. Am 14. Mai 1975 war die Zahl der weißen Blutkörperchen daraufhin auf 815 000 pro mm^3 gestiegen (81 Mal höher als normal), der Hämoglobinwert war auf 5 g gefallen. Leber und Milz waren wieder tastbar. Er hatte wieder eine Gelbsucht und außerdem machten ihm Knöchelödeme zu schaffen.

Er nahm die Stoffwechsel-Therapie wieder auf und seine Blutwerte vom 14. Juni 1974 ergaben: weiße Blutkörperchen = 595 000 pro mm^3, Hämoglobinwert = 8,9 g.

Dieser Patient hat noch immer eine deutlich erhöhte Anzahl weißer Blutkörperchen von durchschnittlich 200 000 (der obere Normwert beträgt 10 000). Bei Drucklegung dieses Buches ist der Patient – der vor drei Jahren so schwach war, dass er nicht arbeiten konnte – wieder in der Lage, seiner täglichen Arbeit genauso nachzugehen, als hätte er keine Leukämie; vorausgesetzt, er hält seine Diät ein und nimmt seine Medikamente.

F121G: Chronische lymphatische Leukämie und koronare Herzkrankheit

Herr F. hatte im Januar 1974 zum ersten Mal Probleme mit vergrößerten axillären (unter dem Arm gelegenen) Lymphknoten. Nach Angaben des Patienten war sein Hausarzt trotz wiederholter Klagen darüber nicht sonderlich besorgt.

Im Oktober 1974 holte Herr F. die Meinung eines zweiten Arztes ein. Daraufhin wurde er in ein Krankenhaus in Livermore, Kalifornien, eingewiesen, wo weitere Untersuchungen durchgeführt wurden. Diese Untersuchungen bestätigten die Diagnose Leukämie.

Der Patient erzählt, diese Diagnose habe ihn in eine Depression gestürzt, denn er hatte miterleben müssen, wie seine Tochter eines langsamen Todes an Krebs gestorben sei. Weil er sich nur allzu lebhaft an ihre letzten Lebenstage und die Morphium-Injektionen erinnern konnte, entschloss er sich nun gegen eine Bestrahlung und Chemotherapie.

Ungefähr zur gleichen Zeit hatte seine andere Tochter von Laetril und der Stoffwechsel-Therapie gelesen, nun schlug sie ihrem Vater vor, es doch damit zu versuchen.

Der Patient begann im November 1974 mit der Stoffwechsel-Therapie. Die geschwollenen Lymphknoten schrumpften langsam. Schon bald nach Beginn der Behandlung berichtete Herr F., es gehe ihm allmählich besser und er habe keine Schmerzen mehr. Er nahm zu und meinte, er habe das Gefühl, als seien auch die Herzschmerzen besser geworden.[128]

Nach der ersten Behandlungsrunde ging er zu einer Routineuntersuchung zurück zu seinem alten Hausarzt. Auf Anraten des Arztes wurde er erneut geröntgt, die Aufnahmen ergaben keinen Hinweis auf eine regionale Lymphadenopathie (vergrößerte Lymphknoten), ein Anzeichen dafür, dass der Krebs unter Kontrolle war.

Wie der Patient erklärt, wird er weiterhin eine Erhaltungsdosis von B17 einnehmen, da es seiner Meinung nach nicht nur sein Leben verlängert, sondern ihm auch die Qualen einer Chemotherapie erspart hat.

Bei unserem letzten Kontakt mit diesem Patienten war er seit eineinhalb Jahren symptomfrei. Die einzige Behandlung, die er bekommen hat, war die Stoffwechsel-Therapie mit Laetril.

ENDNOTEN

[1] G. Edward Griffin, *Eine Welt ohne Krebs – die Geschichte des Vitamin B17 und seiner Unterdrückung*, 6. Auflage, Juli 2008, Kopp Verlag, Rottenburg.
[2] Siehe die Diätempfehlungen für unsere Patienten im Anhang.
[3] Inflation bedeutet natürlich die Ausweitung der Geldmenge in größeren Ausmaß als die Ausweitung der Güter und Dienstleistungen. Steigende Preise sind das *Ergebnis* einer Inflation, weder ihre Ursache noch ihr Wesen.
[4] *JAMA*, 10. November 1906.
[5] Hoffman, *The Mortality from Cancer throughout the World*, The Prudential Press, Newark, New Jersey, 1915, S. 41.
[6] *Clinical Oncology for Medical Students and Physicians*, 3. Auflage, 1970–1971. *The American Cancer Society* in Verbindung mit der *University of Rochester School of Medicine*, Rochester, N. Y., S. 20.
[7] *The Ad Hoc Committee of Oncology Consultants for Review and Evaluation of Amygdalin (Laetrile)*, FDA, 12. August 1971, S. 3–4.
[8] »The Medicine Man«, *Private Practice*, Mai 1975, S. 49.
[9] 13. September 1975, S. 1284.
[10] »The Prophylactic Action of Cassava« von O. L. Oke. Ph. D., *Universitty of Ife*, Ile-Ife, Nigeria, übermittelt am 20. Januar 1976, S. 36–37. (Der Beitrag ist für die Veröffentlichung in der Zeitschrift der Internationalen Gesellschaft für Tropische Nutzpflanzen in Cali, Kolumbien, vorgesehen.)
[11] *Ca-A Cancer Journal for Clinicians, American Cancer Society*, Januar/Februar 1976, Bd. 26, Nr. 1, S. 52.
[12] C. Edward Griffin, *Eine Welt ohne Krebs – Die Geschichte des Vitamin B17 und seiner Unterdrückung*, 6. Auflage, Juli 2008, Kopp Verlag, Rottenburg.
[13] »The Anorexia-Cachexia Syndrome: A New Hypothesis« von Athanasios Theologides, *Annals of the New York Academy of Science*, Bd. 230, 18. März 1974, S. 17.

14 (*Lange Medical Publishing Co.*, Los Altos, Kalifornien, 1972), S. 902.
15 »A One Year Experience of Treating Breast Tumors With Sao Pedro Petro Cassava (SPP)« von Dr. Todotua Simandjuntak, *Medika*, Bd. I/I, August 1976.
16 Ebenda.
17 Bericht Nr. 2, »Use of Laetrile in the Prevention and Treatment of Cancer« von Dr. David Rubin, 25. Oktober 1976, Kopie im Besitz des Autors.
18 A. a. O.
19 »Remission of Canine Thyroid Carcinoma Following Nitriloside Therapy« von George Browne junior, D. V. M., *Pet Practice*, Februar 1974, S. 189.
20 »Remission of Canine Thyroid Carcinoma Following Nitriloside Therapie« von George Browne junior, D. V. M., *Pet Practice*, November 1976, S. 1561. Der Bericht befindet sich in voller Länge im Anhang.
21 »Spontaneour Regression of Cancer: The Metabolic Triumph of the Host?«, *Annals of the New York Academy of Science*, Bd. 230, a. a. O., S. 111, 112.
22 Ebenda, S. 112.
23 G. Edward Griffin ist Autor zahlreicher Dokumentarbücher und -filme, darunter *Eine Welt ohne Krebs – die Geschichte des Vitamin B17* und *The Creature from Jekyll Island: A Second Look at the Federal Reserve*. Er ist Präsident der kalifornischen Verlags- und Filmproduktionsfirma *American Media* und Gründer der Organisation *Freedom Force International*.
24 »Kowan Trial Nearing End in City Court«, *L. A. News-Herald and Journal*, 23. Juli 1967.
25 Ausgabe von 1971, S. 1.
26 Der von Mabel Burnett unterzeichnete Brief mit dem Datum vom 18. Dezember 1972 ist im Besitz des Autors.
27 *Clinical Oncology for Medical Students and Physicians*, a. a. O. S. 32, 34.
28 »Spontaneous Regression of Cancer: The Metabolic Triumph of the Host?«, a. a. O., S. 136, 137.

29 Walter H. Walshe, *The Anatomy, Physiology, Pathology and Treatment of Cancer*, Ticknor Co., Boston 1844.
30 R. G. Ravdin u. a., »Results of a Clinical Trial Concerning the Worth of Prophylactic Oophorectomy for Breast Carcinoma, *Surgery, Gynecology & Obstetrics*, 131:1055, Dezember 1970. Siehe auch: »Breast Cancer Excision Less with Selection«, *Medical Tribune*, 6. Oktober 1971, S. 1.
31 Siehe »Results of Treatment of Carcinoma of the Breast Based on Pathological Staging« von F. R. C. Johnstone, M. D., *California Digest*, August 1972. Siehe auch »Consultant's Comment« von Dr. George Crile junior, *Surgery Gynecology & Obstetrics*, 134:211, 1972, S. 839. Siehe darüber hinaus: »Project Aims at Better Lung Cancer Survival«, *Medical Tribune*, 20. Oktober 1971. Ebenso die Aussage von Dr. Lewis A. Leone, Direktor der onkologischen Abteilung beim *Rhode Island Hospital* in Providence, zitiert in »Cancer Controls Still Unsuccessful«, *L. A. Herald Examiner*, 6. Juni 1972, S. C-12.
32 Johnstone, a. a. O., S. 838.
33 Offener Brief an interessierte Ärzte, November 1972.
34 15. Auflage, S. 764.
35 J. B. Lippincott Co., Philadelphia, PA., 1970, 2. Auflage, S. 198.
36 »Too Many X-rays Increase Risk of Leukemia, Study indicates«, *National Enquirer*, 5. Dezember 1971, S. 11.
37 »Top FDA Officials Warn: Chest X-ray in Mobile Vans Are Dangerous and Must Be Stopped«, *National Enquirer*, 10. September 1972, S. 8. Siehe auch *Textbook of Medical-Surgical Nursing*, a. a. O., S. 199.
38 »Expert Blasts Two Cancer Groups that Pushed Breast X-Ray Program«, *National Enquirer*, 30. November 1976, S. 49. Siehe auch: »Breast Cancer: Looking for A Cure Becomes A Cause«, *Mother Jones*, November 1976, S. 6.
39 B. Fisher u. a., »Postoperative Radiotherapy and the Treatment of Breast Cancer; Results of the NSABP Clinical Trial«, *Annals of Surgery*, 172, Nr. 4, Oktober 1970.

40 »Impaired Immunoresponsiveness in Tumor Patients« von Jules Harris, M. D. und David Copeland, M. D., *Annals of the New York Academy of Sciences*, Bd. 230, 18. März 1974, S. 56.
41 »Preoperative and Postoperative Radiation Therapy for Cancer«, Vortrag vor der Sechsten Nationalen Krebskonferenz der *American Cancer Society* und dem *National Cancer Institute*, Denver, Colorado, 18.–20. September 1968.
42 »The Controversial Status of Radiation Therapy in Lung Cancer«, Vortrag vor der Sechsten Nationalen Krebskonferenz der *American Cancer Society* und dem *National Cancer Institute*, Denver, Colorado, 18.–20. September 1968.
43 »Radiation Therapy in the Management of Breast Cancer«, Rede vor der Sechsten Nationalen Krebskonferenz der *American Cancer Society* und dem *National Cancer Institute*, Denver, Colorado, 18.–20. September 1968.
44 »The Role of Postoperative Irradiation and the Management of State I Adenocarcinoma of the Endometrium«, von C. Paul Morrow, Philip J. Di Saia und Duane E. Townsend, *American Journal of Roentgenology*, August 1976, S. 325.
45 Bd. 230, a. a. O., S. 45.
46 »Current Knowledge and Concepts of the Relationship of Malignancy, Autoimmunity, and Immunological Disease« von George J. Friou, M. D., *Annals of the New York Academy of Sciences*, Bd. 230, 18. März 1974, S. 44, 45, 48.
47 »Spontaneous Regression of Cancer: The Metabolic Triumph of the Host?«, a. a. O., S. 130.
48 »Impaired Immunoresponsiveness in Tumor Patients«, a. a. O., S. 56, 67, 72.
49 *The Encyclopedia Britannica*, 15. Auflage, Bd. 3, S. 764. Senfgas wurde im Ersten Weltkrieg als chemischer Kampfstoff eingesetzt. Im Zweiten Weltkrieg wurde es hergestellt, kam aber nicht zum Einsatz.
50 »Spontaneous Regression of Cancer: The Metabolic Triumph of the Host?«, a. a. O., S. 133, 134.
51 NCI research contract PH-43-68-998.

52 »Recently Recognized Complications of Cancer Chemotherapy« von James C. Arseneau u. a., *Annals of the New York Academy of Sciences*, Bd. 230, 18. März 1974, S. 485.
53 Brief vom 20. April 1973, Ablichtung im Besitz des Autors.
54 »Indications for Chemotherapy in the Lymphomas«, Beiträge des Sechsten Nationaler Krebskongresses, a. a. O.
55 A. a. O., S. 874.
56 Rede am *National Cancer Institute Clinical Center*, 18. Mai 1972.
57 »Spontaneous Regression of Cancer: The Metabolic Triumph of the Host?«, a. a. O., S. 130.
58 »Cancer Research: Who Profits?« von G. E. Buddy Diamond, *Harvard Political Review*, Frühjahr 1977, S. 17.
59 *Textbook of Medical-Surgical Nursing*, a. a. O., S. 873. Siehe auch die Presseerklärung von Dr. Frank J. Rauscher, Direktor des NCI, bei der Konferenz des Weißen Hauses am 5. Mai 1972. Siehe ebenfalls die Erklärung von Dr. Charles Moertal von der Mayo-Klinik, zitiert von Griffin in *Eine Welt ohne Krebs – Die Geschichte des Vitamin B17 und seiner Unterdrückung*, a. a. O., S. 155. Die von der *American Cancer Society* (ACS) veröffentlichten Statistiken sind aus bislang unerklärten Gründen optimistischer.
60 *The Encyclopedia Britannica*, 15. Auflage, Bd. 3, S. 766.
61 »A Report on Cancer«, bei der 11. Jahreskonferenz der wissenschaftlichen Autoren der ACS am 7. März 1969 in New Orleans eingereichtes Papier.
62 »Cancer: Now the Bad News« von Daniel S. Greenberg, *Private Practice*, Mai 1975, S. 67.
63 »A Report on Cancer«, a. a. O.
64 Zitiert in *Midnight*, 1. September 1975.
65 »Curability of Breast Cancer«, *British Medical Journal*, 21. Februar 1976, S. 414.
66 »Cancer: Now the Bad News«, a. a. O., S. 68.
67 Zur Bedeutung, den Einschränkungen und den Quellen dieser statistischen Aufstellungen siehe *Eine Welt ohne Krebs – Die Geschichte des Vitamin B17 und seiner Unterdrückung*, a. a. O.

⁶⁸ Diese Zahlen sind Statistiken über Todesraten entnommen, die die *American Cancer Society* und das *National Cancer Institute* herausgegeben haben. Lag zwischen diesen beiden Angaben eine Diskrepanz vor, musste ein Durchschnittswert gefunden werden. Manche mögen es für falsch halten, Statistiken von Organisationen zu verwenden, die in diesem Buch als unzuverlässige Quellen gebrandmarkt werden. Wir haben sie trotzdem benutzt, weil es erstens keine anderen Statistiken gibt, und weil diese Angaben zweitens, falls sie fehlerhaft sind, ein wahrscheinlich noch viel *schlimmeres* Bild verdecken und somit unser Anliegen stärken.

⁶⁹ Niederschrift der Verhandlung, S. 43, 44, 46.

⁷⁰ Während des »Schmuggelprozesses« in San Diego benutzte der Stellvertretende Staatsanwalt Herbert Hoffman diesen Trick und versuchte, bei den Geschworenen den Eindruck zu erwecken, die quittierten Beträge stellten Gewinne dar. Ich konnte jedoch beweisen, dass diese Behauptung unredlich war, was Herrn Hoffman peinlich berührte. Als die Geschworenen merkten, dass er zu derart »schmutzigen Tricks« griff, begegneten sie allem, was er sagte, mit größerer Skepsis.

⁷¹ *Drug Topics Red Book, 1976; Medical Economics Co.*, Oradell, N. J., S. 68.

⁷² Memorandum auf dem Briefpapier der FDA, unterschrieben von Robert A. Tucker im Auftrag von Glenn W. Kilpatrick, Direktor der Abteilung Beziehungen zwischen Bundes- und Landesbehörden, S. 6.

⁷³ Brief auf offiziellem Briefpapier der FDA mit Datum vom 22. Juli 1975; unterzeichnet vom stellvertretenden Direktor Carl M. Leventhal, M. D., für J. Richard Cront, Direktor, *Bureau of Drugs*, S. 2–3.

⁷⁴ Entscheidung in der Sache der Beschuldigung gegen Dr. John A. Richardson vor dem *Board of Medical Quality Assurance*, Abteilung *Medical Quality* für den Staat Kalifornien, 28. Oktober 1976, S. 4, 5, 11.

75 Anmerkung des Herausgebers: Die Prozesse sind leider erfolglos verlaufen.
76 Siehe *DHEW Publication No. (FDA) 76-3007*, zitiert von Dr. Dean Burk in *Fact Sheet*, Dezember 1976, *National Health Federation Newsletter*, Januar 1977, S. 3.
77 Gregg & Elliot, Philadelphia, 1833, S. 76–79.
78 *Fact Sheet*, a. a. O., S. 3.
79 Folgeberichte vieler der hier beschriebenen Fälle werden im Anhang zur 2. Auflage dieses Buches beschrieben.
80 *Clinical Oncology for Medical Students and Physicians*, a. a. O., S. 99.
81 Ebenda, S. 91.
82 Normalwerte siehe Anhang.
83 *Clinical Oncology for Medical Students and Physicians*, a. a. O., S. 99.
84 Green, Humphrey, Chase und Patno, »Alkylating Agents in Bronchogenic Carcinoma«, *American Journal of Medicine*, 46:516, 1969.
85 Schwartz, *Surgical Disease of the Liver*, McGraw Hill, New York 1964. Siehe auch *Clinical Oncology*, a. a. O., S. 148.
86 *Clinical Oncology for Medical Students and Physicians*, a. a. O., S. 129.
87 Ebenda, S. 145.
88 Ebenda, S. 148.
89 *Clinical Oncology for Medical Students and Physicians*, a. a. O., S. 133, 134.
90 Ein anderer Arzt, der an der Operation beteiligt war, sprach von einer End-zu-End-Anastomose.
91 *Clinical Oncology for Medical Students and Physicians*, a. a. O., S. 148.
92 Beipackzettel des Herstellers *Roche*.
93 Normalwerte finden sich im Anhang.
94 *Clinical Oncology for Medical Students and Physicians*, a. a. O., S. 145.
95 Ebenda, S. 148.
96 Ebenda, S. 166.
97 Ebenda, S. 172.
98 Ebenda, S. 174, 181, 183.
99 Ebenda, S. 203.
100 Ebenda, S. 206.

101 *Clinical Oncology for Medical Students and Physicians*, a. a. O., S. 206.
102 Ebenda, S. 202.
103 Die Arztrechnungen fielen bei den beiden Behandlungsformen (Konsensmedizin versus Stoffwechsel-Therapie) sehr unterschiedlich hoch aus. Gibt es irgendwo Versicherungsgesellschaften, die sich unserem Feldzug für die Stoffwechsel-Therapie anschließen möchten?
104 *Clinical Oncology for Medical Students and Physicians*, a. a. O., S. 225.
105 *Clinical Oncology*, a. a. O., S. 242.
106 Ebenda, S. 246.
107 *Clinical Oncology for Medical Students and Physicians*, a. a. O., S. 244.
108 Ebenda, S. 253.
109 Ebenda, S. 262.
110 Ebenda, S. 270.
111 Ebenda, S. 270.
112 Normalwerte im Anhang.
113 *Textbook of Radiotherapy, Second Edition* von Dr. Gilbert H. Fletcher, *Lea and Febiger*, Philadelphia, 1973, S. 556.
114 *Clinical Oncology for Medical Students and Physicians*, a. a. O., S. 293, 294.
115 Ebenda, S. 206.
116 Ebenda, S. 206.
117 Ebenda, S. 320.
118 Ebenda, S. 321.
119 Eine Gelbfärbung der Haut ist ein düsteres Zeichen, das auf einen Befall der Leber hinweist.
120 Ultmann u. a., »The Clinical Picture of Hodgkin's Disease«, *Cancer Research*, 26:1047, 1966.
121 Arsenau u. a., »Recently Recognized Complications of Cancer Chemotherapy«, *Annals of the New York Academy of Sciences*, Bd. 230, a. a. O., S. 483, 484.
122 Es sei betont, dass nach der Genfer Konvention der Einsatz von Stickstofflost gegen den Feind in allen Kriegen untersagt ist.

¹²³ Hodgkinsche Krankheit, Stadium IV bedeutet, dass die Krankheit auf das Knochenmark, die Lunge, das Rippenfell, die Haut, den Magen-Darm-Trakt, die Leber und anderes nichtlymphatische Gewebe übergegriffen hat. Der Zusatz B bedeutet, dass bei dem Patienten Fieber, Nachtschweiß und Juckreiz auftreten.

¹²⁴ Die Bezeichnung Hodgkinsche Krankheit, Stadium II bedeutet, dass sich die Krankheit auf mehr als zwei Gebiete ausdehnt, sich aber auf eine Seite des Zwerchfells beschränkt. Der Zusatz B bedeutet, dass der Patient an Fieber, Nachtschweiß und/oder Juckreiz leidet.

¹²⁵ *Clinical Oncology for Medical Students and Physicians*, a. a. O., S. 371.

¹²⁶ Ebenda, S. 370.

¹²⁷ Diese Information liefert der Hersteller auf jedem Fläschchen oder jeder Packung in der Beschreibung über Dosierung, Anwendung und Gefahren. Der Arzt hat in der Regel die Freiheit, selbst zu entscheiden, wie viel von dieser Information er an einen bestimmten Patienten weitergibt.

¹²⁸ Das könnte auf die gleichzeitige Gabe von Vitamin B15 (Pangamsäure) zurückzuführen sein. Eine ausführliche Beschreibung der Erkenntnisse medizinischer Forscher über die Wirkung dieses Vitamins findet sich in der Anthologie *Vitamin B15 (Pangamic Acid) – Properties, Functions and Use,* die Beiträge von mehr als 30 Wissenschaftlern enthält. (Zu beziehen über *Cancer Book House*, 2034 N. Berendo, Los Angeles, CA 90027.)

Anhang

Das weitere Schicksal unserer Patienten bis zum Jahre 2005

A101AJ – Pap-Abstrich Stadium V, S. 198

Das Gebärmutterhalskarzinom war durch drei Pap-Abstriche Stadium V und eine Biopsie bestätigt. Die Patientin lehnte eine orthodoxe Behandlung ab. Sie begann am 10. März 1977 mit der Stoffwechsel-Therapie. Hielt nach 1977 die empfohlene Diät ein. Bekam seither zwei Kinder und ein Enkelkind. Am 31. Mai 2005: 30 Jahre nach der Erkrankung am Leben und gesund. Pap-Abstrich immer noch negativ (kein Krebs).

A141JA – Blasenkrebs, S. 221

Begann im Juli 1975 mit der Stoffwechsel-Therapie. Wir wissen nicht, ob sie nach 1977 fortgesetzt wurde. Eine Nachforschung im Internet ergab, dass der Patient noch 28 Jahre gelebt hat. Er starb im Oktober 2003 im Alter von 93 Jahren. Die Todesursache ist uns nicht bekannt.

A156JC – Schilddrüsenkrebs, S. 253

Begann im Oktober 1974 mit der Stoffwechsel-Therapie. Die Patientin hat mit kleinen Änderungen die Diät eingehalten. Im Juni 2005, also mehr als 30 Jahre später, war sie gesund und munter.

B104G – Rezidivierender Blasenkrebs, S. 218

Diagnose im Oktober 1974. Begann im Januar 1976 mit der Stoffwechsel-Therapie. Wir wissen nicht, ob diese nach 1977 fortgeführt wurde. Eine Nachforschung im Internet hat ergeben, dass das Leben des Patienten um mehr als acht Jahre verlängert wurde. Er starb im September 1984 im Alter von 74 Jahren. Die Todesursache ist uns nicht bekannt.

B108C – Prostatakrebs, S. 214
Diagnose im Mai 1975. Beginn im Juli 1975 mit der Stoffwechsel-Therapie. Wir wissen nicht, ob diese nach 1977 fortgeführt wurde. Eine Nachforschung im Internet hat ergeben, dass das Leben des Patienten um 16 Jahre verlängert wurde. Er starb im September 1991 im Alter von 84 Jahren. Die Todesursache ist uns nicht bekannt.

B109WJ – Prostatakrebs, S. 209
Diagnose im Februar 1973. Beginn im Juli 1973 mit der Stoffwechsel-Therapie. Wir wissen nicht, ob diese nach 1977 fortgesetzt wurde. Eine Nachforschung im Internet hat ergeben, dass das Leben des Patienten um acht Jahre verlängert wurde. Er starb im März 1981 im Alter von 80 Jahren. Die Todesursache ist uns nicht bekannt.

B113M – Krebs der Nase, Wange, des Rachens und des Gehirns, S. 238
Beginn im Oktober 1974 mit der Stoffwechsel-Therapie. Wir wissen nicht, ob diese nach 1977 fortgesetzt wurde. Eine Nachforschung im Internet hat ergeben, dass das Leben der Patientin um 13 Jahre verlängert wurde. Sie starb im November 1987 im Alter von 88 Jahren. Die Todesursache ist uns nicht bekannt.

B138I – Metastatischer Lungenkrebs, vorher Brustkrebs, S. 162
Radikaloperation und Kobalt-Bestrahlung im November 1972. Sechs Monate später Schatten auf der Lunge. Beginn 1972 mit der Stoffwechsel-Therapie. Wir wissen nicht, ob diese nach 1977 fortgesetzt wurde. Nach Aussage der Schwiegertochter wurde das Leben der Patientin um acht Jahre verlängert. Sie starb im Juli 1980 im Alter von 57 Jahren. Die Todesursache war Krebs.

B144J – Prostatakrebs, S. 207
Diagnose im Herbst 1968. Begann im Januar 1969 mit der Stoffwechsel-Therapie. Wir wissen nicht, ob diese nach 1977 fortgesetzt wurde. Eine Nachforschung im Internet hat ergeben, dass das Leben des Patienten um 29 Jahre verlängert wurde. Er starb im Juni 1998 im Alter von 92 Jahren. Die Todesursache ist uns nicht bekannt.

B145C – Brustkrebs (mit Metastasen), S. 153
Radikaloperation im August 1975. Begann im September 1975 mit der Stoffwechsel-Therapie. Wir wissen nicht, ob diese nach 1977 fortgesetzt wurde. Eine Nachforschung im Internet hat ergeben, dass das Leben der Patientin um neun Jahre verlängert wurde. Sie starb im August 1984 im Alter von 53 Jahren. Die Todesursache ist uns nicht bekannt.

B157M – Krebs beider Brüste, S. 150
Begann im Februar 1976 mit der Stoffwechsel-Therapie. Wir wissen nicht, ob diese nach 1977 fortgesetzt wurde. Eine Nachforschung im Internet hat ergeben, dass das Leben der Patientin um elf Jahre verlängert wurde. Sie starb im Juni 1987 im Alter von 70 Jahren. Die Todesursache ist uns nicht bekannt.

C134CR – Rezidivierender Blasenkrebs, S. 222
Begann im März 1975 mit der Stoffwechsel-Therapie. Wir wissen nicht, ob diese nach 1977 fortgesetzt wurde. Eine Nachforschung im Internet hat ergeben, dass das Leben der Patientin um elf Jahre verlängert wurde. Sie starb im Februar 1986 im Alter von 82 Jahren. Die Todesursache ist uns nicht bekannt.

C165GX – Gehirntumor: Astrozytom Stufe II, S. 241
Beginn im Juli 1975 mit der Stoffwechsel-Therapie. Wir wissen nicht, ob diese nach 1977 fortgesetzt wurde. Eine Nachforschung im Internet hat ergeben, dass das Leben der Patientin um zwölf Jahre verlängert wurde. Sie starb im Februar 1987 im Alter von 44 Jahren. Die Todesursache ist uns nicht bekannt.

F115L – Inoperabler Leberkrebs, zuvor Brustkrebs, S. 185
Radikale Brustamputation im September 1969. Lebermetastasen diagnostiziert im Juni 1974. Beginn mit der Stoffwechsel-Therapie im Dezember 1974. Wir wissen nicht, ob diese nach 1977 fortgesetzt wurde. Eine Nachforschung im Internet hat ergeben, dass das Leben der Patientin um fünf Jahre verlängert wurde. Sie starb im Dezember 1979 im Alter von 65 Jahren. Die Todesursache ist uns nicht bekannt.

H132I – Dickdarmkrebs: S. 176
Diagnostiziert am 6. April 1973. Dem Patienten wurde gesagt: Operation oder sterben. Beginn am 26. April 1973 mit der Stoffwechsel-Therapie. Wir wissen nicht, ob die Behandlung danach fortgesetzt wurde. Eine Nachforschung im Internet hat ergeben, dass das Leben des Patienten um 27 Jahre verlängert wurde. Er starb im Januar 2000 im Alter von 86 Jahren. Die Todesursachen waren laut Sterbeurkunde Alzheimer und Demenz.

H150S – Osteosarkom des rechten Humerus mit Metastasen, S. 245
Sechsjähriger Junge mit fortgeschrittenem Osteosarkom im rechten Oberarm mit Metastasen in der Wirbelsäule. Dem Kind wurden noch sechs Monate zu leben gegeben. Beginn am 29. November 1973 mit der Stoffwechsel-Therapie. Im Jahr 1977 offensichtliche Erholung. Die Mutter wurde im Jahre 2005 kontaktiert. Sie

bestätigte, dass der Patient seit 32 Jahren keinerlei Symptome aufweist.

I125M – Brustkrebs, S. 152
Radikale Brustamputation am 30. Oktober 1974, anschließend Bestrahlungen. Beginn im März 1975 mit der Stoffwechsel-Therapie. Wir wissen nicht, ob die Behandlung nach 1977 fortgesetzt wurde. Eine Nachforschung im Internet hat ergeben, dass das Leben der Patientin um sechs Jahre verlängert wurde. Sie starb im Juni 1981 im Alter von 66 Jahren. Die Todesursache ist uns nicht bekannt.

K112MJ – Hodgkinsche Krankheit, Stadium II-B, S. 158
Beginn im Januar 1976 mit der Stoffwechsel-Therapie. Nach Angaben des Ehemanns ging es ihr während der Stoffwechsel-Behandlung sehr gut. Aufgrund eines nicht mit der Krankheit in Verbindung stehenden tragischen persönlichen Ereignisses ging es dann mit ihr sehr schnell bergab und sie erlag im Mai 1983 dem Krebsleiden. Das Leben der Patientin wurde um acht Jahre verlängert. Sie starb im Alter von 34 Jahren.

K114M – Prostatakrebs, S. 187
Diagnose im Juli 1974. Beginn im August 1974 mit der Stoffwechsel-Therapie. Wir wissen nicht, ob die Behandlung nach 1977 fortgesetzt wurde. Eine Nachforschung im Internet hat ergeben, dass das Leben des Patienten um elf Jahre verlängert wurde. Er starb im Oktober 1985 im Alter von 77 Jahren. Nach Angaben der Ehefrau war die Todesursache Krebs.

K124M – Pap-Abstrich, Stadium IV+, S. 225
Positiver Pap-Abstrich im Juni 1973. Lehnte eine Gebärmutter-

entfernung ab. Begann am 3. Juli 1973 mit der Stoffwechsel-Therapie. Hielt die empfohlene Diät auch nach 1977 ein, wenn auch nicht sehr strikt. Am 6. Juni 2005 von uns kontaktiert; sie war 81 Jahre alt und nach 32 Jahren noch immer gesund.

K127J – Chronische lymphatische Leukämie, S. 267
Begann im Mai 1975 mit der Stoffwechsel-Therapie. Wir wissen nicht, ob die Behandlung nach 1977 fortgesetzt wurde. Eine Nachforschung im Internet hat ergeben, dass das Leben des Patienten um 29 Jahre verlängert wurde. Er starb im März 2004 im Alter von 82 Jahren. Die Todesursache ist uns nicht bekannt.

L123A – Prostatakrebs, S. 211
Diagnose im Februar 1975. Begann im April 1975 mit der Stoffwechsel-Therapie. Wir wissen nicht, ob die Behandlung nach 1977 fortgesetzt wurde. Eine Nachforschung im Internet hat ergeben, dass das Leben des Patienten um acht Jahre verlängert wurde. Er starb im Juni 1983 im Alter von 70 Jahren. Die Todesursache ist uns nicht bekannt.

L152L – Eierstockkrebs, S. 192
Radikaloperation und Diagnose im November 1975. Ihr wurde höchstens noch ein Jahr zu leben gegeben. Begann im Dezember 1975 mit der Stoffwechsel-Therapie. Wir wissen nicht, ob die Behandlung nach 1977 fortgesetzt wurde. Nach Angaben der Familie wurde das Leben der Patientin um 22 Jahre verlängert. Sie starb im Oktober 1997 im Alter von 83 Jahren. Die Todesursache war Alzheimer.

L167MX – Krebs des Pankreaskopfes, S. 182
Diagnose und Operation im September 1975. Die Lebenserwar-

tung der Patientin betrug sechs Monate. Begann im Oktober 1975 mit der Stoffwechsel-Therapie. Wir wissen nicht, ob die Behandlung nach 1977 fortgesetzt wurde. Eine Nachforschung im Internet hat ergeben, dass das Leben der Patientin um mehr als zweieinhalb Jahre verlängert wurde. Sie starb im Mai 1978 im Alter von 74 Jahren. Die Todesursache ist uns nicht bekannt.

M110MX – Brustkrebs, S. 145
Durch eine Biopsie bestätigter Krebs der linken Brust im Juli 1974. Orthodoxe Behandlung abgelehnt. Begann im selben Monat mit der Stoffwechsel-Therapie. Wir wissen nicht, ob die Behandlung nach 1977 fortgesetzt wurde. Eine Nachforschung im Internet hat ergeben, dass das Leben der Patientin um 19 Jahre verlängert wurde. Sie starb im Oktober 1993 im Alter von 70 Jahren. Die Todesursache ist uns nicht bekannt.

M136TB – Krebs beider Lungenflügel, zuvor Knochenkrebs, S. 158
Diagnose Knochenkrebs im Januar 1974. Im Mai 1975 Lungenkrebs entdeckt. Begann im Dezember 1975 mit der Stoffwechsel-Therapie. Hielt nach 1977 eine modifizierte Diät ein. Am 6. Juni 2005 kontaktiert. Sie war nach 30 Jahren noch immer gesund und guter Dinge.

M158SX – Eierstockkrebs, S. 193
Operation und Diagnose im Juni 1973. Die Ärzte eröffneten der Familie, die Patientin habe höchstens noch drei Monate zu leben. Begann im August 1973 mit der Stoffwechsel-Therapie. Wir wissen nicht, ob die Behandlung nach 1977 fortgesetzt wurde. Eine Nachforschung im Internet hat ergeben, dass das Leben der Patientin um 13 Jahre verlängert wurde. Sie starb im Februar 1986 im Alter von 85 Jahren. Die Todesursache ist uns nicht bekannt.

P103CMX – Krebs des Lymphsystems im Hals und Krebs des Zungengrunds, S. 231
Diagnose im April 1964: Krebs in den Lymphknoten. Im Mai 1973 entwickelte sich Krebs am Zungengrund und breitete sich in den Nacken aus. Bis zum Beginn der Stoffwechsel-Therapie 1974 wiederholtes Aufflammen und Operationen. Wir wissen nicht, ob die Stoffwechsel-Therapie nach 1977 fortgesetzt wurde. Eine Nachforschung im Internet hat ergeben, dass das Leben der Patientin um 17 Jahre verlängert wurde. Sie starb im Januar 1991 im Alter von 68 Jahren. Todesursache war laut Sterbeurkunde Lungenentzündung.

P107J – Inoperabler Prostatakrebs, S. 203
Mit der Stoffwechsel-Therapie wurde im Oktober 1973 begonnen. Eine Nachforschung im Internet hat ergeben, dass das Leben des Patienten um 13 Jahre verlängert wurde. Er starb im Juni 1986 im Alter von 74 Jahren. Die Todesursache ist uns nicht bekannt.

P162N – Pap-Abstrich, Vorliegen maligner Zellen, S. 201
Lehnte orthodoxe Behandlung ab. Begann im Oktober 1974 mit der Stoffwechsel-Therapie. Kontaktiert im Juni 2005. Nach 31 Jahren noch immer gesund und guter Dinge.

R106B – Chronische lymphatische Leukämie, S. 263
Diagnose im Juli 1973. Nach drei Tagen Chemotherapie entschied sich der Patient für die Stoffwechsel-Therapie. Wir wissen nicht, ob die Stoffwechsel-Therapie nach 1977 fortgesetzt wurde. Ein Telefongespräch mit seinem Sohn im Jahr 2000 hat ergeben, dass das Leben des Patienten um sechs Jahre verlängert wurde. Er starb im April 1970 im Alter von 69 Jahren. Die Todesursache wurde uns nicht mitgeteilt.

R168MS – Krebs des Mastdarms mit Lymphknoten-Metastasen und Ausdehnung auf das Fettgewebe des Mesenteriums, S. 170

Unvollständige operative Entfernung im Juni 1975. Begann im Juli 1975 mit der Stoffwechsel-Therapie. Wir wissen nicht, ob die Behandlung nach 1977 fortgesetzt wurde. Eine Nachforschung im Internet hat ergeben, dass das Leben der Patientin um 14 Jahre verlängert wurde. Sie starb im April 1989 im Alter von 79 Jahren. Die Todesursache ist uns nicht bekannt.

S111E – Inoperabler Krebs des Mastdarms mit Lungenmetastasen, S. 165

Unvollständige operative Entfernung im Mai 1975. Ihr wurde noch ein Monat zu leben gegeben. Begann im August 1975 mit der Stoffwechsel-Therapie. Wir wissen nicht, ob die Behandlung nach 1977 fortgesetzt wurde. Eine Nachforschung im Internet hat ergeben, dass das Leben der Patientin um zwei Jahre verlängert wurde. Sie starb im August 1977 im Alter von 66 Jahren. Die Todesursache ist uns nicht bekannt.

Erster Beitrag aus der Zeitschrift *Pet Practice*

Remission eines Schilddrüsenkarzinoms nach einer Nitrilosid-Therapie bei einem Hund

von George Browne jun., D. V. M.
[Doktor der Veterinärmedizin]
Eureka Veterinary Hospital
4433 Highway 101 South
Eureka, California 95501

Die Begründung für den Einsatz von Nitrilosiden [Vitamin B17] bei der Krebstherapie wurde im Jahr 1950 eingehend untersucht. (1) Klinische Berichte über die positive Wirkung von Nitrilosiden bei der Behandlung von Krebserkrankungen beim Menschen wurden kurz danach bekannt. Berichte aus vielen Ländern der Erde haben einen gewissen Remissionsgrad bei terminal erkrankten Krebspatienten nach einer Nitrilosid-Behandlung beschrieben. (2–5) Toxische Nebenwirkungen, die regelmäßig bei der Therapie mit anderen chemotherapeutischen Wirkstoffen beobachtet werden, waren den Berichten zufolge minimal oder wurden überhaupt nicht beobachtet.

In diesem Papier berichte ich über den Einsatz von Amygdalin, dem in den USA am einfachsten verfügbaren Nitrilosid, bei der Behandlung eines Schilddrüsenkarzinoms bei einem Hund.

Fallgeschichte: Gegenstand dieses Berichts ist ein fünfeinhalbjähriger männlicher Pekinese. Während einer Routineuntersuchung anlässlich einer jährlichen Auffrischungsimpfung wurden in der ventralen Zervikalregion zwei feste Knotenmassen getastet. Die Knoten hatten einen Durchmesser von einem Zentimeter. Der Hund hatte offenbar keine Schmerzen und es gab keine Anzeichen einer Entzündung.

Drei Wochen später zeigten sich bei einer erneuten Untersuchung des Hundes die ventralen zervikalen Wucherungen auf etwa drei Zentimeter im Durchmesser vergrößert. Ein schmales Gewebeband zwischen beiden Massen war zu tasten, wobei je ein Knoten auf einer Seite der Trachea [Luftröhre] saß. Eine Biopsie sicherte die Diagnose eines Schilddrüsenkarzinoms. Der Hund zeigte keine Anzeichen einer Krankheit.

Als der Hund zwei Wochen später erneut untersucht wurde, hatte sich die Wucherung so weit ausgebreitet, dass sie das Schlucken behinderte. Beim Hund gab es Anzeichen von Angst und Reizbarkeit, die mit Phasen von Appetitlosigkeit und Depression abwechselten.

Dem Hund wurde eine leichte Diät verordnet; außerdem wurden ihm 500 Milligramm Amygdalin intravenös im Zweitagesintervall verabreicht, insgesamt sechs Injektionen. Nach diesen Injektionen war die Wucherung geschrumpft, der Hund wurde wieder normal gefüttert. Es zeigten sich keine Beschwerden beim Schlucken. Verhalten, Aktivität und Appetit des Patienten waren wieder normal. Die Behandlung wurde auf eine intravenöse Injektion von 500 Milligramm Amygdalin zwei Mal wöchentlich reduziert.

Diese zwei Mal wöchentlich durchgeführte Behandlung wurde einen Monat lang fortgesetzt. Während dieser Zeit schrumpfte die Wucherung auf eine Größe, wie sie bei der ersten Untersuchung zu tasten gewesen war. Die intravenösen Injektionen wurden abgesetzt und man ging zu einer Unterhaltungsdosis von täglich 100 Milligramm Amygdalin über. Diese Dosis wird seit sieben Monaten beibehalten.

Eine sechseinhalb Monate nach Beginn der Amygdalin-Therapie vorgenommene Biopsie ergab keinen Hinweis auf Malignität.

Quellen:

1. E. T. Krebs, jun. u. a.: »The Unitarian or Throphoblastic Thesis of Cancer«, *Med Rec.*, 163:158–173, Juli 1950.
2. M. D. Navarro: »Laetrile – The Ideal Anti-Cancer Drug?«, *Santo Tomas J. Med.*, 9:468–471; 1954.

3. J. A. Morrone: »Chemotherapy of Inoperable Cancer«, *Exper. Med. & Surg.*, 4, 1962.
4. E. Guidetti: »Observations Préliminaires Sur Quelques Cas de Cancer Traités Par Un Glycuronoside Cyanogénétique« (»Vorläufige Beobachtungen bei einigen Krebsfällen, die mit einem zyanogenen Glycuronosid behandelt wurden«), *Acta Unio Internationales Contra Cancrum*, XI 2:156–158; 1955.
5. H. A. Nieper: »Critical Survey of the State of Cancer Research with Special Reference to Long Term Medical Therapy with Nitrilosides« , Part 1, *Krebsgeschehen*, 4, 1972.

ZWEITER BEITRAG AUS DER ZEITSCHRIFT *PET PRACTICE*

Remission eines Plattenepithel-Zellkarzinoms beim Hund nach einer Nitrisolid-Therapie

George Browne jun., D. V. M.
Eureka Veterinary Hospital
4433 Highway 101 South
Eureka, California 95501

James D. Mortimer, D. V. M.
4230 Canyon Lake Drive
Rapid City, South Dakota, 57701

Der Gebrauch von Nitrilosiden in der Krebstherapie (1, 2) ist seit geraumer Zeit Gegenstand hitziger Diskussionen und umfangreicher Untersuchungen. Bislang hat die FDA kein einziges Nitrisolid-Produkt für den klinischen Gebrauch zugelassen. In diesem Beitrag berichten wir über den erfolgreichen Einsatz des Nitrilosids Amygdalin bei der Behandlung eines Plattenepithel-Zellkarzinoms bei einem Hund.

Der Patient, ein weiblicher Mischling mit einem Gewicht von etwa 6,75 Kilogramm, war bei der ersten Untersuchung am 12. Dezember 1972 etwa zehneinhalb Jahre alt. Damals wurde ein Tumor von etwa neun mal acht mal fünf Millimetern auf der Vorderseite des Gaumens oberhalb des rechten oberen Fangzahns festgestellt. Der Tumor wurde operativ entfernt und anschließend von einem Pathologen untersucht, der ihn als Plattenepithel-Zellkarzinom klassifizierte.

Sieben Tage nach der Operation wurde eine Koagulation erforderlich, um eine Blutung unter Kontrolle zu bringen.

Es wurde die Möglichkeit erwogen, dass der Tumor unvollständig entfernt worden sei oder dass eine Metastase des Tumors vorlag. Deshalb wurde der Hund am 5. Januar 1973 zur Begutachtung und eventuellen Bestrahlung an die Tierärztliche Klinik der *University of California* in Davis überwiesen. In dem Bericht dieser Universitätsklinik hieß es:

»Unsere radiologische Untersuchung ergab, dass das Plattenepithel-Karzinom am rechten Oberkiefer und dem Zahnbogen derart invasiv war und so weit auf den Knochen übergegriffen hatte, dass eine operative Behandlung oder Bestrahlung ausgeschlossen war. Dies wurde den Besitzern mitgeteilt, die sich entschlossen, den Hund so lange zu behalten, bis der Tumor für den Hund so unerträglich wird, dass er eingeschläfert werden muss.«

Am 16. Januar 1973 stimmten die Hundebesitzer einer experimentellen Behandlung mit Amygdalin zu. Dem Hund wurden alle zwei Tage 1600 Milligramm Amgydalin intravenös injiziert, insgesamt waren es zwölf Behandlungen. Bei den beiden letzten Injektionen wurde zusätzlich eine geringe Menge Amygdalin direkt in die sichtbaren Abschnitte des Tumors eingebracht.

Am 10. Februar, als die Injektionen von Amygdalin abgesetzt wurden, begann man mit der oralen Gabe von 100 Milligramm täglich. Nach sieben Tagen ohne Entwicklung erkennbarer Nebenwirkungen wurde die Dosis auf 400 Milligramm täglich erhöht.

Am 31. März wurde eine Entzündung des Zahnfleischs und des harten Gaumens festgestellt. Die Läsion maß einen Zentimeter.

Am 30. April war das Bild unverändert.

Am 18. Juni war das erodierte Gebiet größer geworden, ein größerer Teil des harten Gaumens war befallen, das Ausmaß betrug zwei Zentimeter. Versuche, die orale Amygdalin-Dosis auf 500 bis 700 Milligramm zu erhöhen, führten zu sofortigem Erbrechen nach Einnahme des Medikaments. Erneut wurde eine Dosis von 400 Milligramm gewählt. In dieser Zeit erschienen die Schleimhäute blass, der Besitzer berichtete über wiederholte Blutungen aus dem Entzündungsgebiet. Der Hämatokrit betrug 21 Prozent. Ein orales Hematinic (Vi-Sorbin(@)-Norden) wurde verschrieben und per os, zwei Teelöffel täglich, verabreicht.

Am 13. Oktober zeigte die Entzündung kein weiteres Fortschreiten. Die Ränder waren nekrotisch und das Zentrum schien sich mit gesundem Granulationsgewebe zu füllen.

Am 24. November schien die Läsion völlig abgeheilt. Die Gabe von 400 Milligramm Amygdalin täglich wurde bis zum 16. Januar 1974 fortgesetzt. Dann wurde die Dosis auf 100 Milligramm täglich reduziert; diese Dosis wurde bis zum 3. Juni 1975 beibehalten.

Bei der Untersuchung am 24. Juni 1975 war der Hund in guter körperlicher Verfassung, er war aktiv und hatte einen guten Appetit. Eine leichte Zahnfleischentzündung und etwas Zahnstein wurden festgestellt, ebenso ein Katarakt im Anfangsstadium. Das Ergebnis der Urinuntersuchung war normal, ebenso der CBC- und der SGPT-Wert. Blutharnstoff, Lipase und Plasmaprotein waren leicht erhöht.

Der Patient wurde weiter beobachtet, bis heute (April 1976) ist keine Entzündung mehr aufgetreten.

Quellen:

1. Dr. Navarro: »Laetrile – The Ideal Cancer Drug?«, *Santo Tomas J. Med.*, 9:468–471; 1954
2. J. A. Morrone: »Chemotherapy of Inoperable Cancer«, *Exper. Med. & Surg.*, 4:20, 299; 1962.

THE RICHARDSON CLINIC
514 KAINS AVENUE, ALBANY, CALIFORNIA 94706 – TELEPHONE (145) 527-3020

Eine Ausgleichsdiät für Patienten mit einer neoplatischen Erkrankung

Wenn man erst einmal verstanden hat, was zu einer Stoffwechselkrankheit wie Krebs geführt haben könnte, dann tendiert man dazu, plötzlich die das ganze Leben lang gewohnte Ernährung umzustellen und sich nur noch von Früchten und anderen vegetarischen Nahrungsmitteln zu ernähren. Die Familie, die alles in ihrer Macht Stehende tun möchte, um den geliebten Betroffenen zu helfen, führt deshalb womöglich sofort die seltsame und wunderbare natürliche Ernährung ein, die von Experten, Freunden, Nachbarn oder Anverwandten empfohlen und erprobt worden ist. Das einzige Problem dabei ist wahrscheinlich, dass der Verdauungstrakt, der an Fleisch und Kartoffeln gewöhnt ist, hartnäckig rebelliert, wenn er nun plötzlich Karnickelfutter vorgesetzt bekommt. Es kommt zu Gewichtsverlust, und der Patient, der sich langsam selbst wie eine mit etwas Petersilie dekorierte Möhre fühlt, fragt sich allmählich, ob es wirklich so toll ist, dass er von der Stoffwechsel-Therapie, das heißt von dieser Form der Ernährungsumstellung, gehört hat.

Nach dieser vorsichtigen Einleitung wollen wir nun die neue Diät so einfach und angenehm wie möglich machen. Schließlich wissen wir, dass bestimmte Gemüse und Früchte Nitriloside enthalten, aber wir brauchen sie deshalb nicht mit Gewalt alle auf einmal zu essen, denn die Stoffwechselkur mit Vitamininjektionen enthält diese Vitamine in großen Mengen.

Unsere Diät besteht vornehmlich aus frischen Früchten, Gemüse und Getreide. Das Einzige, was bei unserer Diät ausgeschlossen ist, sind tierische Eiweiße, darunter alle Fleischsorten (Rind, Schwein, Fisch, Geflügel usw.) und alle Milchprodukte (Milch, Sahne, Käse usw.). Anfänglich waren bei unserer Diät geringe

Mengen an Fisch und Geflügel erlaubt. Die Erfahrung hat uns jedoch gelehrt, dass viele schwerkranke Patienten diese zusätzliche Last stoffwechselmäßig nicht verarbeiten konnten, insbesondere dann nicht, wenn der Krebs sehr ausgebreitet war. Außerdem haben wir festgestellt, dass es den Patienten, die sich strikt an die Diät gehalten und nur minimale Mengen tierisches Eiweiß zu sich genommen haben, durchweg gut geht.

Es gibt zwei Gründe dafür, dass bei unserer Diät kein tierisches Eiweiß erlaubt ist:

1) Von allen wichtigen Nährstoffen erfordert Eiweiß bei der Verdauung und Verarbeitung die längste Zeit und verbraucht die meiste chemische Energie. Bei einem Patienten mit einer fortgeschrittenen Stoffwechselerkrankung ist es deshalb besser, die nötigen Aminosäuren in Tablettenform zu verabreichen und sich auf andere Energieträger (Kohlehydrate) zu verlassen.

2) Wenn das Verdauungssystem (einschließlich Leber und Bauchspeicheldrüse) nicht richtig funktioniert – wie so oft bei Krebspatienten –, dann kann es passieren, dass tierisches Eiweiß nur unvollständig verdaut und zersetzt wird. Das bedeutet: Statt der benötigten Aminosäuren werden sehr giftige Stoffwechsel-Nebenprodukte erzeugt. Diese Stoffe bedeuten dann einerseits für die ohnehin schon stark beanspruchte Leber eine weitere Belastung, und andererseits treten sie in Wechselwirkung mit lebenswichtigen biochemischen Prozessen in normalem Gewebe.

Auch wenn tierisches Eiweiß bei unserer Diät weggelassen wird, erhalten Sie trotzdem ausreichend essenzielle Aminosäuren aus den Früchten und dem Gemüse, das Sie essen, sowie durch die verschriebenen Tabletten (Ag/Pro).

Im Handel sind ausreichend Milch- und Fleischersatzprodukte erhältlich. Wir empfehlen insbesondere Soja- und Kokosnussmilch. Eine geringe Menge Butter ist erlaubt, sie ist besser als Margarine. Beschränken Sie den Salzverbrauch auf ein Minimum. Essen Sie keine Schokolade oder Gerichte, in denen Konservierungs- oder künstliche Farbstoffe enthalten sind. Bei Patienten mit einer fortgeschrittenen Erkrankung, deren Leber befallen ist, muss die Leber massiv unterstützt werden. Alle Schadstoffe sollten aus der Ernährung gestrichen werden. Dazu gehören Tabak, Alkohol, Tranquilizer und Beruhigungsmittel, Schmerzmittel und Kaffee. Kräutertees hingegen sind zulässig. Ausreichend Ruhe ist wichtig, zu viel Sport sollte man vermeiden.

Mit Ausnahme der oben erwähnten Stoffe kann man die meisten Nahrungsmittel ungefährdet zu sich nehmen. Essen Sie viele verschiedene frische Früchte, Gemüse, Salate, Nüsse, Getreide und Haferflocken und trinken Sie Obst- und Gemüsesäfte. Natürliche Öle (Färberdistel, Erdnuss, Olive oder Sesam) dürfen verwendet werden. Zuckerrübensirup, Honig und Ahornzucker sind besser als raffinierter Zucker. Vollkornbrot ist offensichtlich besser als weißes Brot. Hefe wird ausdrücklich empfohlen. Leicht verdauliche Fette und Eiweiße finden sich in Erdnussbutter. Die Diät betont Nahrungsmittel in »natürlicher« Form, einfach um den wirklichen Nährwert an Vitaminen und Mineralstoffen zu erhalten. Vermeiden Sie es, Gemüse zu lange zu kochen.

Die Stoffwechsel-Therapie ist vollkommen standardisiert. Aber trotzdem versuchen wir, sie individuell auf jeden einzelnen Patienten maßzuschneidern. Im Durchschnitt erhält ein Patient 20 Tage lang Injektionen unterschiedlicher hochdosierter Vitamine mit etwa sechs bis neun Gramm Laetril oder Vitamin B17. Dann gehen wir langsam zurück auf drei Gramm Amygdalin und eine reduzierte Menge der anderen Vitamine, die i. v. oder i. m. injiziert werden, und zwar einen Monat lang dreimal pro Woche; im nächsten Monat dann zweimal pro Woche; und schließlich bis auf Weiteres – in der Regel sind das etwa 18 Monate – mindestens einmal pro Woche eine orale Gabe.

Darüber hinaus erhält der Patient chelierte Mineralstoffe, die unserer Meinung nach die Wirkung der Vitamine verstärken. Diese Chelate können je nach den Ergebnissen einer Haaranalyse verändert werden. Das Wort »Chelierung« steht für »Kralle« – genauer gesagt, es bezeichnet die Art und Weise, in der ein Mineralstoff chemisch eng an eine Aminosäure oder andere organische Moleküle gebunden ist. Wir gehen davon aus, dass solche gebundenen

Mineralstoffe besser in die Zellen gelangen können als nichtchelierte (freie) Mineralstoffe.

Die folgende Liste ist eine Zusammenfassung der standardmäßig oral verabreichten Ergänzungen zur Injektionstherapie. Bedenken Sie bitte, dass diese Ergänzungen für jeden einzelnen Fall in gewissem Umfang angepasst werden, abhängig von Bedarf und Verträglichkeit.

1) Bauchspeicheldrüsenenzym-Tabletten – viermal täglich zwei bis vier Tabletten. Bei höherer oder geringere Dosis kann es zu Flatulenz (Blähungen) kommen. Diese Dosis kann eventuell angepasst werden, je nachdem, wie der Patient reagiert.

2) Vitamin B15 (Pangamsäure) – dreimal täglich 50 Milligramm. Pangamsäure unterstützt die Leber als transmethylierender Wirkstoff bei der Entgiftung. Sie steigert auch die Sauerstoffaufnahmefähigkeit des Gewebes.

3) Vitamin C – 750 bis 2000 Milligramm täglich.

4) Aminosäuretabletten (Ag/Pro) – drei bis neun Tabletten pro Tag als Ersatz für die verringerte Aufnahme von tierischem Eiweiß.

5) Chelierte Mineralstoffe – die Dosis ist abhängig vom Mangelgrad, der durch eine Haaranalyse ermittelt wird. Folgende Mineralstoffe sind in chelierter Form erhältlich: Kalzium, Magnesium, Eisen, Mangan und Zink.

6) Therapeutische Vitamine und Mineralstoffe (Supergran) – eine bis zwei Kapseln pro Tag. Sie liefern das nötige Vitamin A, B-Komplex, zusätzliches Vitamin C und Vitamin D in ausreichend hoher Dosis. Zusätzlich sind einige essenzielle Spurenelemente enthalten.

7) Vitamin E – 800 bis 1200 i. E. täglich.

8) Zusätzliche Vitamine und Mineralstoffe – empfehlenswert in den besonderen Fällen, wo sie erforderlich sind. Dazu können alle Vitamine, Mineralstoffe, Chelate, Aminosäuren und andere Ernährungsfaktoren gehören.

Manchmal rebelliert der Verdauungstrakt eines schwer kranken Patienten gegen die Zufuhr von Vitaminen und Mineralstoffen in einer Form, an die er nicht gewöhnt ist. Wenn dieser Fall eintritt, dann gehen Sie einfach einen Schritt zurück und fangen Sie langsam an, fügen einen Stoff nach dem anderen hinzu und erhöhen die Dosis schrittweise, bis die höchstmögliche Aufnahme erreicht ist, bei der man sich noch wohl fühlt.

Die Diät erscheint Ihnen zunächst vielleicht unverhältnismäßig restriktiv zu sein, doch Sie sollten nicht vergessen, dass degenerative Erkrankungen – vor allem Krebs – so aggressiv und so schnell wie möglich mit nicht-toxischen Mitteln bekämpft werden müssen, bevor die Krankheit ein irreversibles Stadium erreicht hat. Niemand kann Sie zwingen, irgendeine Diät strikt einzuhalten. Das ist und bleibt eine Frage der persönlichen Disziplin und Entschlossenheit. Doch das Endergebnis der gesamten Behandlung hängt letztendlich weitgehend davon ab, dass Sie mitmachen und diese Fragen verstehen.

Es folgt ein Brief, den die Patienten der Richardson-Klinik zusammen mit den Ergebnissen der Urin-Bioassay-Untersuchungen erhalten. Bis zum November 1976 wurde ein anderes Labor genutzt, die in diesem Buch angegebenen Laborergebnisse sollte man deshalb mit folgenden Normalwerten im Kopf lesen: 0–15 negativ, 15–20 grenzwertig, über 20 positiv.

JOHN A. RICHARDSON, M. D.
514 KAINS AVENUE
ALBANY, CALIFORNIA 94706
TELEPHONE 527-3020

Liebe Patientin, lieber Patient,
ich schreibe Ihnen diesen Brief, um Missverständnissen über die Ergebnisse Ihrer Bioassay-Untersuchungen vorzubeugen.

Das Resultat des Bioassays, das Sie zusammen mit diesem Brief erhalten, ist ein Maß für die Stickstoffbilanz und kein diagnostischer Test auf Krebs oder eine bösartige Erkrankung. Zusammen

... Ergebnissen der anderen Laboruntersuchungen liefert es
... ...zliche Informationen über Ihren Gesundheitszu-
... ...say gibt uns eine Vorstellung über das Ausmaß der
... ... Körper (natürlich bei gesunden genauso wie bei
... ... Zellen), das durch eine Messung des Stickstoff-
... ... ermittelt wird.

... Dinge zu vereinfachen, verwenden wir die folgende
... ...nerelle Richtschnur für die Interpretation der Ergeb-

... der weniger	=	Normbereich
...–24,0	=	Grenzwertig
... oder mehr	=	Erhöht

...tzdem muss ich betonen, dass diese Ergebnisse zusammen
... den Informationen interpretiert werden müssen, die wir aus
anderen Blut- und Urinproben, Röntgenbildern, der Krankengeschichte, der körperlichen Untersuchung und der bisherigen medizinischen Behandlung erhalten. Das Gleiche gilt für jedes
Untersuchungsergebnis – man kann es nicht isoliert werten. Es ist
durchaus möglich, dass bei einem normalen (wahrscheinlich gesunden) Menschen ein erhöhtes Bioassay-Ergebnis vorliegt; umge-
kehrt kann das Ergebnis des Bioassays bei einem Patienten mit
einer bösartigen Krankheit im Normbereich liegen (möglicherweise als Ergebnis einer kurz zuvor durchgeführten Chemotherapie
und/oder Bestrahlung). Bei einem solchen Ergebnis empfehlen
wir, die Untersuchung zu einem späteren Zeitpunkt noch einmal zu
wiederholen.

Ich hoffe, dass Ihnen diese kurze Erklärung hilft, die Ergebnisse, die Sie hiermit erhalten, verständlich zu machen. Sollten Sie
weitere Fragen über diese Untersuchung oder andere Untersuchungen haben, die in Ihrem Fall angestellt worden sind, dann
setzen Sie sich bitte mit unserer Praxis in Verbindung.

Mit freundlichen Grüßen

John A. Richardson, M. D.

Laborwerte

ABKÜRZUNGEN IN DER TABELLE

g	= Gramm	mm	= Millimeter	
µg	= Mikrogramm	mm³	= Kubikmillimeter	
µµg	= Mikro-Mikrogramm	mE	= Milli-Einheit	
ng	= Nanogramm	µE	= Mikroeinheit	
pg	= Pikogramm	MVal	= Milliäquivalent	

µ	= Mikron oder Mikrometer
µ³	= Kubikmikron
i.E.	= Internationale Einheit
l	= Liter

NORMALWERTE – HÄMATOLOGIE (BLUTUNTERSUCHUNGEN)

Bestimmung	Normalwert	Klinische Bedeutung (Auszug)
Erythrozytenzahl (Rote Blutkörperchen, RBC)	Männer: 4,6–6,2 Mio./mm³ Frauen: 4,2–5,4 Mio./mm³	Erhöht bei starkem Durchfall und Austrocknung. Erniedrigt bei allen Formen der Anämie, Leukämie und nach Blutungen, bei denen das Blutvolumen wieder ausgeglichen worden ist.
Hämatokrit	Männer: 42–40% Frauen: 40–48%	Erniedrigt bei schweren Anämien oder bei akutem massivem Blutverlust. Erhöht bei einer Erythrozytose und bei Austrocknung oder Hämokonzentration bei Schock.
Hämoglobin	Männer: 13–16 g/100 ml Frauen: 12–14 g/100 ml	Erniedrigt bei verschiedenen Anämien, schwerer oder länger anhaltender Blutung und bei übermäßiger Flüssigkeitsaufnahme. Erhöht bei chronisch obstruktiven Lungenerkrankungen, mangelnder Sauerstoffversorgung bei Stauungsinsuffizienz; normal ist ein erhöhter Wert bei Menschen, die in größer Höhe leben.

Leukozytäre alkaline Phosphatase	Wert von 40–100	Erniedrigt bei der chronischen myelozytischen Leukämie und chronisch lymphatischen Leukämie. Erhöht bei nicht-leukämischer Leukozytose und myeloproliferativen Erkrankungen.
Leukozytenzahl (Weiße Blutkörperchen, WBC)	Gesamt: 5000–10 000/mm^3	Erhöht bei akuten Infektionskrankheiten. Erhöht bei akuter Leukämie, nach der Monatsblutung und nach Operationen oder Verletzungen. Niedrig bei der aplastischen Anämie und durch toxische Wirkstoffe, wie chemotherapeutische Medikamente, die bei der Behandlung von bösartigen Tumoren eingesetzt werden.
Anzahl der Blutplättchen	200 000–350 000/mm^3	Erhöht bei chronischer granulozytärer Leukämie, Hämokonzentration. Erniedrigt bei akuter Leukämie, aplastischer Anämie und während der Krebs-Chemotherapie.

NORMALE BLUT- ODER SERUMWERTE

Bestimmung	Normalwerte Erwachsene	Klinische Bedeutung (Auszug) (erhöht) (erniedrigt)
Bilirubin	Gesamt: 0,1–1,0 mg/100 ml Direkt: 0,1–0,2 mg/100 ml Indirekt: 0,1–0,8 mg/100ml	Hämolytische Anämie (indirekt) Biliäre Obstruktion Hepatozelluläre Schädigung
Gamma-Glutamyl-Transpeptidase	Männer: unter 45 i. E./l Frauen: unter 30 i. E./l	Hepatobiliäre Erkrankung Schäden durch Medikamenten-behandlung

Glukose	65–110 mg/100 ml	Diabetes, Hyperthyreose, Zerebrale Läsionen, Infektionen	Ausgedehnte Leberschädigung
Isocitric Dehydrogenase	50–180 Einheiten	Hepatitis, Zirrhose, Obstruktive Gelbsucht, metastatisches Leberkarzinom	
Laktische Dehydrogenase (LDH)	90–200 mE/ml	Unbehandelte perniziöse Anämie, Pulmonalinfarkt, Lebererkrankung	
Saure Phosphatase	0–2 Einh./ml (Shinowara-Jones-Reihnhart-Einheiten)	Prostatakarzinom	
Alkalische Phosphatase	4–17 Einh./ml (King-Armstrong Einheiten)	Zustand bei erhöhter osteoblastischer Knochenaktivität, Lebererkrankung	
Gesamt Eiweiß Albumin Globulin	6–8 g/100ml 3,5–5 g/100 ml 1,5–3 g/100 ml	Hämokonzentrations-Schock Multiples Myelom (Globulinfraktion) Chronische Infektionen (Globulin)	
Testosteron	Erwachsene Männer: 400–1200 ng/100 ml Erwachsene Frauen: 30–150 ng/100 ml	Frauen: Polyzystische Eierstöcke Virilisierende Tumoren	Männer: Orchidektomie wegen Prostata- oder Brustkrebs. Östrogen-Therapie, Leberzirrhose
Transaminase (SGOT)	15–45 Einh./ml	Erkrankung der Skelettmuskulatur	

Transaminase (SGPT)	5–36 Einh./ml	Ähnlicher Zustand wie SGOT, aber bei Lebererkrankungen ist der Anstieg höher als die SGOT.
Harnstickstoff	10–20 mg/100 ml	Obstruktive Uropathie Schweres Leberversagen
Harnsäure	1–6 mg/100 ml	Gicht-Arthritis, akute Leukämie. Chemotherapeutisch behandelte Lymphome.

NORMALWERTE URIN

Bestimmung	Normalwerte Erwachsene	Klinische Bedeutung (Auszug) (erhöht)	(erniedrigt)
Alpha-Aminostickstoff	64–199 mg/24 Std.	Leukämie Andere Stoffwechselerkrankungen	
Ammonium	20–70 mVal/l 0,6 g/l	Zirrhose und andere destruktive Lebererkrankungen	
Bile Melanin	Null	Fortgeschrittenes Melanom	
Chorionisches Gonadotropin	Null	Schwangerschaft Chorion-Epitheliom	

Kreatin	unter 100 mg/24 Std.		
Kreatinin	1–2 g/24 Std.	Fieber Leberkarzinom	
Östrogen, gesamt	Frauen: Beginn der Menstruation: 4–25 µg/24 Std. Peak Eisprung 28–99 µg/24 Std. Peak Lutealphase 22–105 µg/24 Std. Menopause: 1,4–19,6 µg/24 Std. Männer: 5–18 µg/24 Std.	Hyper-Östrogenismus aufgrund eines Drüsen- oder Nebennierentumors	Fortgeschrittene Degeneration der Nieren, Leukämie primäre oder sekundäre Amenorrhoe

Glossar

Abdominoperineale Rektumresektion: Der Dickdarm wird oberhalb der Krebsgeschwulst abgeschnitten und das offene Ende aus dem Bauch herausgeführt. Der Tumor und der gesamte Rest des Darmes bis zum After werden entfernt und der After vernäht. Der Patient leert anschließend den Darm durch eine Öffnung im Bauch. (Dieser Eingriff wird vorgenommen, falls der Tumor den Sphinkterapparat oder Nachbarorgane infiltriert.)

Acetabulum: Die gerundete Höhle auf der äußeren Oberfläche des Hüftknochens, des sogenannten »Hüftpfannenknochens«, in der der Oberschenkelkopf ruht. Der Teil des Hüftknochens, der unmittelbar mit dem Oberschenkelknochen in Berührung kommt.

Adenoakanthom: Ein Adenokarzinom, bei dem einige Zellen eine Plattenepithel-Metaplasie durchgemacht haben. Eine Krebszelle, die unter dem Mikroskop wie eine Stufe aussieht.

Adenokarzinom: Ein bösartiges Adenom, das sich aus dem Epithel eines Drüsenorgans entwickelt. Ein Krebs, der seinen Ursprung in der Deckschicht einer internen oder externen Körperoberfläche hat.

Adenomatös: Bezieht sich auf Adenome. Gutartige Tumore, die von den drüsenbildenden Zellen ausgehen.

Adenopathie: Schwellung und krankhafte Veränderung von Lymphknoten; Drüsenerkrankung. Geschwollene Drüsen.

Ätiologie: Das Studium der Ursache und auslösenden Faktoren von Krankheiten.

Ala: Eine ausgedehnte bzw. flügelähnliche Struktur oder Anhang. Die Ala der Nase ist der Knorpel, das knochenartige Material, das der Nase ihre Form verleiht. Ein anderes Beispiel: *Ala ossis ilii*, die Darmbeinschaufel.

Alkylierender Wirkstoff: 1) Eine Substanz, die ein Alkyl-Radikal anstelle eines Wasserstoffatoms in eine Verbindung einführt. 2) Ein chemotherapeutischer Wirkstoff, der in der Lage ist, menschliche Zellen (Krebs- und krebsfreie Zellen) auf allen Stufen des Zellzyklus zu zerstören.

Amelanotisch: Ohne Melanin, nicht pigmentiert.

Anaplastisch: Bezieht sich auf Anaplasie. Die Veränderung einer Zelle zu einer primitiveren Zelle, oft im Zusammenhang mit Krebs.

Apical: Bezieht sich auf Apex (Spitze).

Astrozytom: Von Astrozyten gebildeter Tumor. Astrozyten sind sternförmige Bindegewebszellen im Gehirn und im Rückenmark.

Atypismus: Nicht typisch. Abweichend vom Normalen.

Axillär: Bezieht sich auf Axilla, die Achselhöhle.

Beckenkamm: Der oberste Teil des Hüftknochens, der das Becken nach oben abschließt und unterhalb der Taille getastet werden kann (Darmbeinkamm).

Bilirubin: Ein orangefarbenes oder gelbliches Pigment in der Gallenflüssigkeit (Abbauprodukt des Hämoglobins).

Cystitis: Entzündung der Blase, die meist als Sekundärinfektion der angeschlossenen Organe (Nieren, Prostata, Harnröhre) entsteht. Kann akut oder chronisch sein.

Dehydrogenase: Ein Enzym, das die Oxidation eines besonderen Stoffes katalysiert, ihn veranlasst, seinen Wasserstoff freizusetzen.

Distales Sigma: Ende des Dickdarms bis Übergang zum Rektum (Mastdarm).

Divertikulose: Divertikel im Dickdarm ohne Entzündung oder Symptome. Ausstülpungen der Darmwand. Diese erscheinen normalerweise wie viele winzige fingerartige oder ballonartige Ausbuchtungen an der üblicherweise glatten Darmwand.

Dorsal: 1) Bezieht sich auf den Rücken. 2) Angabe einer Position zum hinteren Ende gerichtet.

Duktal: Bezieht sich auf ein kleines hohles Gefäß oder einen Kanal, insbesondere einen, der das Sekret von einer Drüse ableitet, zum Beispiel die Milchgänge der weiblichen Brust (*ductus* = Gang).

Dysplasie: Fehlentwicklung.

Echogramm: Ein von Schallwellen erzeugtes Bild. Die Echografie ist der Einsatz der Ultraschalltechnik, mit der man das Bild eines Echos erzeugt, wenn die Schallwellen von Gewebe unterschiedlicher Dichte zurückgeworfen werden.

Embryonal: Bezieht sich auf einen Embryo bzw. gleicht einem Embryo.

Endozervikal: Bezieht sich auf die Endozervix, die Auskleidung des Zervixkanals.

Endometrium: Die Schleimhautschicht auf der Innenwand der Gebärmutter.

Epithelial: Bezieht sich auf das Epithel (oder zusammengesetztes Epithel), die Bedeckung innerer und äußerer Körperoberflächen.

Exzision: Das Aus- oder Herausschneiden (von Organen etc.).

Exulzeration: Geschwürbildung durch oberflächlichen Gewebezerfall, bezieht sich auf Tumoren.

Hämaturie: Blut im Urin.

Hämolytisch: Bezieht sich auf den Abbau bzw. Zerfall von roten Blutkörperchen.

Hämostase: 1) Stopp von Blutungen. 2) Blutstillung (zum Beispiel durch Gefäßnaht, Kompressionsverband).

Hämatologie: Die Wissenschaft von Blut und den blutbildenden Organen.

Hämatokrit: Anteil aller zellulären Bestandteile am Blutvolumen. Spiegelt den Anteil der roten Blutkörperchen am Gesamtvolumen des Blutes wider.

Herniotomie: Bruchoperation. Chirurgischer Eingriff zur Reparatur einer Hernie, das heißt eines Bruchs. Als Bruch bezeichnet man den Austritt eines Organs oder Teil eines Organs durch die Bauchhöhle.

Hilus: Die Stelle, an der die Blutgefäße und Nerven in ein Organ eintreten, wie zum Beispiel bei der Niere, Lunge, Milz.

Histiozytom: Ein Tumor, der Histiozyten enthält, eine gutartige, reaktive Proliferation von Fibroblasten (Bindegewebszellen).

Hyperpigmentierung: Abnormale (zu starke) Färbung durch übermäßig starke Einlagerung von Melanin in die Haut.

Hypertrophie: Vergrößerung eines Organs oder Gewebes durch Zellvergrößerung bzw. durch Zunahme des Zellvolumens, zum Beispiel durch erhöhte funktionale Belastung (Muskelhypertrophie).

Hypoglykämie: Ein Zustand, bei dem der Glukosewert pathologisch niedrig ist. Zu niedriger Blutzuckerspiegel.

Ileal: Bezieht sich auf das Ileum, einen Teil des Dünndarms.

Inguinal: Bezieht sich auf die Region der Leistenbeuge.

Invasiv: In umliegendes Gewebe eindringend. Untersuchungsmethoden, die in den Körper eindringen, zum Beispiel Biopsie, Gefäßpunktion, Abstrich.

Jugulodigastrisch: Der seitliche Bereich des Halses.

Karzinom: Ein epitheliales Zellwachstum oder bösartiger Tumor, eingeschlossen in Bindegewebe, der bzw. das dazu tendiert, in das umliegende Gewebe einzudringen und Metastasen zu bilden. Krebs. Bösartige Wucherung.

Kolitis (Colitis): Entzündung des Dickdarms.

Kolostomie: Einschnitt in den Dickdarm, um eine vorübergehende oder dauerhafte Fistel zwischen dem Darm und der Bauchwand anzulegen. Ein chirurgisches Verfahren, bei dem der Patient anschließend den Darm über eine Öffnung in der Bauchdecke entleeren muss. Anlegen einer Dickdarmfistel.

Kolposkopie: Untersuchungen des Scheidengewölbes und des Gebärmutterhalses. Untersuchung der weiblichen Geschlechtsorgane mit einem besonderen Instrument, dem Kolposkop.

Kommissur: Das Aneinandertreffen von zwei ansonsten getrennten Strukturen, wie die Lippen, Augenlider oder Stimmbänder.

Konisation: Entfernung eines Gewebekegels, wie beispielsweise der Schleimhaut des Gebärmutterhalses. Der Gewebekegel wird entnommen, um zu untersuchen, ob das Gewebe krebsartig verändert ist.

Kürettage: Chirurgische Entnahme von Zellmaterial aus einer Körperhöhle wie der Blase oder der Gebärmutter (Ausschabung).

Labial: Bezieht sich (hier) auf die Schamlippen.

Laparotomie: Die chirurgische Eröffnung der Bauchhöhle; eine Bauchoperation.

Laryngeal: Bezieht sich auf den Larynx, Kehlkopf und Stimmbänder.

Lymphadenopathie: Erkrankung der Lymphknoten.

Lymphangiogramm: Ein Verfahren, das es dem Arzt erlaubt, im Lymphsystem nach einer Erkrankung (meistens Krebs) zu suchen, ohne eine Operation durchführen zu müssen. Ein Farbstoff, der sich im Röntgenbild abzeichnet, wird in die Lymphgefäße an der Hand oder am Fuß injiziert; dann wird eine Reihe von Röntgenaufnahmen durchgeführt, mit denen man Anreicherungen des Farbstoffs ausmachen kann.

Lymphatisch: Bezieht sich auf Lymphgefäße oder Lymphknoten, die Gewebeflüssigkeit (Lymphe) oder ein lymphatisches Organ betreffend (Milz, Lymphknoten, Mandeln).

Lymphozytär: Bezieht sich auf Lymphozyten – Lymphzellen oder weiße Blutkörperchen. Lymphozyten betreffend.

Lymphom: Ein allgemeiner Begriff für Lymphknotenvergrößerung und Tumore des Lymphgewebes (auch gutartige!) sowie das Wachstum von Krebsgewebe im Lymphsystem. Zu dieser Gruppe (von Krebs) gehören die Hodgkinsche Krankheit, das Lymphosarkom und bösartige Lymphome.

Lymphosarkom: Eine bösartige Erkrankung des Lymphgewebes. Das klinische Bild kann der Hodgkinschen Krankheit ähneln.

Mammogramm: Ein Röntgenbild der Brust.

Mastektomie (radikal): Entfernung einer Brust und der darunter liegenden Brustmuskeln bis zur Brustwand; dazu gehört auch die Entfernung der Lymphknoten in der Achselhöhle.

Medial: 1) Bezieht sich auf die Mitte. 2) Nahe der Mittelebene des Körpers gelegen.

Mediastinal: Lagebezeichnung. Bezieht sich auf das Mediastinum (mittleres Gebiet des Brustraums).

Mediastinum: 1) Eine Scheidewand oder Höhe zwischen den zwei Hauptteilen eines Organs. 2) Die Rippenfell-Falten und der Zwischenraum zwischen rechtem und linkem Lungenflügel. 3) Der Bereich zwischen dem rechten und linken Lungenflügel. »Mittelfell«: Trennwand aus Bindegewebe in der Brusthöhle von Zwerchfell zum Hals, trennt Pleurahöhlen voneinander.

Melanom: Bösartiges pigmentiertes Muttermal oder ein Tumor. Der schwerste Hautkrebs. »Schwarzer Hautkrebs«, bösartiger Tumor der Pigmentzellen.

Mesenterium (Gekröse): 1) Eine Bauchfellfalte, die den größten Teil des Dünndarms umschließt und 2) den Darm an die hintere Bauchwand bindet.

Mesonephrom: Ein relativ seltener Tumor, der von mesonephrischen Zellen herrührt, und sich in Fortpflanzungsorganen bildet, besonders in den Eierstöcken oder im Genitaltrakt. Mesonephrische Zellen beziehen sich auf die Zellen im Embryo (dem ungeborenen Kind), die später Teil des Fortpflanzungssystems werden.

Mesotheliom: Krebs, der an der Auskleidung einer Körperhöhle beginnt.

Metabolisch: Bezieht sich auf den Metabolismus (Stoffwechsel). Der Metabolismus ist die Summe aller physikalischen und chemischen Veränderungen, die im Körper ablaufen; alle Umwandlungen von Energie und Materie (Stoffen), die in den Zellen geschehen. Dazu gehört die Nutzung, Aufspaltung und Ausscheidung von Stoffen durch den Körper.

Metastase: Tochtergeschwulst eines Primärtumors.

Metastasierung, Metastase: 1) Auftreten einer Tochtergeschwulst an einer anderen Stelle. 2) Die Lageveränderung einer Krankheit oder die Änderung ihrer Manifestation oder die Übertragung von einem Organ (oder Teil desselben) in ein anderes, das nicht in direkter Verbindung steht. (Die Überlebenschancen nach einer Metastasenbildung sind praktisch gleich null.)

Metastasierend: Bezieht sich auf Metastase. Tochtergeschwulst zum Beispiel in ein Organ metastasierend.

Muzin: Ein Glykoprotein, vor allem auf Oberflächen von Schleimhäuten.

Mukozele: Schleimansammlung in einer präformierten Höhle. 1) Vergrößerung des Tränensacks. 2) Eine Schleimzyste. (Eine Zyste ist ein geschlossener Sack oder eine Ausbuchtung, die eine Wand hat und mit flüssigem, halbflüssigem oder festem Material gefüllt ist. Normalerweise handelt es sich um eine pathologische Struktur.)

Mukosa: Schleimhaut.

Muscularis: Muskelschicht eines Organs oder Tubulus (Röhrchen).

Myelogen: Im Knochenmark produziert oder vom Knochenmark ausgehend. Durch eine Rückenmarksschädigung verursacht.

Nekrose: Absterben von Gewebeabschnitten oder Knochen, die von gesunden Teilen umgeben sind. Pathologischer Untergang von Zellen.

Nekrotisch: Bezieht sich auf das Absterben eines Gewebeabschnitts.

Neoplasma: Eine Neubildung von pathologischem Gewebe. Es dient keiner sinnvollen Funktion, sondern wächst auf Kosten des gesunden Organismus. Oft anstelle des Wortes Krebs verwendet.

Neoplastisch: Bezieht sich auf die Natur einer neuen, pathologischen Gewebebildung. Zu einer Neoplasie gehörend.

Knoten: 1) Ein Knoten, eine Protuberanz oder Schwellung. 2) Ein kleines abgerundetes Organ oder eine Struktur, wie beispielsweise ein Lymphknoten.

Ösophagitis: Entzündung der Speiseröhre.

Okzipital: Bezieht sich auf den hinteren Teil des Kopfes.

Orificium: Mund, Öffnung oder Schließung einer Körperöffnung.

Osteoblastisch: Bezieht sich auf den Osteoblasten, eine Zelle, die an der Knochenbildung beteiligt ist.

Palliativ: Bezieht sich auf eine Behandlungsmethode und/oder ein Medikament, die bzw. das der Besserung oder Linderung dient, ohne zu heilen.

Palpabel: Tastbar; zum Beispiel Organvergrößerungen sind durch Palpationen tastbar (aber auch gesundes Gewebe!). Bezieht sich im Allgemeinen auf einen Knoten oder ein Körperorgan, das nur bei einer Erkrankung tastbar ist. (Ein Arzt würde die Nase nicht abtasten, er würde sie befühlen. Er würde aber die Achselhöhle abtasten, um zu untersuchen, ob es dort vergrößerte Lymphknoten gibt.)

Papillär: Warzenförmig. 1) Eine Brustwarze oder Papille betreffend. 2) Einer Papille ähnelnd oder von Papillen zusammengesetzt.

Paraklavikulär: Neben der Clavicula (Schlüsselbein).

Parametrial: In der Umgebung oder Nähe der Gebärmutter.

Paratracheal: In der Umgebung oder Nähe der Luftröhre (Trachea).

Parietal: Wandständig (bei einem Organ oder Hohlkörper).

Perihilär: 1) Über (*peri* = über) dem Hilus gelegen (Hilus: Eintritt der Bronchien in das Lungengewebe). 2) Auch die Umgebung oder Nähe der Nierenpforte (des Hilus).

Perineal: Bezogen auf oder gelegen auf dem Damm (Perineum). Das Perineum ist der Bereich auf der Außenseite des Körpers zwischen der Scheide und dem After bei Frauen oder dem Hodensack und dem After bei Männern.

Peritoneum (Bauchfell): 1) Die seröse Membran, die sich über die Eingeweide legt und die Bauchhöhle auskleidet. 2) Dünne Gewebeauskleidung der Bauchhöhle.

Phosphatase: Ein Enzym aus einer Gruppe von Enzymen, die die Hydrolyse des Phosphorsäureesters katalysiert. Diese Enzyme sind für die Aufnahme und Verarbeitung von Kohlehydraten, Nukleotiden und Phospholipiden wichtig und entscheidend für die Kalzifizierung der Knochen.

Proktoskop: Ein Instrument zur Spiegelung der Innenseite des Enddarms.

Radikal: 1) Radikale sind Atome oder Moleküle mit mindestens einem ungepaarten Elektron, die ohne Veränderung von einer Verbindung zur anderen wechseln, aber nicht frei existieren können. 2) Alles, was die Wurzel oder die Ursache erreicht. 3) Eine Radikaloperation ist eine Operation, bei der große Mengen von Gewebe oder Knochen entfernt werden.

Rad: Ist eine Abkürzung für *Radiation Absorbed Dose*. Es ist eine Maßeinheit, die bei der Berechnung der Strahlenmenge verwendet wird, die auf eine bestimmte Körperstelle gerichtet wird.

Renal: 1) Bezieht sich auf die Niere. 2) Zur Niere gehörig.

Resezieren: Einen Teil einer Struktur oder eines Organs ab- oder wegschneiden, wie beispielsweise die Entfernung eines Knochenstücks oder eines Darmabschnitts.

Retikulozyt: Jugendliche rote Blutkörperchen, die ein Netz von Körnchen oder Fädchen enthalten, was einem unreifen Entwicklungsstadium entspricht.

Retikulum: Ein Netzwerk.

Rhabdomyosarkom: Ein Krebs, der sich aus Muskelgewebe entwickelt und unter dem Mikroskop stäbchenförmig aussieht.

Sarkom: Bösartiger Krebs, der vom Stützgewebe ausgeht und sich aus tiefer liegendem Gewebe entwickelt: Muskeln, Knochen und anderem Bindegewebe. Kann die Knochen, die Blase, die Nieren, die Leber, die Lungen, die Ohrspeicheldrüse und die Milz befallen.

Szirrhös: Verhärtet, derb, schrumpfend – wie ein Szirrhus. Ein harter Krebstumor, der durch übermäßiges Wachstum von fibrösem Gewebe entsteht.

SGOT: Abkürzung für Serum-Glutamat-Oxalacetat-Transaminase.

Sigmoid: Der letzte Abschnitt des Dickdarms vor dem Rektum (Enddarm). Sigmaschlinge, der vierte und letzte Teil des Dickdarms.

Sigmoidoskop: Ein Instrument zur Untersuchung der Innenseite des Dickdarms bis zum Sigmoid.

Situs (in situ): In situ bedeutet am Platz oder am Ort. Krebs in situ bezieht sich auf die Vorstufe eines Karzinoms, das sich noch nicht in das umgebende Gewebe infiltriert ist.

Squamös: Schuppenartig.

Stenose: Eine Verkrampfung oder Verengung eines Durchgangs oder einer Öffnung. Eine Stenose kann zum Beispiel mechanisch durch das harte fibröse Narbengewebe verursacht werden, das sich nach einer Bestrahlung bildet.

Subkutan: Unter der Haut gelegen oder unter die Haut injiziert.

Tenesmus: Der Spasmus des Anal- oder Harnröhrenausgangs, verbunden mit Schmerzen und dem beinahe dauerhaften Gefühl des Stuhl- oder Harndrangs. Krampfartiger Schmerz.

Thorakal: Bezieht sich auf den Brustkorb oder Thorax.

Transaminase: Ein Enzym, das die Transaminierung katalysiert. (Siehe Anhang, unter Laboruntersuchungen.)

Transurethral: Bezogen auf eine Operation (zum Beispiel der Prostata) durch die Harnröhre.

Gewebeveränderung. 1) Eine Schwellung. 2) Das Anschwellen oder das Geschwollensein. 3) Ein Tumor. (Das Wort Gewebeveränderung wird häufig anstelle des Wortes Krebs oder des Begriffes bösartige Gewebeveränderung gebraucht.)

Ureter: Harnleiter. Eine der beiden Röhren, durch die der Urin von der Niere in die Blase fließt.

Uterin: Bezieht sich auf die Gebärmutter (Uterus).

Vallecula: Eine Delle oder Spalte (paarige Grube im Kehldeckel).

Vertebra: Wirbel. Einer der 33 knochigen Abschnitte der Wirbelsäule. Die 33 Wirbel (angefangen vom Nacken) unterteilen sich in sieben Hals-, zwölf Brust- und fünf Lendenwirbel sowie in das *Os sacrum* (5) und das *Os coccygeus* (Steißbein, 4).

Vesikal: Bezieht sich auf die Blase oder geformt wie eine Blase.

Villös: Zottig. Bezieht sich auf Zotten oder bedeckt mit Zotten bzw. kleinen haarähnlichen Fortsätzen.

WBC: Abkürzung für *White Blood Count*, Anzahl der weißen Blutkörperchen.

Zephalad: Kopfwärts; zum Beispiel der Ellbogen ist 23 bis 28 Zentimeter zephalad (näher am Kopf) gegenüber dem Handgelenk.

Zerogramm: Eine besondere Art von Röntgenaufnahme.

Zeromammogramm: Eine besondere Art von Röntgenaufnahme der Brust.

Zervikal: 1) Bezieht sich auf einen Teil des Nackens, oder im Nacken gelegen. 2) Bezieht sich auf den Hals eines Organs, wie beispielsweise den Gebärmutterhals (Cervix uteri).

Zervikalwirbel: Halswirbel. Die obersten sieben Knochen der Wirbelsäule.

Zystoskopische Untersuchung: Untersuchung der Blaseninnenseite durch ein Instrument mit einer Lichtquelle. Blasenspiegelung.

Zystourethroskopie: Inspektion des Blasenhalses und der Gebilde der hinteren Harnröhre (Prostata, Samenhügel).

Hinweis des Verlages

Im Zusammenhang mit Laetril (Vitamin B17, Amygdalin) wird seit Jahrzehnten von der Medizin- und Pharmalobby gebetsmühlenartig die Behauptung wiederholt, dass dieses alternative Mittel nicht nur nicht wirksam, sondern auch giftig sei. Dies hat immer wieder zur Verunsicherung der Verbraucher geführt.

Mittlerweile liegt ein rechtskräftiges Urteil des Oberverwaltungsgerichts Hannover vor (AZ 11 LB 350/05, A 1556/04), in dem die Frage entschieden wurde, ob Amygdalin für den Menschen giftig und daher ein Verbot nach Paragraf 5 des Arzneimittelgesetzbuches zulässig sei. Der Autor Peter Kern schreibt dazu in seinem Buch *Krebs bekämpfen mit Vitanim B17* (S. 105/106):

»Einem Apotheker wurde von der Bezirksregierung bzw. der Apothekerkammer untersagt, Amygdalin auf ärztliche Verordnung abzugeben. Gegen dieses Verbot wehrte sich der Apotheker erfolgreich und erhielt in zweiter Instanz vor dem OVG Hannover Recht.

Das bedeutet im Klartext Folgendes:

Die Bescheide der Bezirksregierung, in welchen das Verbot ausgesprochen wurde, werden aufgehoben, das heißt es gibt kein Verbot von Amygdalin (Vitamin B17) für diese Apotheke mehr …«

In der auf Seite 109 des genannten Buches formulierten Urteilsbegründung, die auf einem Gutachten vom 31. Januar 2007 basiert, wird festgestellt, dass von dem vom Apotheker vertriebenen hochreinen Amygdalin keine Gesundheitsgefährdung ausgehe, sofern bei oraler Einnahme keine spaltenden Enzyme vorhanden sind.

All jenen Leser, die es noch genauer wissen wollen, empfiehlt sich das Studium des Buches von Peter Kern *Krebs bekämpfen mit Vitanim B17 – Vorbeugen und heilen mit Nitrilen aus Aprikosenkernen.* Ihre Bestellung können Sie richten an:

Kopp Verlag • Pfeiferstraße 52 • 72108 Rottenburg
www.kopp-verlag.de • E-Mail: info@kopp-verlag.de
Tel.: (0 74 72) 98 06-0 • Fax: (0 74 72) 98 06-11

REGISTER

5-FU
  157, 171, 181–183, 196, 197

A

Adams, Dr. James T. 184, 186
Alderson, Kerry 40
Alkalische Phosphatase
  155, 168, 172, 182, 193, 248, 266, 267, 306
Alkohol 125, 196, 266, 300
American Cancer Society
  43, 44, 61, 76–81, 83, 84, 91, 109, 111, 113, 114, 273, 276–278
American Journal of Roentgenology
  73, 276
American Medical Association
  43, 44, 48, 168
Aminosäuren
  125, 126, 299–301
Amputation
  33, 147, 160, 247, 250
Amygdalin
  31–35, 40, 46, 48, 56, 57, 91, 92, 105–108, 273, 292, 293, 295–297, 300, 323
Anderson, Charlotte 16, 32
Annals of the New York Academy of Science 273, 274
Anus 165

Aprikosenkerne 48, 201, 237
Ausschabung 200, 201, 314

B

Barton, Linda 135
Bauchspeicheldrüse
  29, 31, 124, 156, 165, 182, 183, 299
Bauchspeicheldrüsenenzym
  31, 125, 301
Benton, Natasha 88
Beruhigungsmittel 300
Bestrahlung
  28, 45, 52, 57, 61, 63–65, 69–74, 81, 83, 92, 123, 146, 148–153, 161, 167, 176, 184, 190, 192, 194–197, 206–212, 214–222, 226, 232–234, 236, 238, 241, 243, 245, 247, 250, 255, 257, 261, 271, 284, 296, 303, 321
Bioassay
  148, 162, 172, 173, 182, 184, 243, 302, 303
Biopsie
  56, 66, 135, 145, 146, 149, 156–158, 162, 165, 175, 176, 178, 185, 186, 190, 197–199, 201, 203, 208, 209, 211, 213–215, 226, 231, 232, 234, 236,

237, 255, 256, 260, 261, 263, 264, 283, 289, 293, 313
Blasenkrebs
215, 218, 219, 221–223, 283, 285
Blasenspiegelung
217–219, 221, 222, 322
Blutbild 155
Blutung 193, 263, 295, 304
Blutvergiftung 75, 255
Bowman, Ralph
15, 28, 100, 136, 137
Brechreiz 171, 226, 242
Bross, Dr. Erwin 71, 72
Browne jun., George
56, 274, 292, 295
Brust
67, 145–147, 150–156, 159–161, 178, 185, 206, 222, 289, 311, 315, 321, 322
Brustkrebs
50, 65, 67, 68, 71, 145, 148, 152, 153, 161, 162, 178, 185, 191, 197, 284, 286, 287, 289, 306
Burk, Dr. Dean 76, 107, 279
Bürokratie 63, 112, 115, 117

C

California Department of Health 97
California Medical Digest 68
Chelierung 300

Chemotherapie
28, 45, 55, 57, 61, 63, 65, 70, 74–77, 81, 83, 92, 115, 120, 122, 123, 130, 131, 134, 143, 145–147, 149–161, 166–180, 184, 185, 187, 192–194, 208, 211, 222, 227, 228, 234, 236, 255, 256, 258, 260, 261, 263, 265–267, 271, 290, 303, 305
Cole, Dr. Warren 58, 66, 75
Contreras, Dr. Ernesto 266
Cyto Pharma Labor 107
Cytoxan 263–265

D

Darmspiegelung 182
del Rio, Sergio 107
Deutschland 91, 108
Diät
33, 35, 45, 51, 114, 119, 124, 146, 148, 151, 162, 163, 173, 176, 177, 179, 180, 186, 187, 191, 194, 196, 201, 207, 211, 214, 218, 223, 236, 237, 249, 261, 265, 267, 268, 270, 283, 288, 289, 293, 298–300, 302
Dickdarm
165, 168, 170, 193, 309, 311, 313

E
Eddington, James 89, 102
Eierstöcke
  68, 150, 153, 192, 306
Eine Welt ohne Krebs
  13, 31, 54, 273, 274, 277
Eiweiß
  31, 35, 45, 49, 124–126,
  146, 156, 160, 299, 301,
  306
Enzym
  22, 30, 31, 311, 319, 321
Erbrechen
  34, 52, 82, 184, 245, 257,
  274, 279, 322
Ernährung
  20–22, 30, 49, 54, 103,
  111, 112, 124, 146, 151,
  191, 207, 219, 229, 237,
  298, 300
Eureka Veterinary Hospital
  292, 295
Everly, Robert C. 49

F
Food and Drug Administration
  28, 41, 45, 76, 92, 102,
  113
Ford, Lorraine 131
Frisk, Richard 106
Froshin, Henry I. 96, 98, 99

G
Gebärmutter
  150, 178, 190, 192, 195,
  215, 222, 311, 314, 318,
  321
Gebärmutterhalskrebs
  135, 189, 195–197, 199,
  215
Gehirn
  37, 75, 239, 241, 243,
  310
Geller, Jay 97
Gericht
  41, 63, 74, 87, 93–98,
  101, 104, 106, 107, 113,
  115
Geschlechtsorgane
  189, 203, 314
Geschworene
  87–89, 115, 278
Gift 74, 265
Glukose 306, 313
GRAS-Liste 107
Griffin, Edward G.
  13, 15, 31, 49, 54, 61,
  67, 80, 81, 139, 273,
  274, 277

H
Haaranalyse
  126, 147, 184, 201, 242,
  300, 301
Hadassah Hospital 53
Hämoglobin
  155, 193, 248, 264, 269,
  270, 304, 310
Harris, Dr. Arthur T. 62
Hautkrebs 70, 78, 225, 316

Herbert, Lela 87
Hermann Hospital 151
Hodgkinsche Krankheit
 255, 256, 260, 261, 281,
 287, 315
Hormone
 21, 103, 206, 208, 210,
 252
Horton, Shane 132
Hund 56, 292, 293, 295–297

I
Immunschwäche 75
Immunsystem 75
Impotenz 75, 213
IRS (US-Steuerbehörde)
 94, 95, 99
Israel 52

J
John Birch Society 87
Johnstone, Dr. F. R. C.
 68, 275
Judson, Stewart A. 102, 103

K
Kachexie 50, 51
Kaffee 125, 196, 266, 300
Kaiser Hospital
 174, 195, 203, 205, 234
Karzinom
 56, 145, 153, 160, 166,
 167, 169, 183, 186, 195,
 199, 202, 212, 221, 226,
 296, 313

Knochen
 20, 56, 71, 124, 204,
 246, 249, 296, 317, 319,
 320, 322
Knochenkrebs
 40, 133, 158, 159, 245,
 250–252, 289
Knochenmark
 256, 261, 281, 317
Kowan, Dr. Maurice
 61, 62, 274
Krebs, Byron 29, 62, 174
Krebs junior, Ernst T.
 27, 29, 62
Krebs senior, Ernst T. 29
Krebs-Establishment
 105, 115, 137
Krebswachstum
 20, 31, 173, 208

L
Laetril-Klinik 53, 248
Lahey Clinic Foundation 77
Lau, Lorette 130
Lawrence, Sherwood 97
Leukämie
 71, 74, 78, 134, 170,
 253, 263–271, 288, 290,
 304, 305, 307, 308
Lunge
 36, 71, 155, 156, 159,
 161–163, 168, 256, 258,
 269, 281, 284, 312
Lungenentzündung
 72, 79, 255, 290

Lymphknoten
67, 124, 146–148, 151, 160, 161, 168–171, 174, 178, 183, 186, 206, 208, 212, 221, 225, 232, 233, 235, 253, 256, 261, 267, 270, 271, 290, 291, 309, 314, 315, 317, 318
Lymphzellen 315

M
Magen 50, 75, 183, 281
Marthaler, John »L« 16, 94, 95
Mastdarm 165, 166, 168, 170, 176, 177, 311
Mayo Clinic 158, 159
McNaughton Foundation 46
Melanom 33, 225, 226, 236, 237, 307, 316
Metabolismus 316
Metastasen 66–70, 124, 145–149, 153, 154, 160, 161, 166, 168, 169, 175, 178, 203, 206, 209, 210, 212, 221, 225, 228, 232, 235, 245 247, 285, 286, 291, 313
Mexiko 53, 91, 107, 178, 266
Milz 255–257, 261, 264, 269, 270, 312, 315, 320

Mineralstoffe 35, 45, 111, 124, 126, 146, 172, 194, 300, 301
Morton, Dr. John A. 166, 167
Mosca, Thelma 135
Mund 239, 318
Myleran 268, 269

N
Nacken 231, 257, 260, 263, 290, 321, 322
Nase 28, 39, 72, 123, 231, 236–239, 284, 310, 318
National Adjuvant Breast Project 68, 72
National Cancer Institute 71, 76, 78, 81, 83, 107, 276, 277, 278
Nida, Edward R. 107
Nieren 308, 320
Nigeria 48, 273
Nitrilosid 29, 292

O
Oke, Dr. O. L. 48, 273
Östrogen 206, 207, 306, 308

P
Pap-Abstrich 189–191, 196, 198–202, 283, 287, 290
Park, Roswell 43
Parke, Davis & Co. 47

Pauling, Dr. Linus
   110, 111, 113
Peltzman, Sam 47
Percodan 220, 221
Pet Practice
   56, 221, 292, 295
Peterson, John 129
Pharmaindustrie 22, 32, 115
Pilzinfektionen 255
Popolizio, Michael 88
Powers, Dr. William 73
Prednison
   226, 227, 256, 264, 265
Private Practice
   78, 81, 273, 277
Privitera, James 62
Procarbazin 226, 256
Prostatakrebs
   124, 203, 205–209, 211,
   213, 214, 250, 284, 285,
   287, 288, 290

Q
Quacksalberei
   37–39, 42, 53, 63, 74,
   90, 116, 211

R
Rachen 231, 239, 260
Ragan, Paul 97
Rektum
   166, 179, 180, 186, 311,
   320
Reyburn, Robert 43
Reynolds, Ben 134

Rippenfell 281, 315
Röntgenstrahlung 58, 70
Rosenberg, Saul 77
Roswell Park Memorial Institute of
   Cancer Research 71
Rote Blutkörperchen
   172, 304, 320
Rubin, David 53, 274
Rubin, Phillip 73
Rückenmark 310

S
Salk, Jonas 112
Sam Peltzman 47
Sarkom
   40, 71, 132, 170, 226,
   235, 245–247, 249, 250,
   264, 286, 315, 320
Scheide 189, 192, 197, 319
Schilddrüse
   71, 155, 156, 231, 233,
   253
Schmerzmittel 221, 300
Secobarbital 227
Seybold, Mildred 32
Simandjuntak, Dr.
   52, 57, 274
Sloan Kettering Institute 107
Soroka, Dorothy 90, 102
Spontanremission 58
Status Quo 13, 84, 105, 115
Sterilität 75, 213
Stickstofflost
   74, 156, 157, 226, 227,
   258, 280

Stimmbänder
 231, 234, 253, 314
Strahlenbehandlung
 70, 206, 247
Strahlentherapie
 69, 72, 73, 78, 152, 185, 206, 207

T
Tabak 125, 300
Tee 52
Therapiemethode 137
Tuberkulose
 36, 37, 43, 44, 71, 255

U
Überlebensrate
 73, 79, 82, 124, 184, 250, 253
University of Buffalo 71
University of California
 56, 78, 197, 198, 296
University of Illinois College of Medicine 75
University of Rochester, School of Medicine 166
US-Verfassung 95, 96

V
vegetarisch
 33, 35, 124, 148, 151, 162, 163, 173, 179, 191, 207, 218, 229, 236, 265, 298
Vincristine 226, 227

Vitamin B12 30
Vitamin B15
 103, 125, 281, 301
Vitamin B17
 13, 29–31, 33, 34, 40, 47, 54, 59, 82, 109, 125, 162, 168, 273, 274, 277, 292, 300, 323
Vitamin C 125, 237, 301
Vitamin D 301
Vitamin E 126, 301
Vitamintherapie
 34, 147, 152, 157, 158, 177, 191, 198, 211, 218, 223, 248, 251

W
Washington University School Medicine 73
Watson, James 77
Weisman, Seymour 63
Weiße Blutkörperchen
 172, 270, 305, 315
Williams, Spencer (Richter) 99

Z
Zellkarzinom
 147, 192, 218, 231, 232, 236, 237, 295
Zema, Kapitan 90
Zwölffingerdarm 183
Zyanid 30, 48
Zyste 179, 183, 249

Bücher, die Ihnen die Augen öffnen

In unserem kostenlosen Gesamtverzeichnis finden Sie Klassiker, Standardwerke, preisgünstige Taschenbücher, Sonderausgaben und aktuelle Neuerscheinungen rund um die Themengebiete, auf die sich der KOPP VERLAG spezialisiert hat:

- Verbotene Archäologie
- Fernwahrnehmung
- Kirche auf dem Prüfstand
- Verschwörungstheorien
- Geheimbünde
- Neue Wissenschaften
- Medizin und Selbsthilfe
- Persönliches Wachstum
- Phänomene
- Remote Viewing
- Prophezeiungen
- Zeitgeschichte
- Finanzwelt
- Freie Energie
- Geomantie
- Esoterik
- Ausgewählte Videofilme und anderes mehr

Ihr kostenloses Gesamtverzeichnis aller lieferbaren Titel liegt schon für Sie bereit. Einfach anfordern bei:

KOPP VERLAG
Pfeiferstraße 52
72108 Rottenburg
Tel. (0 74 72) 98 06-0
Fax (0 74 72) 98 06-11
info@kopp-verlag.de
www.kopp-verlag.de

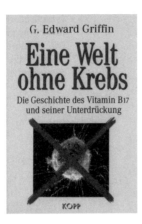

Ein Meilenstein sorgfältiger Recherche und scharfsinniger Analyse!

»Ein klarer und revolutionärer Einblick in die wissenschaftlichen und politischen Aspekte der Krebstherapie.«
Dean Burk, *National Cancer Institute*

Bereits jeder Dritte stirbt heute an Krebs. Und jedem Betroffenen bleibt nichts anderes, als das Martyrium einer Chemo- oder Bestrahlungstherapie über sich ergehen zu lassen. Wie kommt es überhaupt, dass trotz Milliarden an Forschungsgeldern weltweit ein wirklich erfolgreiches Krebsheilmittel noch nicht gefunden werden konnte, ja, die Fachleute sogar noch immer über die Natur der Krankheit rätseln? Und woran liegt es, dass die Krebsrate in westlichen Industriestaaten ständig und rapide ansteigt, während es Völker auf der Erde gibt, bei denen Krebs bis auf den heutigen Tag unbekannt ist?
Edward Griffin enthüllt den größten Skandal des Pharmakartells: Der US-Arzt Ernst Theodor Krebs hat bereits vor 50 Jahren die wahre Ursache des Krebses entdeckt und ein natürliches Heilmittel gefunden. Mehrfache klinische Tests gaben ihm Recht. Doch seine Entdeckung wurde vom Pharmakartell unterdrückt und er selbst als Scharlatan diffamiert. Wo liegt das Problem? Sein Heilmittel ist für jedermann zugänglich und deshalb nicht patentierbar – somit lässt sich kein Geld damit verdienen. Die Verleumdungskampagne geht sogar so weit, dass die Krebsmafia dafür gesorgt hat, dass das Heilmittel in den USA bis heute verboten ist.

*gebunden
zahlreiche Abbildungen
416 Seiten
ISBN 3-938516-15-7
22,90 EUR*

KOPP VERLAG
Pfeiferstraße 52
72108 Rottenburg
Telefon (0 74 72) 98 06-0
Telefax (0 74 72) 98 06-11
Info@kopp-verlag.de
www.kopp-verlag.de

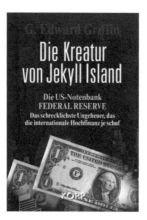

Sechshundert Seiten pures Dynamit und Pflichtlektüre für jeden freiheitsliebenden Menschen!

»*Gebt mir die Kontrolle über die Währung einer Nation, dann ist es für mich gleichgültig, wer die Gesetze macht.*«

Mayer Amschel Rothschild

Wie soll ein Bankier die Macht über die Währung einer Nation bekommen, werden Sie sich jetzt fragen. Im Jahre 1913 geschah in den USA das Unglaubliche. Einem Bankenkartell, bestehend aus den weltweit führenden Bankhäusern Morgan, Rockefeller, Rothschild, Warburg und Kuhn-Loeb, gelang es in einem konspirativ vorbereiteten Handstreich, das amerikanische Parlament zu überlisten und das *Federal Reserve System* (FED) ins Leben zu rufen – eine amerikanische Zentralbank. Doch diese Bank ist weder staatlich (federal) noch hat sie wirkliche Reserven. Ihr offizieller Zweck ist es, für die Stabilität des Dollars zu sorgen. Doch seit der Gründung des FED hat der Dollar über 95 Prozent seines Wertes verloren! Sitzen dort also nur Versager? Oder hat das FED im Verborgenen vielleicht eine ganz andere Aufgabe und einen ganz anderen Sinn? G. Edward Griffin enthüllt in diesem Buch die wahren Hintergründe über die Entstehung des *Federal Reserve Systems* und den eigentlichen Sinn und Zweck dieser Notenbank.

»*Was jeder wissen muss über die Macht der Zentralbank. Ein packendes Abenteuer in der geheimen Welt des internationalen Bankenkartells.*«

Prof. Mark Thornton, *Auburn University*

gebunden
zahlreiche Abbildungen
672 Seiten
ISBN 3-938516-28-3
29,90 EUR

KOPP VERLAG
Pfeiferstraße 52
72108 Rottenburg
Telefon (0 74 72) 98 06-0
Telefax (0 74 72) 98 06-11
Info@kopp-verlag.de
www.kopp-verlag.de

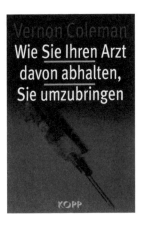

Ein Buch, das Sie unbedingt lesen sollten – und zwar bevor Sie Ihren Arzt aufsuchen!

Die Person, die Sie am wahrscheinlichsten töten wird, ist kein Einbrecher oder Räuber, auch kein geistesgestörter Triebtäter oder ein betrunkener Autofahrer. Die Person, die Sie am wahrscheinlichsten töten wird, ist Ihr eigener Arzt. Unglaublich? Aber wahr!

Ärzte und Krankenhäuser sind in der Zwischenzeit eine der Hauptursachen für viele Krankheiten geworden. Die Wahrscheinlichkeit, an den Nebenwirkungen der Medikamente zu sterben, die Ihr Arzt Ihnen verordnet hat, ist fünfmal höher, als bei einem Verkehrsunfall ums Leben zu kommen.

Vernon Coleman zeigt Ihnen, wie Sie sich gegen diese ernsthafte Bedrohung Ihres Lebens und Ihrer Gesundheit wehren können.

Themen aus dem Inhalt:
- Lassen Sie sich von Ihrem Arzt nicht einschüchtern.
- Die wirkliche Ursache von Krebs – und die Lösung.
- Wie Sie das Beste aus Ihrem Arzt herausholen.
- Tests und Untersuchungen – wie sicher sind sie?
- Die Wahrheit über Brustkrebs, Cholesterin und Ritalin.
- Sollten Sie eine zweite Meinung einholen?
- Fragen an Ihren Chirurgen.
- Zehn gute Gründe, warum Sie Ihrem Arzt nicht immer vertrauen sollten u. v. m.

gebunden
288 Seiten
ISBN 3-930219-99-9
19,90 EUR

KOPP VERLAG
Pfeiferstraße 52
72108 Rottenburg
Telefon (0 74 72) 98 06-0
Telefax (0 74 72) 98 06-11
Info@kopp-verlag.de
www.kopp-verlag.de

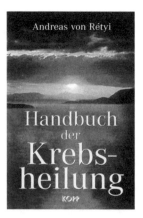

Nie mehr Angst vor Krebs!

Wie Sie vermeiden, an Krebs zu erkranken – und wie man das Problem der Krebsheilung effektiv angehen kann!

Fast 400 000 Menschen erkranken allein in Deutschland jedes Jahr an Krebs. Für die Betroffenen ist die entsprechende Diagnose oft gleichbedeutend mit einem Todesurteil. Die etablierten Therapien der Schulmedizin – Operation, Bestrahlung, Chemo – sind zudem mit zahlreichen, teils schwerwiegenden Nebenwirkungen verbunden. Doch Krebs ist heute kein Todesurteil mehr!

Unglaublich, aber wahr: Es existieren außerhalb der klassischen Schulmedizin begnadete Ärzte und Naturheiler, die Tausende von Krebspatienten mit natürlichen Mitteln und alternativen Methoden therapiert haben.

Über zehn Jahre lang hat Andreas von Rétyi recherchiert, nach diesen genialen und deshalb heiß umstrittenen Ärzten gesucht. Er hat mit unzähligen Medizinern und Naturheilern gesprochen und deren Patienten befragt. Und er hat sie gefunden – jene Ärzte, die weit über dem Durchschnitt liegende Heilerfolge bei Krebserkrankungen vorweisen können.

»Wenn ich an Krebs erkranken würde, dann würde ich mich auf gar keinen Fall in einem herkömmlichen Krebszentrum behandeln lassen. Es haben nur jene Krebsopfer eine Überlebenschance, die sich von diesen Zentren fernhalten.«
   Prof. Charles Mathe, französischer Krebsspezialist

gebunden
352 Seiten
ISBN 3-938516-16-X
22,90 EUR

KOPP VERLAG
Pfeiferstraße 52
72108 Rottenburg
Telefon (0 74 72) 98 06-0
Telefax (0 74 72) 98 06-11
Info@kopp-verlag.de
www.kopp-verlag.de